儿童血液病

临床检验病例评析

主审　韩春山

名誉主编　魏　涛

主编　宋金莲　孙　鹏　王亚秋　胡顺霞

中国科学技术出版社

·北　京·

图书在版编目（CIP）数据

儿童血液病临床检验病例评析 / 宋金莲等主编 . 北京：中国科学技术出版社 , 2024. 12. -- ISBN 978-7-5236-1078-7

Ⅰ. R725.5

中国国家版本馆 CIP 数据核字第 2024AB6490 号

策划编辑 靳 婷 延 锦
责任编辑 靳 婷
文字编辑 延 锦
装帧设计 佳木水轩
责任印制 徐 飞

出　　版 中国科学技术出版社
发　　行 中国科学技术出版社有限公司
地　　址 北京市海淀区中关村南大街 16 号
邮　　编 100081
发行电话 010-62173865
传　　真 010-62179148
网　　址 http://www.cspbooks.com.cn

开　　本 889mm × 1194mm 1/16
字　　数 341 千字
印　　张 12.5
版　　次 2024 年 12 月第 1 版
印　　次 2024 年 12 月第 1 次印刷
印　　刷 北京盛通印刷股份有限公司
书　　号 ISBN 978-7-5236-1078-7/R · 3357
定　　价 128.00 元

编者名单

主　审　韩春山

名誉主编　魏　涛（青岛市第八人民医院）

主　编　宋金莲　孙　鹏　王亚秋　胡顺霞

副 主 编　董荣荣　于　水　梁新萍　杨珊珊　卜祥茂　张　磊

编　委　（以姓氏汉语拼音为序）

卜祥茂　董荣荣　胡顺霞　李洁琼　梁新萍　宋金莲

孙　鹏　王亚秋　杨珊珊　于　水　张　磊

编　者　（以姓氏汉语拼音为序）

卜祥茂　陈佳红　迟　昆　代玉龙　丁　伟　董建红　董荣荣

杜昭弘　范珍珍　葛　欣　郭明贞　郝贵亮　胡顺霞　吉龙龙

菅　敏　江慧慧　焦红涛　荆相瑜　康　闪　李洁琼　李俊新

李胜军　梁新萍　刘　慧　刘　晶　刘珊珊　马慧珺　牟文凤

倪照兰　曲秋健　阮田田　宋　慧　宋金莲　孙佰秀　孙　鹏

孙　霞　孙雪荣　田相盛　田园园　万言珍　王　标　王　静

王明明　王　萍　王仁峰　王　帅　王亚秋　王玉珏　王　芸

王志飞　温　荣　吴孟璐　吴　箫　徐莉莉　薛爱国　杨珊珊

于美芹　于　水　张海青　张金凤　张　磊　张　璐　张　宁

赵　琳　郑　宝　朱心云

内容提要

本书以儿童血液系统相关疾病为主题，精选了50个具有代表性的病例，不仅涵盖了不同类型的贫血、血小板减少、粒细胞缺乏、噬血细胞综合征、白血病、淋巴瘤、转移癌及遗传代谢病等疾病，还涉及了一些儿童特有的疾病，如双胎输血、胎母输血综合征等。各病例均介绍了主要病史特点、外周血及骨髓形态特点、基因染色体等相关实验室检查，同时参考了大量新近专家共识、指南、综述等文献，对相应疾病进行了全面分析和总结。本书内容贴近儿童血液系统疾病临床实际，可供血液科和检验科医生，尤其是从事儿童血液相关疾病诊断的医生阅读，也可作为实习医生和进修医生学习的参考资料，有助于快速提高儿童血液病的甄别能力，为血液系统疾病的临床及检验诊疗提供切实有效的帮助。

前　言

近年来，随着医学检验技术的不断提高、医学检验领域的逐渐拓展、现代化仪器的广泛应用、人员素质的不断提升，以及质量控制严格性的提高，检验结果的准确性和可靠性越来越高。临床检验数据在疾病的诊断、治疗、预后和预防等环节起了十分重要的作用，临床诊断准确性也越来越取决于临床检验的敏感性和特异性。对于疾病，几乎每个诊治过程都涉及检验环节，表现出独特的临床病理特征。检验医学是在临床诊疗中逐渐形成和发展的，具有专科特色、专业知识系统、临床思维能力和多学科会诊等特征。其中，临床思维能力的体现和积累在临床诊疗当中至关重要，要学会从各种检验检查指标中找到疾病相关的蛛丝马迹，进而做到疾病的精准诊断。

儿童人群较为特殊，其血液系统疾病与成人存在明显不同，同样的形态特征在儿童和成人中提示的疾病也可能不一致，如外周血中出现较多裂隙淋巴细胞在儿童中可能提示百日咳，而在成人中则可能是滤泡淋巴瘤。本书以儿童这一特殊群体为主体，结合儿童血液系统疾病的形态及临床特点，以建立科学的临床诊疗思维为宗旨，引导医学生及年轻医生在医疗实践中应用科学思维分析患者病情。对于已经步入血液系统疾病领域的临床医生、临床型研究生和检验科医生而言，如何将教科书中的基础知识和基本思维方法快速运用到患者诊治中，提高对儿童血液系统疾病的甄别能力至关重要。

本书从病例概况、诊断和讨论等方面进行阐述。在此对所有参编者的辛勤劳动表示感谢，感谢团队中的每位临床医生、检验科医生对本书做出的无私奉献。本书的撰写方式新颖独特，希望对各级医院的临床医生，特别是儿科医生、检验科医生、血液科医生和相关专业人员提高诊疗水平有所帮助。书中如有欠妥之处，恳请读者批评指正。

青岛市妇女儿童医院　宋金莲　孙　鹏　王亚秋　胡顺霞

目　录

病例 1　缺铁性贫血

【病例概况】

1. 一般情况：女，13 岁。

2. 主诉：头晕 5 个月余，腹痛 1 周，发现血常规结果异常 1 天。

3. 现病史：患者 5 个月前时有头晕，运动后显著，偶有乏力和便血，为少量鲜红色血滴，就诊于当地医院，诊断为“痔疮”，予口服药物治疗，未再有便血。1 周前患者出现阵发性腹痛，再次出现便血，1 天前行血常规检查：血红蛋白 61g/L，平均红细胞体积 63.60fl、平均红细胞血红蛋白含量 16.70pg、平均红细胞血红蛋白浓度 264g/L，建议住院治疗，门诊拟以“贫血”收入院。

4. 体格检查：体温（T）36.3℃，心率（P）101 次 / 分，呼吸（R）23 次 / 分，血压（BP）120/70mmHg。身高 161cm，体重 52.5kg，疼痛评分：0 分。神志清，精神可。贫血貌。颈部可触及数枚淋巴结，大者约 1.5cm × 1cm，质韧，无压痛，无粘连。扁桃体 Ⅰ 度肿大，双肺呼吸音粗，未闻及啰音。心腹查体无异常。

5. 实验室检查

(1) 血常规（表 1–1，图 1–1）。

(2) 外周血涂片镜检（图 1–2）

(3) 其他实验室检查：总胆红素 7.75μmol/L、直接胆红素 2.55μmol/L、间接胆红素 5.2μmol/L、丙氨酸氨基转移酶 6.76U/L↓、天冬氨酸氨基转移酶 14.03U/L、尿素 3.5U/L、肌酐 35.9U/L；网织红细胞百分比 2.78%↑、网织红细胞血红蛋白含量 17.2pg↓；粪便隐血试验阳性，抗人球蛋白试验阴

表 1–1　入院当天血常规结果

项目名称	结　果	单　位	参考区间	项目名称	结　果	单　位	参考区间
白细胞计数	9	10^9/L	4.6～11.3	嗜酸性粒细胞绝对值	0.1	10^9/L	0.04～0.74
红细胞计数	3.25	10^{12}/L	4.1～5.7	嗜碱性粒细胞绝对值	0.03	10^9/L	0～0.1
血红蛋白浓度	58	g/L	114～159	红细胞压积	21.2	%	35～48
血小板计数	345	10^9/L	148～399	平均红细胞体积	65.2	fl	80～98
中性粒细胞百分比	62.9	%	33～74	平均红细胞血红蛋白含量	18	pg	26～34
淋巴细胞百分比	30.4	%	20～54	平均红细胞血红蛋白浓度	276	g/L	309～359
单核细胞百分比	5.3	%	2～11	红细胞体积分布宽度标准差（RDW-CV）	18.6	%	11～16.5
嗜酸性粒细胞百分比	1.1	%	0.5～9	红细胞体积分布宽度变异系数（RDW-SD）	46.1	fl	35～54
嗜碱性粒细胞百分比	0.3	%	0～1	血小板平均体积	10.1	fl	5～10
中性粒细胞绝对值	5.66	10^9/L	1.9～7.9	血小板压积	0.35	%	0.06～0.3
淋巴细胞绝对值	2.74	10^9/L	1.5～4.2	大血小板比值	29.3	%	15～30
单核细胞绝对值	0.47	10^9/L	0.15～0.89	血小板体积分布宽度	16	%	9～17

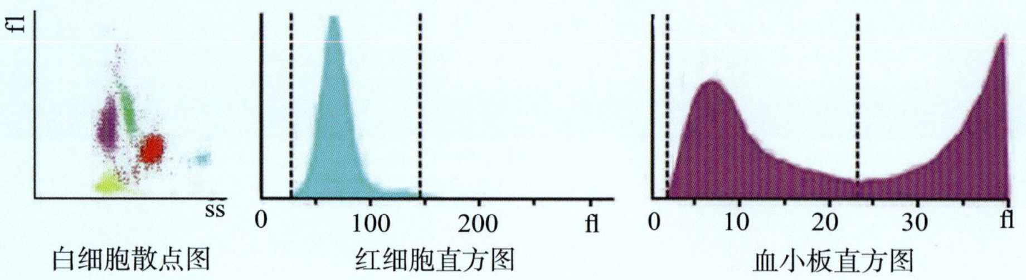

◀ 图 1-1　白细胞散点图、红细胞直方图、血小板直方图

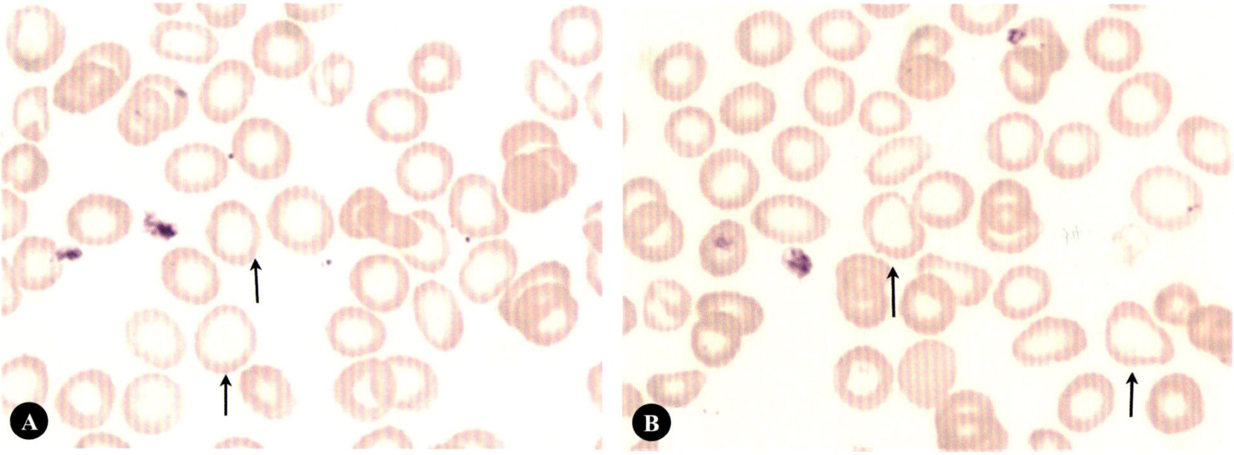

▲ 图 1-2　外周血细胞形态，红细胞大小不均，中心淡染区明显扩大（箭）

EDTA 抗凝血镜检：分类 100 个白细胞，中性杆状核粒细胞 8%、中性分叶核粒细胞 54%、淋巴细胞 32%、单核细胞 5%、嗜酸性粒细胞 1%；红细胞大小不均、中心淡染区扩大，可见小红细胞、椭圆形红细胞及红细胞碎片；血小板多见，散在或成堆分布

性；铁蛋白 3.65ng/ml ↓、转铁蛋白 4.27g/L ↑、血清铁 4.07μmol/L ↓、血清不饱和铁结合力 98.41μmol/L ↑，叶酸 5.04ng/ml、血清维生素 B_{12} 416.3pg/ml。

(4) 影像学检查等：未见异常。

(5) 骨髓细胞学检查（图 1-3）。

【诊断】

缺铁性贫血（iron deficiency anemia，IDA）。

【讨论】

缺铁性贫血是临床上最常见的一种贫血，是由于机体铁的需要量增加和（或）铁吸收减少使体内储存铁耗尽，又未得到及时补充，进而血红蛋白合成不足而导致的贫血。IDA 在全球范围内非常普遍，据 WHO 估计全球约 1/4 的人口患有贫血，主要集中于学龄前儿童和女性，大多数贫血是由铁缺乏引起。一项纳入了 60 篇文献 122 771 例儿童的 Meta 分析结果显示，2000—2020 年，我国 0—14 岁儿童 IDA 总患病率为 19.9%，其中婴儿期患病率最高为 30.3%，其次为幼儿期 16.7%。近年来，虽然我国儿童 IDA 患病率有所降低，但 2016—2020 年的数据显示 IDA 患病率仍高达 16.8%。

正常情况下，机体内铁代谢保持动态平衡，当长期铁摄入不足、需要量增加或丢失过多时，导致铁负平衡，进而引起缺铁。其中，铁摄入不足可由营养不良、偏食、胃酸缺乏、胃大部切除、慢性腹泻、化学药物影响等引起。需要量增加主要见于青春期、妊娠期、哺乳期女性和生长较快的婴幼儿。铁丢失过多则常见于月经过多、妊娠失血、泌尿系统失血及胃肠道失血等情况。慢性失血是成人铁缺乏最常见的原因，而铁摄入不足是婴幼儿和妊娠期女性铁缺乏最常见的原因。

铁缺乏（iron deficiency，ID）是慢性逐渐变化的过程，可分为 3 期，即储存铁缺乏、缺铁性红细胞生成和 IDA。ID 可对多个系统造成影响，除引起贫血外，还可导致生长发育迟缓、行为障碍、认知功能损害、体能受损、围产期及围术期并发症等，并严重影响消化系统疾病、慢性肾脏疾病、心力衰竭

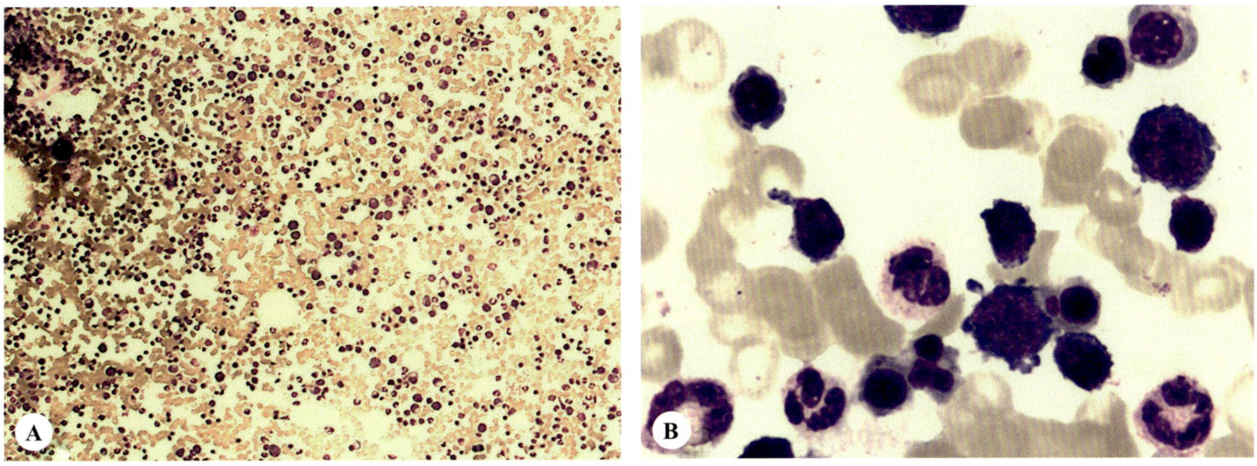

▲ 图 1–3　骨髓细胞形态学检查，部分幼红细胞胞质边缘不齐，着色偏蓝

细胞形态学检查：

(1) 骨髓取材良好，涂片及染色满意。

(2) 骨髓有核细胞增生明显活跃，粒：红 = 1.32：1，比例偏低。

(3) 粒系增生活跃，占 47.0%，比例尚可。各阶段粒细胞形态尚可。

(4) 红系增生明显活跃，占 35.5%，比例偏高，多为中晚幼红细胞增生。部分中晚幼红细胞可见体积偏小，着色偏蓝，胞质边缘不整齐；晚幼红细胞可见花瓣核、核畸形。成熟红细胞轻度大小不均，中心淡染区扩大，偶见椭圆形红细胞及红细胞碎片。

(5) 淋巴系增生活跃，占 14.5%，比例及形态尚可。

(6) 巨核系增生活跃，全片巨核细胞总数＞150 个，分类 25 个，幼巨核细胞 2 个、颗粒型巨核细胞 8 个、产板型巨核细胞 15 个。血小板多见，散在或成堆分布。

(7) 未见特殊细胞，未见寄生虫。

(8) 骨髓外铁染色：-。骨髓内铁染色：铁粒幼红细胞 1%

和肿瘤等慢性疾病的预后。儿童患 ID 或 IDA 时，不仅长期生长发育滞后风险升高，身高体重常常落后于正常儿童，还可导致心理行为发育缺陷，表现出学习能力较差，处理事物反应慢，体力及运动能力不足，社交能力障碍和情感行为改变等。此外，ID 还会造成胚胎发育中的大脑、神经髓鞘、海马体、纹状体、基底神经节、尾状核和神经传导系统结构成分异常，导致多方面脑功能障碍。需特别指出的是，即使是纠正了缺铁后仍会持续出现神经功能及心理行为的异常。

当发生 IDA 时，患者除有乏力、心悸、头晕、面色苍白、心率加快等贫血的一般临床表现和体征外，还会出现各种含铁酶活性降低而引起的上皮组织变化，如口角炎、舌炎、舌感觉异常和烧灼感、皮肤干燥、毛发无光泽易断、指甲无光泽呈条纹隆起，严重时指甲扁平甚至凹陷形成“反甲”。儿童患者可出现注意力不集中、对感觉刺激反应减弱、生长发育迟缓、异食癖等表现。约 10% 患者可有轻度脾大。此外，部分 IDA 患者还有引起铁缺乏的原发病表现，如月经量过多、消化性溃疡和肿瘤导致的腹部不适等。缺铁性贫血诊断标准见表 1–2。

铁缺乏的不同阶段，贫血程度不同，血常规结果表现也不一样。缺铁早期常无贫血，随着铁缺乏逐渐加重，先出现轻度正细胞性贫血，此时红细胞数虽在正常范围内而形态已出现变化，红细胞体积分布宽度升高，血红蛋白浓度下降。当铁缺乏进一步加重时，红细胞数量和血红蛋白浓度也随之下降，呈典型的小细胞低色素贫血，镜下可见红细胞大小不均，以小红细胞为主，出现少数椭圆形、靶形和不规则形红细胞。红细胞中心淡染区扩大，甚至呈狭窄环形。白细胞和血小板计数一般正常，慢性失血者可有血小板增多，贫血较重的儿童可有血小板减少。骨髓呈增生性贫血骨髓象特征，有核细胞增生活跃或明显活跃，个别患者减低。以红系增生为主，粒红比降低。红系以中、晚幼红细胞为主，其胞体较正常小，胞质少而着色偏蓝，边缘不整，呈锯齿状或如破布，血红蛋白合成不足，胞质发育落后。胞核小而致密、深染，甚至在核的局部呈浓

表 1-2　缺铁性贫血诊断标准

缺铁性贫血诊断标准（符合第 1 条和 2 ～ 9 条中任何 2 条以上者可以诊断为缺铁性贫血）
① 小细胞低色素性贫血：血红蛋白浓度男性＜120g/L，女性＜110g/L，孕妇＜100g/L；MCV＜80fl，MCH＜27pg，MCHC＜320g/L；红细胞形态可有明显低色素表现
②有明确的缺铁病因和临床表现
③血清（血浆）铁＜8.95μmol/L，总铁结合力＞64.44μmol/L（360μg/dl）
④运铁蛋白饱和度＜0.15
⑤骨髓铁染色显示骨髓小粒可染铁消失，铁粒幼细胞＜15%
⑥ 红细胞游离原卟啉（FEP）＞0.9μmol/L（50μg/dl，全血），或者血液锌原卟啉（ZPP）＞0.96μmo/L（60μg/dl，全血）或 FEP/Hb＞4.5μg/gHb
⑦血清铁蛋白（SF）＜14μg/L
⑧血清可溶性运铁蛋白受体（sTfR）浓度＞26.5nmol/L（2.25mg/L）
⑨铁治疗有效
储存铁缺乏的诊断标准（符合以下任何一条即可诊断）
• 血清铁蛋白＜14μg/L
• 骨髓铁染色显示骨髓小粒可染铁消失

缩块状，表现为“核老浆幼”的核浆发育不平衡现象。

典型 IDA 表现为小细胞低色素贫血，在诊断时需注意与地中海性贫血、慢性感染性贫血、铁粒幼细胞性贫血、铜缺乏及铅中毒引起的贫血相鉴别，因为这类贫血具有与 IDA 相似的形态特征。除详细了解病史、完善体格及实验室检查外，骨髓铁染色通常可以有效辅助鉴别诊断该类贫血，珠蛋白生成障碍性贫血、铁粒幼细胞性贫血和铅中毒属于铁过多性贫血，内外铁都增加；感染性贫血细胞外铁增加或正常而细胞内铁减少。营养不良、接受肠外营养、长期大量摄入锌的儿童可发生铜缺乏，临床上可出现包括铁剂治疗无效的小细胞性贫血、中性粒细胞减少和骨髓幼红细胞空泡变性、浆细胞细胞质内含有铁颗粒等，可通过检测血清铜和血浆铜蓝蛋白予以鉴别。

此外，临床上还有少量患者表现为铁剂治疗无效的缺铁性贫血，在仔细排除泌尿系、消化道出血等因素后，还应注意有无先天性无运铁蛋白血症、跨膜丝氨酸蛋白酶 6（*TMPRSS6*）基因突变等。

病例 2　肾性贫血

【病例概况】

1. 一般情况：女，16 岁。

2. 主诉：血常规结果异常 3 个月余，咳嗽 5 天。

3. 现病史：3 个月前因“面色苍黄”于本院门诊行血常规检查示血红蛋白浓度 67g/L，当时有头痛，呈阵发性，可耐受，行头颅 CT 检查示“脑室稍饱满；双侧乳突炎（少许）”。有乏力感，活动后加重。予口服“蛋白琥珀酸铁口服溶液”治疗，疗效不佳。1 个月以来患者有腹痛，剑突下为主，阵发性，可耐受，进食量少，行腹部彩超未见异常。5 天前无明显诱因出现咳嗽，阵发性连声咳，每次 2～4 声，日夜均咳，于当地医院“输液治疗（具体不详）”2 天、口服“阿奇霉素（剂量不详）”1 次，咳嗽无好转。今日至本院复诊，查血常规示血红蛋白浓度 72g/L。门诊以“贫血（中度）”收入院。

4. 体格检查：T 36.5℃，P 127 次 / 分，R 18 次 / 分，BP 137/97mmHg。身高 158cm，体重 47kg，疼痛评分：0 分。神志清，精神反应可，皮肤黏膜无黄染、皮疹及出血点，颈部浅表淋巴结未触及肿大；咽无充血，扁桃体无肿大。双肺呼吸音清，未闻及明显干湿啰音。腹软，轻度压痛，剑突下为主，肝脾肋下未触及。

5. 实验室检查

(1) 血常规（表 2–1，图 2–1）。

(2) 外周血涂片镜检（图 2–2）。

(3) 其他实验室检查：网织红细胞绝对值 0.0369×10^{12}/L、网织红细胞百分比 1.7%↑、网织红细胞血红蛋白含量 24.9pg↓；转铁蛋白 2.06g/L、血清铁

表 2–1　入院当天血常规结果

项目名称	结　果	单　位	参考区间	项目名称	结　果	单　位	参考区间
白细胞计数	7.68	10^9/L	4.6～11.3	嗜酸性粒细胞绝对值	0.2	10^9/L	0.04～0.74
红细胞计数	2.69	10^{12}/L	4.1～5.7	嗜碱性粒细胞绝对值	0.01	10^9/L	0～0.1
血红蛋白浓度	72	g/L	114～159	红细胞压积	22.5	%	35～48
血小板计数	168	10^9/L	148～399	平均红细胞体积	83.9	fl	80～98
中性粒细胞百分比	65.9	%	33～74	平均红细胞血红蛋白含量	26.6	pg	26～34
淋巴细胞百分比	25.8	%	20～54	平均红细胞血红蛋白浓度	318	g/L	309～359
单核细胞百分比	5.4	%	2～11	红细胞体积分布宽度标准差（RDW-CV）	16.1	%	11～16.5
嗜酸性粒细胞百分比	2.7	%	0.5～9	红细胞体积分布宽度变异系数（RDW-SD）	51.4	fl	35～54
嗜碱性粒细胞百分比	0.2	%	0～1	血小板平均体积	9.6	fl	5～10
中性粒细胞绝对值	5.08	10^9/L	1.9～7.9	血小板压积	0.16	%	0.06～0.3
淋巴细胞绝对值	1.98	10^9/L	1.5～4.2	大血小板比值	23.4	%	15～30
单核细胞绝对值	0.41	10^9/L	0.15～0.89	血小板体积分布宽度	16.2	%	9～17

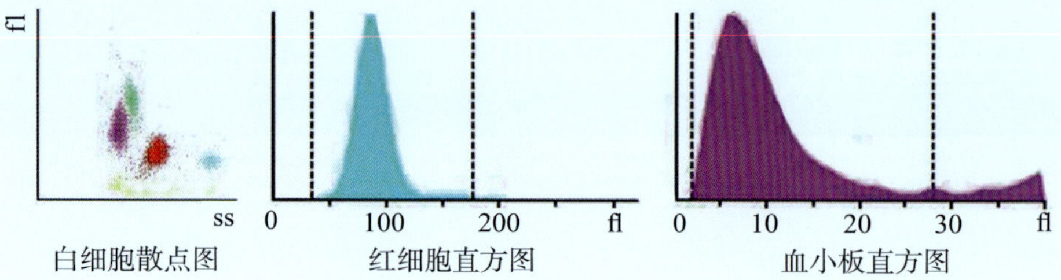

◀ **图 2-1　白细胞散点图、红细胞直方图、血小板直方图**

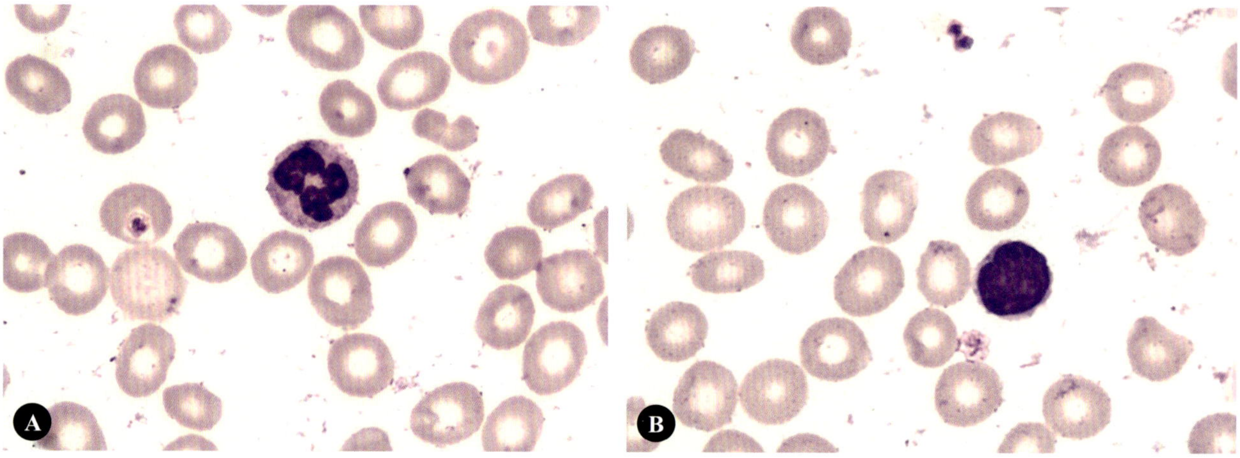

▲ **图 2-2　外周血细胞形态**

EDTA 抗凝血镜检：分类 100 个白细胞，中性粒细胞 68%、淋巴细胞 24%、单核细胞 5%、嗜酸性粒细胞 2%、嗜碱性粒细胞 1%；红细胞形态尚可；血小板易见，散在分布

4.73μmo1/L↓、血清不饱和铁结合力 44.71μmo1/L、铁蛋白 21.81ng/ml、叶酸＞20ng/ml、维生素 B_{12} 479.8pg/ml；铜蓝蛋白 0.23g/L。N 端 –B 型钠尿肽前体测定 35000pg/ml↑。

红细胞沉降率 50mm/h↑、总胆红素 3.04μmol/L、直接胆红素 1.18μmol/L、间接胆红素 1.86μmol/L、丙氨酸氨基转移酶 10.16U/L、天冬氨酸氨基转移酶 13.29U/L、乳酸脱氢酶 239.43U/L、白蛋白 32.71g/L↓、尿素 38.72mmol/L↑、肌酐 967.72μmol/L↑、尿酸 533.41μmol/L↑、$β_2$ 微球蛋白 13.72mg/L↑、钙 1.91mmol/L↓、磷 3.01mmol/L↑；尿液分析：隐血 ++、白细胞 +、尿蛋白 +++、红细胞计数 41.4/μl、白细胞 86.90/μ1。粪便隐血阴性。

抗核抗体 IgG（IIFA）：阳性（+）、ANA（核型 1）：核均质型（AC-1）、核型 1 滴度 1∶320。抗双链 DNA 抗体 IgG：阴性、抗中性粒细胞胞质抗体 IgG：阴性。

(4) 影像学检查

头颅 CT：①双侧脑室稍饱满；②双侧乳突炎（少许）。盆腔 CT：①考虑双侧附件区生理性囊肿；②盆腔积液；③腹盆壁皮下水肿。下腹部 CT：腹壁皮下少许水肿。上腹部 CT：①獭尾肝，格林森鞘增宽；②考虑胆汁淤积、胆囊窝积液可能，请结合临床必要时超声协诊。胸部 CT：①双肺内斑片影及双肺小叶间隔增厚，肺泡性肺水肿？请结合临床及实验室检查；②双侧胸腔积液；③心包积液；④心腔密度减低，提示贫血。

心脏、腹部超声检查提示：EF 47%；左心室扩大、收缩功能减低；心包少量积液；肝稍大，脾形态饱满；双肾略偏小，回声增强；腹腔少许系膜水肿，腹腔积液。

心电图检查提示：窦性心动过速，左心室高电压（RV5＞2.5mV），部分导联 ST 段改变：ST Ⅰ、aVL、Ⅱ、Ⅲ、aVF、V_1、V_2、V_3、V_4、V_5、V_6 压低＞0.05mV，原发性 ST-T 段改变。

(5) 骨髓细胞学检查（图 2-3）。

【诊断】

慢性肾脏病（Ⅴ期），心功能不全，贫血（中度），胸腔积液，腹腔积液，盆腔积液，心包积液。

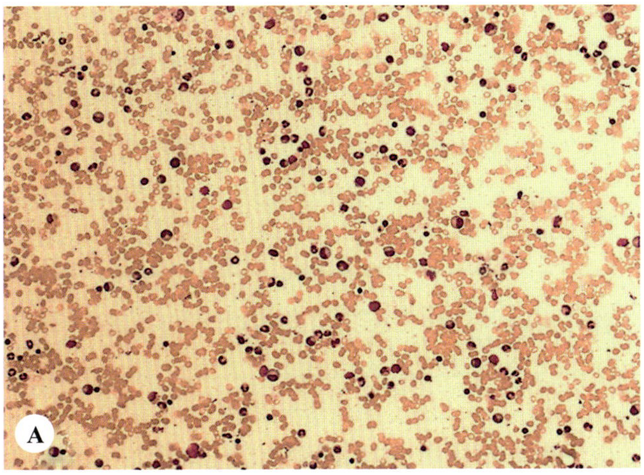

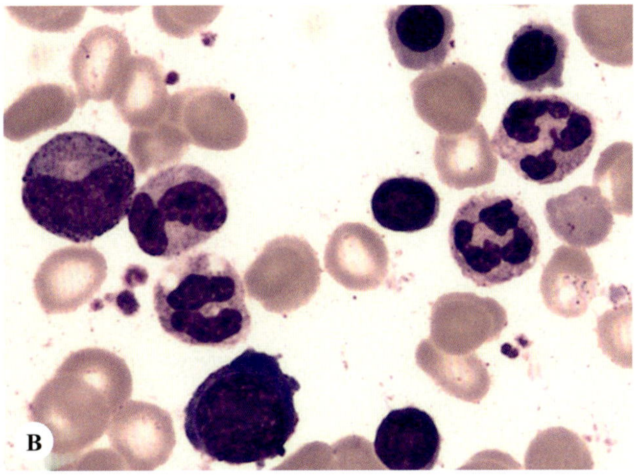

▲ 图 2–3　骨髓细胞形态学检查

细胞形态学检查：

(1) 骨髓取材及涂片良好，染色满意。

(2) 骨髓有核细胞增生活跃，粒：红 = 3.11：1，比例正常。

(3) 粒系增生活跃，占 57.5%，比例尚可。中性分叶核粒细胞比例偏高，各阶段粒细胞形态尚可。

(4) 红系增生活跃，占 18.5%，比例尚可，以中、晚幼红细胞为主。幼红细胞形态尚可。成熟红细胞轻度大小不均，染色尚可。

(5) 淋巴系增生活跃，占 18.0%，比例及形态尚可。

(6) 巨核系增生活跃，全片共数巨核细胞＞150 个，分类 25 个，颗粒型巨核细胞 17 个、产板型巨核细胞 8 个。血小板易见，散在或成堆分布。

(7) 未见特殊细胞，未见寄生虫。

(8) 骨髓外铁染色：++。骨髓内铁染色：铁粒幼红细胞 41%

【讨论】

肾性贫血（renal anemia，RA）是指继发于各种肾脏疾病的贫血，是肾病患者常见的临床表现。有研究显示在未行透析治疗患者中，随着病情进展贫血发生率随之升高，慢性肾病（chronic kidney disease，CKD）Ⅲ～Ⅴ期的青壮年患者贫血发生率约 28%，其中 CKDⅤ期患者贫血发生率达 53.9%；也有研究报道儿童 CKD 患者各期贫血发生率分别为Ⅱ期 9.09%～11.80%、Ⅲ期 27.12%～58.50%、Ⅳ期 69.35%～87.50%、Ⅴ期 95.82%～100%。贫血不仅影响肾病患者的生活质量，还可促进肾病的进展，增加心血管事件及死亡风险。及时改善肾性贫血对提高患者生活质量和临床预后，减轻患者和社会负担具有重要意义。

肾病导致贫血的原因众多、发病机制复杂：①红细胞生成减少，促红细胞生成素（erythropoietin，EPO）生成不足及活性降低、铁缺乏及代谢障碍、营养不良、甲状旁腺功能亢进、炎症状态、尿毒症毒素等；②红细胞破坏增加，尿毒症毒素、甲状旁腺功能亢进、红细胞脆性增加等；③红细胞丢失增加，透析失血、化验失血等。因此，肾性贫血的诊断是个复杂的临床问题，需要系统规范的检查和评估。其诊断需要 3 个条件：①肾脏病变，包括原发性与继发性肾小球肾炎、各种病理类型的肾病综合征、糖尿病肾病、高血压肾小动脉硬化、肾小管间质疾病、肾血管疾病、免疫性疾病肾损害、药物性肾损害（防己、木通、厚朴等中药）及遗传性疾病导致的肾脏病变等。②贫血，对于居住在海平面地区的成年人，男性血红蛋白＜130g/L、非妊娠女性血红蛋白＜120g/L、妊娠女性血红蛋白＜110g/L，可诊断贫血；由于儿童生长发育的特点，儿童肾性贫血的诊断标准因年龄而异，可参照 2008 年 WHO 颁布的儿童贫血标准，即 0.5—5 岁，血红蛋白＜110g/L；5—12 岁，血红蛋白＜115g/L；12—15 岁，血红蛋白＜120g/L；15—18 岁，血红蛋白男性＜130g/L，女性＜120g/L。此外，还应考虑到患者种族、居住地海拔等因素对血红蛋白的影响。③排除 CKD 合并其他原因导致的贫血，如血液系统疾病的贫血、实质性肿瘤的恶病质性贫血、营养不良性贫血、失血性贫血等。

CKD 贫血通常为正细胞正色素性贫血。因酚类及其衍生物、多胺等尿毒症毒素可抑制骨髓造血功能，移植后使用的多种免疫抑制剂包括霉酚酸酯、硫唑嘌呤等亦存在骨髓抑制作用，骨髓象可表现为低增生性。尿毒症患者外周血涂片常可见到皱缩红细胞。当外周血红细胞符合小细胞低色素贫血时，应注意排查缺铁性贫血和珠蛋白生成障碍性贫血；符合大细胞性贫血时需注意排查遗传性或药物性因素及叶酸、维生素 B_{12} 缺乏导致的 DNA 合成障碍所致的贫血。检测胆红素、乳酸脱氢酶、网织红细胞计数和外周血红细胞形态、游离血红蛋白和血清结合珠蛋白等，可以明确有无溶血；对于存在溶血的患者应检测直接 / 间接抗人球蛋白试验、冷凝集素试验、冷溶血［当 – 蓝（Donath-Landsteiner，DL）］试验及骨髓细胞学检查等，以明确溶血病因。CKD 贫血患者应常规进行粪便隐血检测，必要时行胃肠镜检查，明确是否存在消化道出血；对女性患者应注意月经量的多少，注意是否存在妇科疾病引起的出血；还要注意没有明显临床症状与体征的隐匿性出血。贫血程度与患者肾功能水平不匹配时，应检测血清和尿液游离轻链蛋白或尿本周氏蛋白，明确是否存在浆细胞增殖性疾病；贫血治疗效果不佳或合并白细胞、血小板数量异常或合并出血、血栓疾病时应做骨髓象检查，除外相关血液系统疾病。

除 CKD 外，急性肾损伤（acute kidney injury，AKI）也常合并贫血，约 90% 的院内获得性 AKI 患者发生贫血。其贫血的诊断标准同 CKD 肾性贫血，首先应诊断贫血是否为引起 AKI 的病因或疾病所致，仔细排查有无大出血、溶血、严重感染、药物等所致骨髓抑制、多发性骨髓瘤等血液系统肿瘤；其次应诊断是否存在 AKI 发病前的慢性贫血，包括缺铁等营养性贫血、珠蛋白生成障碍性贫血和镰状红细胞性贫血等遗传性疾病、再生障碍性贫血等骨髓增生异常疾病等；排除上述疾病引起的贫血，才可诊断为肾性贫血。

本病例中，患者贫血 3 个月余，口服“蛋白琥珀酸铁口服溶液”治疗但疗效不佳，入院后经评估发现存在慢性肾脏病（Ⅴ期），在排除了消化道出血、月经量过大及缺铁性贫血等疾病后，最终诊断为肾性贫血。

病例3　自身免疫性溶血性贫血

【病例概况】

1. 一般情况：女，3.5 岁，既往体健。

2. 主诉：发热 2 天，血尿 1 天。

3. 现病史：急性起病，热峰 39℃，伴寒战，无抽搐，易反复；偶有咳嗽，无咳痰、喘憋，呕吐 2 次，呈非喷射性，呕吐物为胃内容物，无咖啡渣样及胆汁样物，偶诉腹痛；1 天前出现血尿，呈酱油色，尿量同前。

4. 体格检查：T 36.6℃，P 140 次 / 分，R 22 次 / 分，BP 82/57mmHg。体重 14.5kg，疼痛评分：0 分。神志清，精神尚可，全身皮肤黄染。巩膜黄染，口唇苍白。浅表淋巴结不大。胸骨无压痛，咽无充血，呼吸平稳，双肺呼吸音粗，未闻及明显干湿啰音，心音有力，律齐。腹软，无压痛，肝肋下约 2cm，质软边缘锐，脾肋下未触及。四肢肌力肌张力正常，肢端暖，CRT＜2s。病理征阴性。

5. 实验室检查

(1) 血常规（表 3-1，图 3-1）。

(2) 外周血涂片镜检（图 3-2）。

(3) 其他实验室检查：网织红细胞绝对值 0.0525×10^{12}/L、网织红细胞百分比 2.01%↑，总胆红素 102.2μmol/L↑、直接胆红素 8.82μmol/L↑、间接胆红素 93.38μmol/L↑、丙氨酸氨基转移酶 21.15U/L、天冬氨酸氨基转移酶 101.94U/L↑、尿素 15.55mmol/L↑、肌酐 50.83μmol/L↑，直接抗人球蛋白试验阳性；补体 C3 0.4g/L↓、补体 C4＜0.02g/L↓；铜蓝蛋白 0.47g/L。

表 3-1　入院当天血常规结果

项目名称	结　果	单　位	参考区间	项目名称	结　果	单　位	参考区间
白细胞计数	12.56	10^9/L	4.9～12.7	嗜酸性粒细胞绝对值	0.26	10^9/L	0.04～0.74
红细胞计数	2.18	10^{12}/L	4.1～5.5	嗜碱性粒细胞绝对值	0.01	10^9/L	0～0.1
血红蛋白浓度	65	g/L	115～150	红细胞压积	19.3	%	35～45
血小板计数	230	10^9/L	187～475	平均红细胞体积	88.7	fl	76～88
中性粒细胞百分比	76.7	%	23～64	平均红细胞血红蛋白含量	29.9	pg	24～30
淋巴细胞百分比	17.8	%	26～67	平均红细胞血红蛋白浓度	337	g/L	309～359
单核细胞百分比	3.3	%	2～11	红细胞体积分布宽度标准差（RDW-CV）	14.2	%	11～16.5
嗜酸性粒细胞百分比	2.1	%	0.5～9	红细胞体积分布宽度变异系数（RDW-SD）	46.8	fl	35～54
嗜碱性粒细胞百分比	0.1	%	0～1	血小板平均体积	10.4	fl	5～10
中性粒细胞绝对值	9.64	10^9/L	1.3～6.7	血小板压积	0.24	%	0.06～0.3
淋巴细胞绝对值	2.24	10^9/L	2.0～6.5	大血小板比值	27.8	%	15～30
单核细胞绝对值	0.41	10^9/L	0.16～0.92	血小板体积分布宽度	16.3	%	9～17

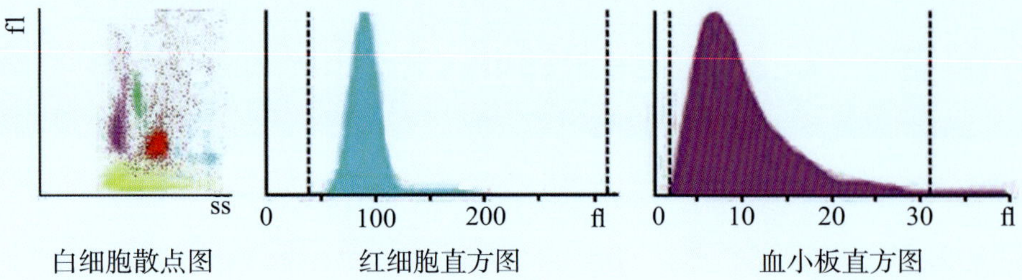

◀ 图 3-1 白细胞散点图、红细胞直方图、血小板直方图

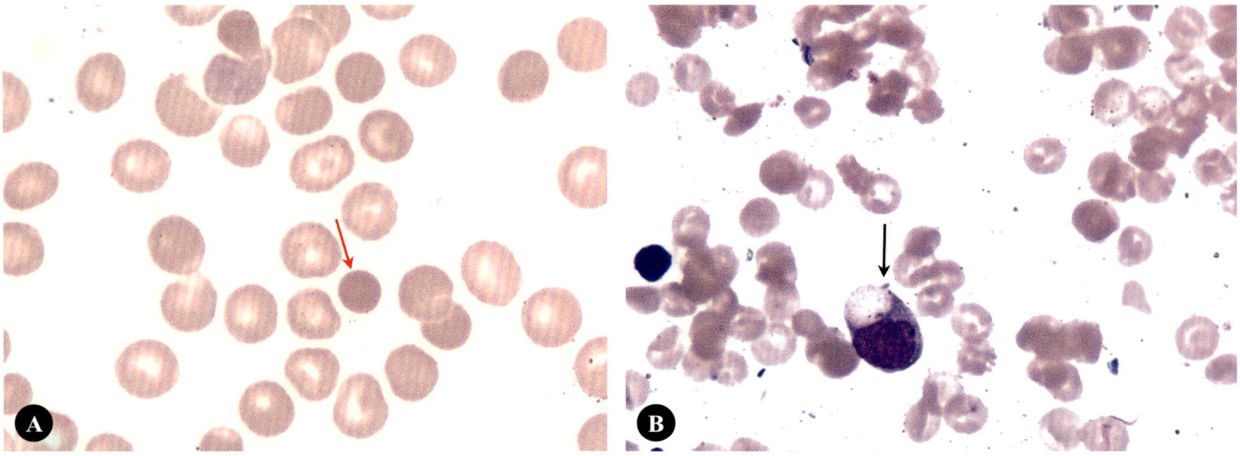

▲ 图 3-2 外周血细胞形态，红细胞轻度大小不均，可见球形红细胞（红箭），偶见一个单核细胞吞噬红细胞（黑箭）

EDTA 抗凝血镜检：分类 100 个白细胞，中性晚幼粒细胞 2%、中性杆状核粒细胞 26%、中性分叶核粒细胞 45%、淋巴细胞 24%、单核细胞 3%；红细胞轻度大小不均，可见球形红细胞，偶见嗜多色性红细胞；血小板易见，散在分布。另全片可见一个单核细胞吞噬红细胞现象

红细胞沉降率 71mm/h↑、降钙素原 49.5ng/ml↑，尿液分析显示，尿胆原 +、隐血 +++、白细胞 +++、亚硝酸盐 +、尿蛋白 +++、葡萄糖 +、酮体 +、红细胞计数 11 975.00/μl、白细胞 67.60/μl。

(4) 影像学检查

胸部 CT 显示：①考虑双肺炎症；②心腔密度降低，提示贫血；③双侧少许胸腔积液。

(5) 骨髓细胞学检查（图 3-3）。

【诊断】

自身免疫性溶血性贫血（autoimmune hemolytic anemia，AIHA），重度贫血，急性肾功能不全，急性支气管炎。

【讨论】

自身免疫性溶血性贫血是由于机体免疫功能紊乱、产生自身抗体、红细胞破坏加速（溶血）超过骨髓代偿时发生的贫血。依据自身抗体与红细胞结合所需的最适温度可分为温抗体型（wAIHA）、冷抗体型（cAIHA）和温冷抗体混合型（mAIHA）。其中，wAIHA 自身抗体为 IgG 型和（或）C3d 型，极少数情况下为 IgA 型，冷抗体阴性或弱阳性（＜1∶32）；cAIHA 包括冷凝集素病（cold agglutinin disease，CAD）、冷凝集素综合征（cold agglutinin syndrome，CAS）及阵发性冷性血红蛋白尿症（paroxysmal cold hemoglobinuria，PCH），CAD 和 CAS 自身抗体为 C3d 型（IgG 型阴性或者弱阳性）并且冷凝集素≥1∶64，PCH 自身抗体为 Donath-Landsteiner 型；mAIHA 温抗体和冷抗体均阳性。目前国内尚无 AIHA 的流行病学数据，国外资料显示 AIHA 年发病率为（0.8～3.0）/10 万。儿童较成人常见，约 75% 发生于 10 岁以下儿童。

AIHA 发病机制复杂尚未完全明了，大致包括 4 点：①红细胞和外源性 / 环境抗原交叉反应产生分子模拟；②受感染、恶性肿瘤、药物等后天因素影响，自身抗原结构改变，抗原呈递失调，从而产生

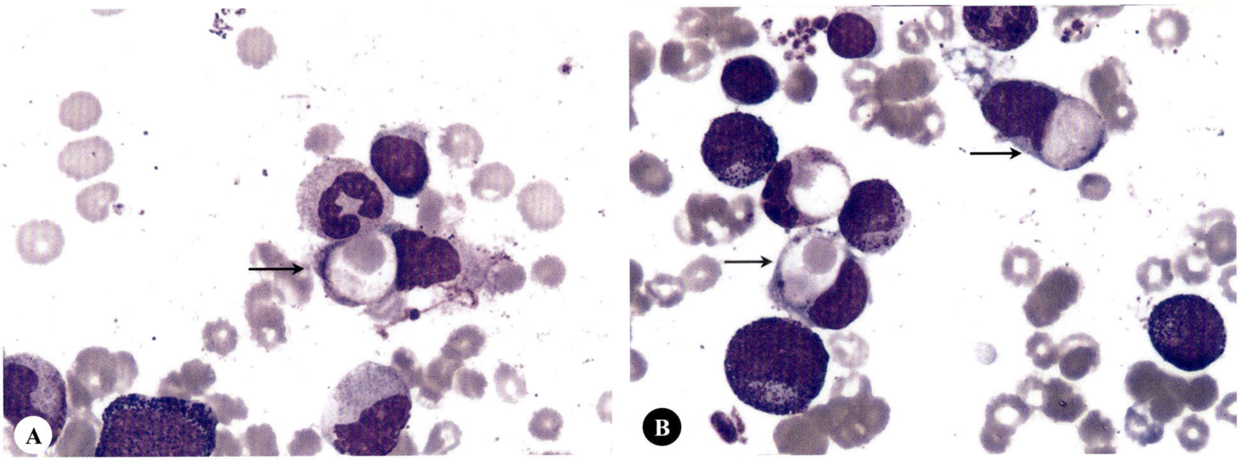

▲ 图 3–3　骨髓细胞形态学检查，可见少量噬血细胞吞噬红细胞（箭）

细胞形态学检查：
(1) 骨髓取材及涂片良好，染色满意。
(2) 骨髓有核细胞增生明显活跃，粒：红 =9.86：1，比例偏高。
(3) 粒系增生明显活跃，占 69.0%，比例偏高。晚幼粒细胞及以上阶段粒细胞比例升高，部分粒细胞胞质颗粒增多增粗。
(4) 红系增生尚可，占 7.0%，比例偏低，幼红细胞形态尚可。成熟红细胞轻度大小不均，可见少量球形红细胞。
(5) 淋巴系增生活跃，占 20.0%，比例及形态尚可。
(6) 巨核系增生活跃，全片共数巨核细胞＞150 个，分类 25 个，幼巨核细胞 3 个、颗粒型巨核细胞 7 个、产板型巨核细胞 15 个。血小板易见，散在或成堆分布。
(7) 可见少量噬血细胞，选择性吞噬红细胞。未见寄生虫。
(8) 骨髓外铁染色：2+。骨髓内铁染色：铁粒幼红细胞 18%

自身抗体；③ B 细胞和 T 细胞功能障碍，包括调节性 T 细胞数量减少和其他 T 细胞异常，常见于免疫缺陷病、自身免疫病和淋巴增殖性疾病；④病原微生物的线粒体 DNA 与红细胞膜表面的 TLR9 结合，改变膜结构，降低 CD47 表达，激活红细胞吞噬程序及固有免疫反应。

此类疾病的临床表现多样化，发病速度、溶血程度及病情轻重不一。可有头晕、乏力、心悸、气短、黄疸、尿色加深等溶血的征象。发生溶血危象时，可出现腰背痛、寒战、高热、晕厥、血红蛋白尿等。半数以上患者有脾大，一般为轻至中度肿大，中等硬度，不伴疼痛。原发性 AIHA 病例中，约 1/3 有轻度肝大，中等硬度不伴疼痛，明显肿大者极少见。继发于淋巴增殖性疾病者，常有淋巴结肿大。当有感染或叶酸相对缺乏时可发生急性溶血，表现为溶血危象或再障危象。极个别暴发性溶血的患者由于释放大量血红蛋白而出现血红蛋白尿，甚至发生休克或肾衰竭，还有个别患者在活动期出现血栓栓塞表现。血常规结果表现为不同程度的贫血，一般为正细胞、正色素性贫血，网织红细胞的比例及绝对值明显增高。血涂片中可见到球形红细胞、嗜多色性红细胞及有核红细胞，CAD 和 CAS 可见红细胞冷凝集现象，个别病例还可见到单核细胞和（或）中性粒细胞吞噬红细胞现象。需注意文献中报道单核细胞吞噬红细胞可见于 PCH、AIHA、新生儿溶血病、CAS、Evans 综合征等，中性粒细胞吞噬红细胞可见于 PCH、AIHA、血型不合输血反应、CAS、毒蛇咬伤引起的溶血、革兰阴性菌败血症、镰状细胞贫血等。通常白细胞计数正常或轻度升高，血小板正常或升高。骨髓涂片特征性地表现为幼红细胞增生性骨髓象，粒 / 红比例倒置，偶见幼红细胞轻度巨幼样变。发生再障危象时，骨髓增生低下，全血细胞及网织红细胞减少。生化检查可见血清总胆红素和乳酸脱氢酶升高，其中胆红素升高以间接胆红素为主，发生急性溶血时结合珠蛋白降低，但这些指标均不特异。直接抗人球蛋白试验、间接抗人球蛋白试验、冷凝集素试验、冷热溶血试验等红细胞自身抗体检查可呈阳性。AIHA 的诊断标准见表 3–2。

此外，诊断 AIHA 时还需与 PNH、微血管病性溶血性贫血及遗传性球形红细胞增多症（hereditary

表 3-2　AIHA 的诊断标准

- 血红蛋白水平达贫血标准
- 血结合珠蛋白降低（<250mg/L）、血总胆红素升高（≥17.1μmol/L，以非结合胆红素升高为主）、血乳酸脱氢酶升高且网织红细胞百分比>4% 或绝对值>$120 \times 10^9/L$
- 检测到红细胞自身抗体
- 临床特征符合溶血性贫血而自身抗体阴性的病例，在除外其他溶血性贫血而且免疫抑制治疗有效时，可诊断为自身抗体阴性型 AIHA

spherocytosis，HS）等相鉴别。① PNH 也会出现贫血以及血尿，与 PCH 相似，但前者多发生在睡眠后且与寒凉刺激无关，冷溶血试验为阴性，酸溶血试验、糖水试验呈阳性，可与后者鉴别。Hams 酸溶血试验阳性及 CD55 和 CD59 减少是诊断阵发性睡眠性血红蛋白尿症（paroxysmal nocturnal hemoglobinuria，PNH）的金标准。有的 AIHA 可有 PNH 样缺陷使 Hams 试验阳性，CD55 和 CD59 减少，但与经典的 PNH 有不同之处，如 CD55 和 CD59 减少仅见于自身抗体致敏的红细胞，骨髓有核红细胞不减少；粒细胞表达 CD55 和 CD59 正常或轻度减少；缓解后 CD55 和 CD59 表达恢复正常。②微血管病性溶血性贫血，其抗人球蛋白试验阴性且血涂片除有小球形细胞外，尚有大量裂片红细胞存在。③遗传性球形红细胞增多症是红细胞膜有先天缺陷的一种溶血性贫血，主要表现为贫血、黄疸、脾大，与 AIHA 相似，但抗人球蛋白试验阴性，自身溶血试验增强，加入葡萄糖后明显纠正，而 AIHA 多数不被纠正，再结合糖皮质激素（glucocorticoid，GC）治疗反应，有助于两者的鉴别。

本例患儿以发热、血尿起病，实验室检查提示存在溶血性贫血。其外周血涂片可见单核细胞吞噬红细胞现象、直接抗人球蛋白试验阳性，临床上最终确诊为 AIHA。本病例还有一特别之处，即骨髓涂片中可见噬血细胞选择性吞噬红细胞现象。

病例 4　遗传性球形红细胞增多症

【病例概况】

1. 一般情况：男，8 岁。

2. 主诉：发热、咳嗽 5 天，发现血常规结果异常 2 天。

3. 现病史：患儿发热，体温最高 39.0℃，予口服退热药体温可降至正常，热峰 3 次 / 天，伴阵发性咳嗽，少痰，夜间明显。2 天前就诊于本院急诊，检查示血红蛋白浓度 72g/L，总胆红素 78.12μmol/L，间接胆红素 64.85μmol/L，胸部 CT 示支气管肺炎（少许），予静脉滴注"头孢美唑钠、阿奇霉素"3 天，口服"奥司他韦"2 天及雾化等对症治疗，无明显好转，为求进一步诊治收入院。

4. 体格检查：T36.5℃，P117 次 / 分，R26 次 / 分，BP 105/70mmHg。疼痛评分：0 分。神志清，精神反应可。贫血貌，皮肤弹性良好，全身皮肤苍黄。浅表淋巴结未触及肿大。口唇苍白，扁桃体无肿大，咽部充血，无疱疹。颈部无抵抗。胸廓对称，双侧呼吸动度一致，双肺呼吸音粗，未闻及明显干湿啰音。肝脏右肋下 2cm，质地软，表面光滑，边缘钝；脾脏肋下 3cm，质地软，表面光滑，边缘钝。

5. 实验室检查

(1) 血常规（表 4–1，图 4–1）。

(2) 外周血涂片镜检（图 4–2）。

(3) 其他实验室检查：C 反应蛋白 2.47mg/L，总胆红素 78.12μmol/L ↑、直接胆红素 13.27μmol/L ↑、间接胆红素 64.85μmol/L ↑。直接抗人球蛋白试验：阴性。网织红细胞绝对值 0.1932×10^{12}/L ↑，网织红细胞百分比 6.27% ↑。铁蛋白 75.62ng/ml、转铁

表 4–1　入院前血常规结果

项目名称	结　果	单　位	参考区间	项目名称	结　果	单　位	参考区间
白细胞计数	9.69	10^9/L	4.6～11.9	嗜酸性粒细胞绝对值	0.2	10^9/L	0.04～0.74
红细胞计数	2.84	10^{12}/L	4.3～5.7	嗜碱性粒细胞绝对值	0.01	10^9/L	0～0.1
血红蛋白浓度	72	g/L	121～158	红细胞压积	23.3	%	37～47
血小板计数	284	10^9/L	177～446	平均红细胞体积	82.1	fl	77～92
中性粒细胞百分比	45.3	%	32～71	平均红细胞血红蛋白含量	25.4	pg	26～34
淋巴细胞百分比	47.8	%	22～57	平均红细胞血红蛋白浓度	310	g/L	309～359
单核细胞百分比	4.7	%	2～11	红细胞体积分布宽度标准差（RDW-CV）	23.5	%	11～16.5
嗜酸性粒细胞百分比	2.1	%	0.5～9	红细胞体积分布宽度变异系数（RDW-SD）	72	fl	35～54
嗜碱性粒细胞百分比	0.1	%	0～1	血小板平均体积	9	fl	5～10
中性粒细胞绝对值	4.39	10^9/L	1.7～7.4	血小板压积	0.25	%	0.06～0.3
淋巴细胞绝对值	4.64	10^9/L	1.7～4.7	大血小板比值	23.5	%	15～30
单核细胞绝对值	0.45	10^9/L	0.15～0.86	血小板体积分布宽度	16.1	%	9～17

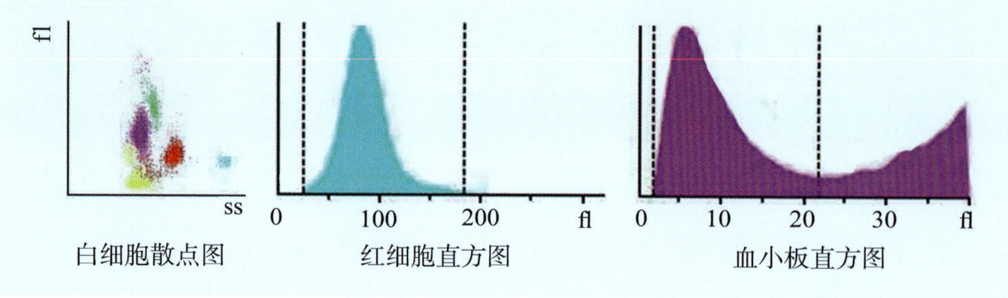

◀ **图 4–1　白细胞散点图、红细胞直方图、血小板直方图**

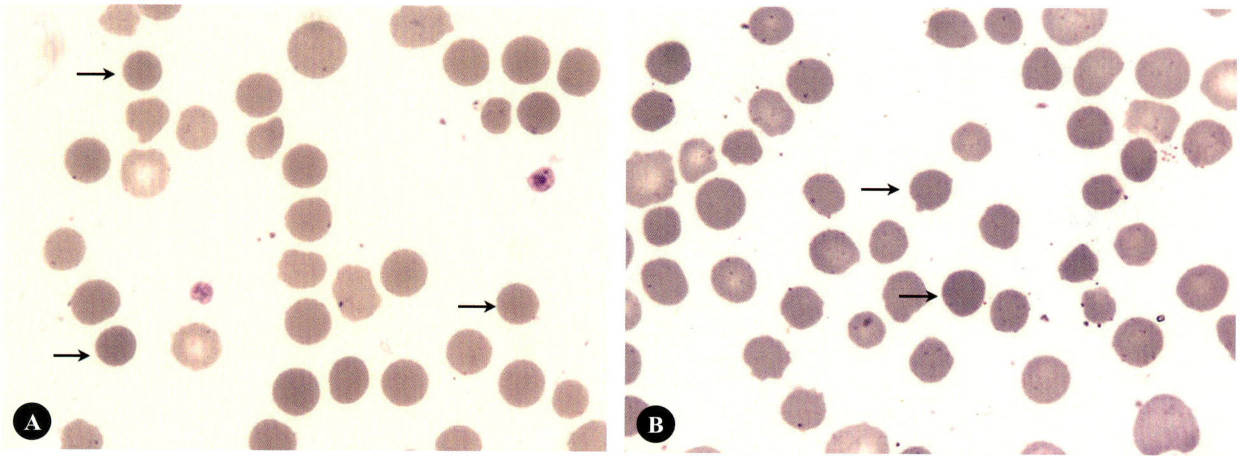

▲ **图 4–2　外周血细胞形态，红细胞大小不均，可见大量球形红细胞（箭）**

EDTA 抗凝血镜检：红细胞大小不均，可见嗜多色性红细胞及大量球形红细胞，其中球形红细胞约占 40%。偶见晚幼红细胞，白细胞：有核红细胞 =100：5

蛋白 2.12g/L、血清铁 14.25μmol/L、血清不饱和铁结合力 36.63μmol/L、叶酸 8.16ng/ml、血清维生素 B_{12}＞2000pg/ml ↑。

(4) 影像学检查

胸部 CT：①支气管肺炎（少许），双肺透光度略欠均匀，请结合临床；②脾脏体积明显增大，建议结合临床。

肝胆胰脾肾彩色多普勒超声检查：肝大、脾大。

(5) 骨髓细胞学检查（图 4–3）。

(6) 基因检测：检出 *SPTB* 基因 c.4973+5G＞A 杂合突变。

【诊断】

遗传性球形红细胞增多症。

【讨论】

遗传性球形红细胞增多症（HS）是一组以外周血红细胞呈球形改变为特征的遗传性溶血性疾病，由红细胞膜蛋白遗传缺陷所致。半数以上的病例有阳性家族史，约 75% 为常染色体显性遗传，25% 为隐性遗传。HS 的致病基因包括 *ANK1*、*SLC4A1*、*STPA1*、*SPTB* 及 *EPB42*，这些基因分别编码锚蛋白、带 3 蛋白、α 收缩蛋白、β 收缩蛋白及带 4.2 蛋白。

HS 在任何年龄段均可发病，以婴儿与儿童多见，其临床特点为溶血性贫血、黄疸和脾大，常并发胆石症。外周血涂片可见胞体小、染色深、中心淡染区消失的小球形红细胞，数量可从 1%～2% 到 60%～70%，大多在 10% 以上，但也有部分患者缺乏典型的球形红细胞。球形红细胞虽然直径减小，但细胞体积并不减低，MCV 多正常。还有研究发现，新生儿 MCHC＞360g/L 诊断 HS 敏感性为 82%，特异性为 98%。除 HS 外，一些疾病外周血中也可见到球形红细胞（如自身免疫性溶血性贫血、产气荚膜梭菌败血症、蜘蛛 / 蜜蜂 / 蛇毒中毒、巴尔通体病、烧伤等），应注意鉴别诊断。在新鲜血涂片中，除烧伤患者外，上述疾病的球形红细胞很少＞10%；烧伤患者外周血涂片中可出现球形红细胞、微小球形红细胞及带有芽状凸起的红细胞；产气荚膜梭菌败血症

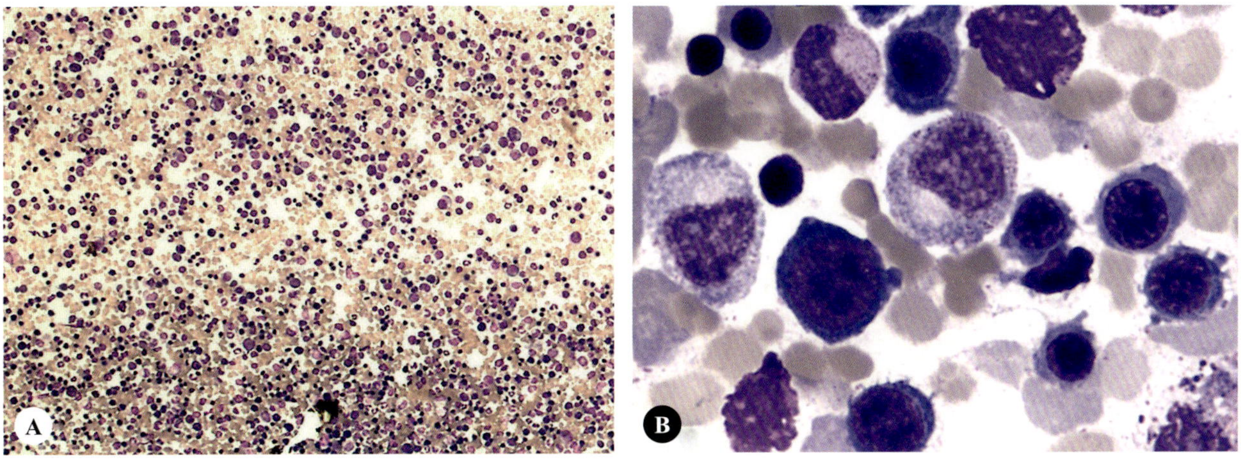

▲ 图 4–3　骨髓细胞形态学检查

细胞形态学检查：
(1) 骨髓取材及涂片良好，染色满意。
(2) 骨髓有核细胞增生明显活跃，粒：红 =0.46：1，比例倒置。
(3) 粒系增生活跃，占 27.0%，比例偏低。各阶段粒细胞形态尚可。
(4) 红系增生明显活跃，占 59.0%，比例偏高，以中、晚幼红细胞为主。晚幼红细胞偶见核畸形。成熟红细胞大小不均，染色尚可，可见大量球形红细胞。
(5) 淋巴系比例偏低，占 14.0%，形态尚可。
(6) 巨核系增生活跃，全片共数巨核细胞＞150 个，分类 25 个，颗粒型巨核细胞 5 个、产板型巨核细胞 9 个、裸核型巨核细胞 11 个。血小板易见，散在或成堆分布。
(7) 未见特殊细胞，未见寄生虫。
(8) 骨髓外铁染色：少量。骨髓内铁染色：铁粒幼红细胞 19%

引起的溶血为血管内溶血，离心后血浆层可呈棕黑色，血涂片除球形红细胞外还可见到血红蛋白溢出后的红细胞残影；部分自身免疫性溶血性贫血外周血涂片可见到中性粒细胞和（或）单核细胞吞噬红细胞现象、中性粒细胞－红细胞花环；而 HS 患者除球形红细胞外，其他异形红细胞较少见。

国内诊断标准，即若外周血有较多小球形红细胞（＞10%）、红细胞渗透脆性增加、有阳性家族史，无论有无症状诊断均可成立。若外周血有较多小球形红细胞，红细胞渗透脆性增加，但家族史阴性，需除外免疫性溶血性贫血、不稳定血红蛋白病等原因产生的球形红细胞增多，方可确定诊断。若有阳性家族史，但外周血小球形红细胞不够多（＜10%），需做渗透脆性试验、酸化甘油溶血试验、伊红－马来酰亚胺结合试验等加以证实。若外周血小球形红细胞不够多，又无阳性家族史，则需借助较多试验来辅助诊断，包括红细胞膜蛋白组分析和基因分析等，并需除外先天性非球形红细胞溶血性贫血等疾病。

近年来，HS 的诊断方法得到了快速发展，主要包括伊红－马来酰亚胺结合试验、流式细胞渗透脆性试验、激光衍射法及二代测序技术。伊红－马来酰亚胺结合试验、流式细胞渗透脆性试验由于其敏感性较高且容易操作，被推荐为 HS 的筛查试验。激光衍射法由于敏感性及特异性均高，可以区分 HS 和其他遗传性红细胞膜疾病，但不能区分 HS 和自身免疫性溶血性贫血，且操作较复杂，被认为是筛查试验和诊断试验的中间步骤。二代测序可以检出患者的分子缺陷，明确编码缺陷蛋白的基因，实现精准诊断，被认为是 HS 的诊断试验。实验室诊断技术的快速发展显著提高了 HS 的诊断水平，减少了误诊和漏诊数量。

HS 的临床表现差异很大，婴幼儿时期发病者多表现为中重度溶血，成年后发病者多表现为轻度和中度临床症状。脾切除是治疗 HS 的有效方法。脾切除后外周血的球形红细胞并没有减少，但红细胞在脾脏内的破坏明显减少，患儿的贫血、黄疸、脾大及网织红细胞增多均可得到明显改善。

病例 5　珠蛋白生成障碍性贫血

【病例概况】

1. 一般情况：女，9 月龄。

2. 主诉：血常规结果异常 2 个月余。

3. 现病史：2 个月余前患儿查血常规发现结果异常，即血红蛋白浓度 82g/L、血小板计数 $619 \times 10^9/L$。当时患儿无烦躁哭闹、无精神不振、无乏力懒动、无发热、无咳喘、无吐泻，予"蛋白琥珀酸铁口服液"口服约 1 个月余（期间因"感冒"曾停用 10 天），期间患儿一般情况好。15 天前复查血常规提示血红蛋白浓度 83g/L、血小板计数 $857 \times 10^9/L$，加用"维生素 C 片、生血宝合剂"、继续给予"蛋白琥珀酸铁口服液"口服 3～4 天，后因贫血筛查无异常，遂停用上述药物。今为求进一步诊治收住院。

4. 体格检查：T 36.8℃，P 120 次 / 分，R 30 次 / 分，BP 90/70mmHg。体重 9kg。神志清，精神可，面色稍苍黄，鼻扇及三凹征阴性，皮肤黏膜未见出血点、皮疹及明显黄染，颈部浅表淋巴结未触及肿大，眼睑无水肿，结膜无充血，巩膜无黄染，睑结膜呈粉红色，口唇红润，咽部无明显充血，无疱疹，两肺呼吸音粗，未闻及干湿啰音，心音有力，律齐，各瓣膜听诊未闻及杂音。腹平软，无胃肠型及蠕动波，肝肋下约 2cm，脾肋下可触及，未扪及异常包块。

5. 实验室检查

(1) 血常规（表 5–1，图 5–1）。

(2) 外周血涂片镜检（图 5–2）。

(3) 其他实验室检查：网织红细胞绝对值 $0.1405 \times 10^{12}/L$ ↑、网织红细胞百分比 3.29% ↑。血

表 5–1　入院当天血常规结果

项目名称	结　果	单　位	参考区间	项目名称	结　果	单　位	参考区间
白细胞计数	10.1	$10^9/L$	5.0～14.2	嗜酸性粒细胞绝对值	0.1	$10^9/L$	0.06～1.22
红细胞计数	6.3	$10^{12}/L$	4.1～5.5	嗜碱性粒细胞绝对值	0.05	$10^9/L$	0～0.14
血红蛋白浓度	86	g/L	103～138	红细胞压积	26.2	%	32～45
血小板计数	604	$10^9/L$	172～601	平均红细胞体积	53.5	fl	71～86
中性粒细胞百分比	24.8	%	9～53	平均红细胞血红蛋白含量	16.3	pg	24～30
淋巴细胞百分比	68.2	%	37～82	平均红细胞血红蛋白浓度	306	g/L	309～359
单核细胞百分比	5.5	%	2～14	红细胞体积分布宽度标准差（RDW-CV）	20.1	%	11～16.5
嗜酸性粒细胞百分比	1	%	0.8～11	红细胞体积分布宽度变异系数（RDW-SD）	50	fl	35～54
嗜碱性粒细胞百分比	0.5	%	0～1	血小板平均体积	9.2	fl	5～10
中性粒细胞绝对值	2.5	$10^9/L$	0.8～6.1	血小板压积	0.31	%	0.06～0.3
淋巴细胞绝对值	6.89	$10^9/L$	2.8～10.0	大血小板比值	33.2	%	15～30
单核细胞绝对值	0.56	$10^9/L$	0.15～1.24	血小板体积分布宽度	11	%	9～17

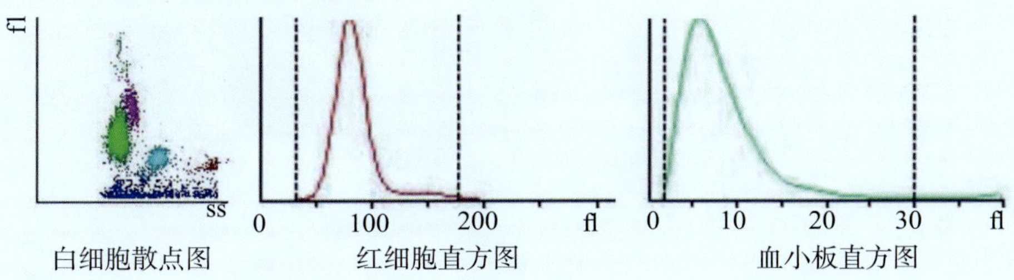

◀ 图 5-1　白细胞散点图、红细胞直方图、血小板直方图

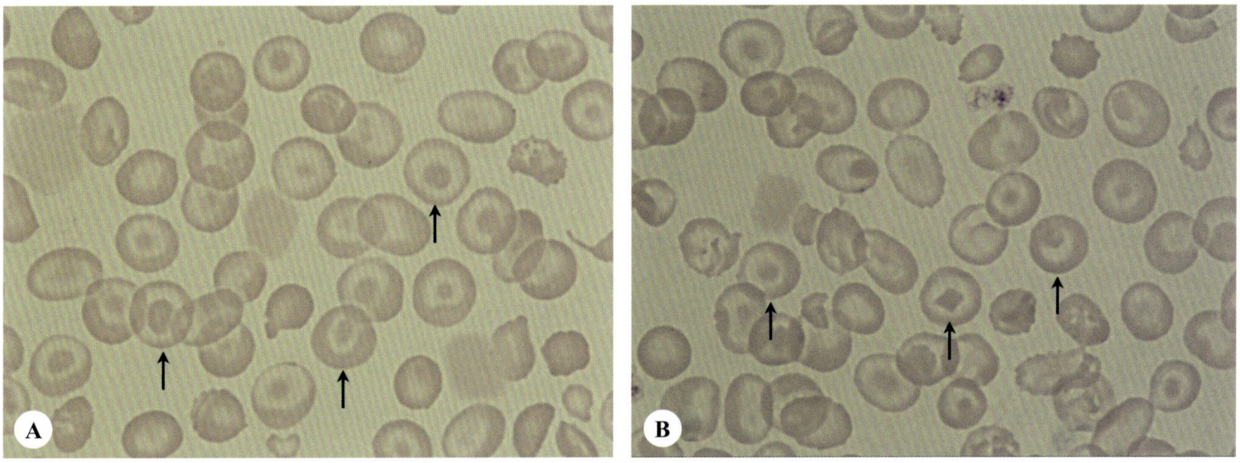

▲ 图 5-2　外周血细胞形态，红细胞大小不均，中心淡染区扩大，可见较多靶形红细胞（箭）

EDTA 抗凝血镜检：分类 100 个白细胞，中性粒细胞 26%、淋巴细胞 67%、单核细胞 6%、嗜酸性粒细胞 1%；红细胞大小不均，中心淡染区扩大，可见靶形、椭圆形、嗜多色性红细胞及红细胞碎片；血小板明显多见

清维生素 B_{12} 896pg/ml↑、叶酸 16.87ng/ml、铁蛋白 153.68ng/ml。

(4) 骨髓细胞学检查（图 5-3）。

(5) 基因检查：β 地中海基因突变（*βCD41-42/βN*）。

【诊断】

珠蛋白生成障碍性贫血。

【讨论】

珠蛋白生成障碍性贫血（又称地中海贫血或海洋性贫血），是一组由于某类珠蛋白基因缺陷，致使珠蛋白链合成缺如或不足所引起的遗传性溶血性贫血，并不涉及血红蛋白结构异常。不同类型地中海贫血的发病机制具有一定差异性。

正常 α 珠蛋白基因为双等位基因（*αα/αα*），基因缺失或突变（以缺失为主）导致的 α 珠蛋白链缺乏者称为 α 珠蛋白生成障碍性贫血（简称 α 地中海贫血）。主要见于东南亚和地中海地区，在我国则以广东、广西、四川等地多见。α 珠蛋白链完全不能合成者称为 α^0 地中海贫血，尚能合成少量者称为 α^+ 地中海贫血。根据临床症状不同可分为静止型地中海贫血基因携带、轻型、中间型、重型 4 类，其临床表现与 α 珠蛋白链合成的减少程度有关。轻型者可无临床症状或仅有轻微的血液学改变。中间型为 HbH 病，出生时与正常婴儿一样，未满 1 岁前多无贫血症状，后随着年龄增长逐渐出现典型的 HbH 病特征，主要表现为轻至中度的慢性贫血，约 2/3 以上患者有肝脾肿大，间歇发作轻度黄疸，但无珠蛋白生成障碍性贫血外貌，骨骼系统变化轻微，生长发育正常，可长期存活。HbH 是一种不稳定 Hb，易在红细胞内形成包涵体，导致红细胞膜氧化损伤，造成红细胞破坏及骨髓无效造血。当合并感染、妊娠或服磺胺类药物、氧化剂类药物时贫血可因溶血而明显加重。重型者为 Hb Bart 胎儿水肿综合征，胎儿常于妊娠晚期（30～40 孕周）死亡或早产后数小时死亡。流产及早产胎儿小，皮肤苍白，可有全身水肿、胸水、腹水、心包积液、黄疸及皮肤出血点，肝脾肿大明显，心脏肥大，胎盘大而脆易碎裂，脐带亦常有水肿。

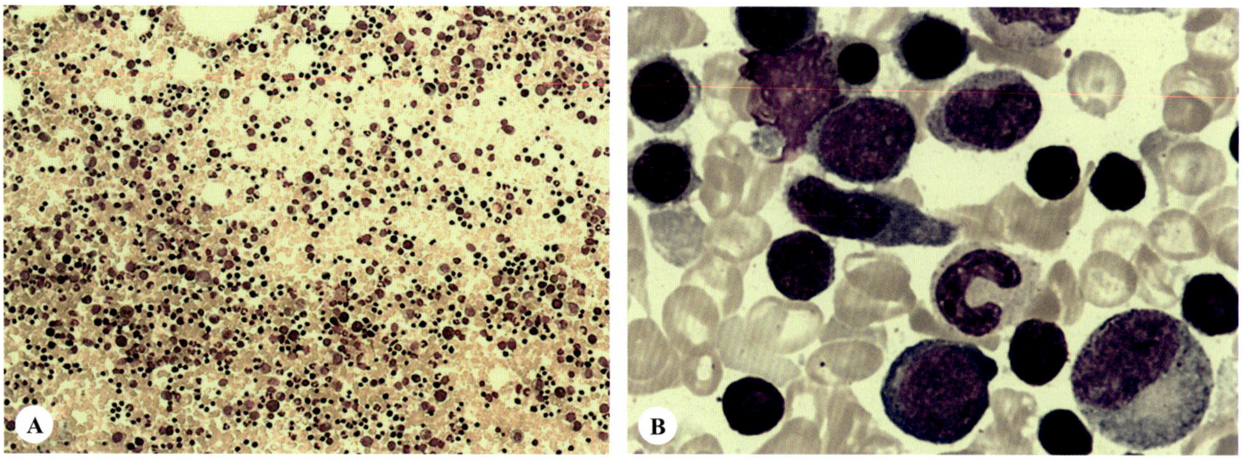

▲ 图 5-3 骨髓细胞形态学检查

细胞形态学检查：

(1) 骨髓取材及涂片良好，染色满意。

(2) 骨髓有核细胞增生明显活跃，粒：红 =0.65：1，比例倒置。

(3) 粒系增生活跃，占 29.5%，比例偏低。成熟阶段粒细胞比例偏低。各阶段粒细胞形态尚可。

(4) 红系增生明显活跃，占 45.5%，比例偏高，以中、晚幼红细胞为主。幼红细胞形态尚可。成熟红细胞大小不均，中心淡染区扩大，可见靶形、椭圆形等异形红细胞及红细胞碎片。

(5) 淋巴系增生活跃，占 24.0%，比例及形态尚可。

(6) 巨核系增生明显活跃，全片共数巨核细胞＞150 个，分类 25 个，幼巨核细胞 2 个、颗粒型巨核细胞 6 个、产板型巨核细胞 17 个。血小板明显多见，散在或成堆分布。

(7) 未见特殊细胞，未见寄生虫。

(8) 骨髓外铁染色：++。骨髓内铁染色：铁粒幼红细胞：45%

正常 β 珠蛋白基因型为（*β/β*），基因突变或缺失（以突变为主）导致的 β 珠蛋白链缺乏者称为 β 珠蛋白生成障碍性贫血（简称 β 地中海贫血）。β 地中海贫血是危害最为严重的血红蛋白病，也是世界上最常见的遗传性疾病，广泛流行于地中海、中东、非洲及中国南部地区。β 珠蛋白基因突变部位和类型不同，对蛋白的合成抑制程度不同，根据 β 珠蛋白链合成有无亦分为 $β^0$ 地中海贫血和 $β^+$ 地中海贫血。根据临床症状不同也分为静止型地中海贫血基因携带、轻型、中间型、重型 4 类。轻型 β 地中海贫血为杂合子，多数患者没有任何症状，也无贫血，少数有轻度贫血，面色较差，常感疲乏无力，但生长发育正常，无骨骼畸形。贫血可因感染、妊娠等情况加重，也可并发缺铁性贫血，脾可轻度肿大。重型 β 地中海贫血又称 Cooley 贫血，为纯合子，β 珠蛋白链合成完全被抑制，出生时与正常婴儿无异，但出生后 3～6 个月，随着 γ 珠蛋白基因表达逐渐关闭，患者开始出现临床症状，且呈进行性加重，需定期输血维持生命。早期症状如食欲不佳、喂养困难、腹泻、激惹、体重不增、发育缓慢，面色逐渐苍白，肝脾特别是脾进行性肿大，腹部逐渐膨大。3、4 岁其体征越来越明显，巩膜黄染、生长发育迟缓、身材矮小、肌肉无力，骨骼变形；头颅增大，额部、顶部、枕部隆起，颧骨隆起，鼻梁塌陷，上颌及牙齿前突，形成典型的“珠蛋白生成障碍性贫血外貌”。如能活到 10 多岁则常伴性幼稚征，出现第二性征不发育、肾上腺功能不全等症状。中间型 β 地中海贫血临床表现介于轻型和重型之间。

珠蛋白生成障碍性贫血可根据临床表现、血常规结果、外周血红细胞形态特征、血红蛋白电泳、基因检测等给予诊断。除 α 地中海贫血和 β 地中海贫血外，还有 δ 地中海贫血、δβ 地中海贫血、εβγδ 地中海贫血和遗传性胎儿血红蛋白持续存在（hereditary persistence of fetal hemoglobin，HPFH）。各种地中海贫血的临床基因特点详见表 5-2。

表 5-2　主要地中海贫血分类及临床基因特点			
珠蛋白生成障碍性贫血分类		基因特点	临床特点
α 地中海贫血		基因缺失为主，少数伴突变	
	静止型 α 地中海贫血基因携带（α 地中海贫血 2）	$(-\alpha/\alpha\alpha)(\alpha\alpha T/\alpha\alpha)$	无症状
	轻型（α 地中海贫血 1）	• $(--/\alpha\alpha)(-\alpha/-\alpha)(-\alpha/\alpha\alpha T)(\alpha\alpha T/\alpha\alpha T)$ • $(--/-\alpha)(--/\alpha\alpha T)$	轻症
	中间型（血红蛋白 H 病）		出生时无症状后逐渐加重，可长期存活
	重型（Hb Bart 胎儿水肿综合征）	$(--/--)$ 形成 γ4	重症 / 胎儿期或早产后死亡
β 地中海贫血		• 基因突变为主，少数基因缺失 • 杂合突变	
	静止型 β 地中海贫血基因携带		无症状
	轻型	杂合突变	
	中间型	纯合、双重杂合、杂合突变、异常血红蛋白 ε/β 地中海贫血	轻症
	重型	纯合或双重杂合突变	• 出生时无症状后逐渐加重，可长期存活 • 重症 / 主要的输血依赖型
δ 地中海贫血（HbA2）		大部分为点突变，仅一种为基因缺失	
	纯合子型	纯合突变	无症状
	杂合子型	杂合突变	无症状
δβ 地中海贫血		基因缺失	
	$(\delta\beta)^0$ 地中海贫血	纯合基因缺失	出生时无症状后逐渐加重，可存活至成年
	$(\delta\beta)^+$ 地中海贫血	杂合基因缺失	轻症
	Hb Lepore 综合征	Hb Lepore：序列缺失	Hb Lepore 综合征
	杂合子型	杂合序列缺失	轻症
	纯合子型	纯合序列缺失	重症
εβγδ 地中海贫血		εβγδ 大片段基因缺失	类似杂合子 β 地中海贫血
HPFH			高浓度 HbF 持续存在至成年
	缺失型 HPFH	大段基因缺失	无症状
	非缺失型 HPFH	异常融合基因	无症状

T. 基因突变；HPFH. 遗传性胎儿血红蛋白持续存在

病例 6　葡萄糖 –6– 磷酸脱氢酶缺乏症

【病例概况】

1. 一般情况：男，10 月龄。

2. 主诉：发热 6 天，面色苍黄 1 天。

3. 现病史：患儿 6 天前无明显诱因出现发热，热峰 40.1℃，发热间隔约 6h，自行口服“奥司他韦”治疗 3 天，体温无好转。3 天前于外院就诊，完善血常规 +C 反应蛋白示：白细胞 3.39×10^9/L、红细胞 2.24×10^{12}/L、血红蛋白 71g/L、血小板 148×10^9/L、C 反应蛋白 6.49mg/L，予口服“蛋白琥珀酸铁口服溶液、小儿解表口服液、环酯红霉素干混悬剂”治疗 3 天，体温逐渐好转。1 天前患儿面色苍黄，睡眠偏多。今日为求进一步诊治就诊于我院。

4. 体格检查：T 37.3℃，P 110 次 / 分，R 24 次 / 分。身长 71cm，体重 7kg，疼痛评分：0 分。神志清，精神可。贫血貌，皮肤弹性良好，皮肤未见瘀点及瘀斑。颈部可触及数枚黄豆大小肿大淋巴结，质软，活动度可，无触痛。结膜苍白，巩膜稍黄染，口唇苍白，咽部稍充血。双肺呼吸音粗，未闻及干、湿啰音。心律齐，心音有力，各瓣膜区未闻及杂音。腹软，腹部无压痛、反跳痛，腹部未触及包块，肝脾肋下未触及，腹部叩诊呈鼓音，听诊肠鸣音正常。肢端暖。

5. 既往史：出生后曾因血红蛋白明显降低于外院完善基因检测，检出与受检者临床表型高度相关变异：*G6PD* 基因、ChrX：153760891、c.1178G＞A、半合子、母源，诊断为“葡萄糖 –6– 磷酸脱氢酶（glucose-6-phosphate dehydrogenase，G6PD）缺乏症（蚕豆病）”，后口服“右旋糖酐铁”治疗，近 2 个月因便秘停用。

6. 实验室检查

(1) 血常规（表 6–1，图 6–1）。

(2) 外周血细胞形态（图 6–2）。

(3) 其他实验室检查：网织红细胞绝对值 0.4023×10^9/L↑、网织红细胞百分比 11.72%↑，总胆红素 67.38μmol/L↑、直接胆红素 12.3μmol/L↑、间接胆红素 55.08μmol/L↑、丙氨酸氨基转移酶 31.91U/L、天冬氨酸氨基转移酶 99.29U/L↑、尿素 3.08mmol/L、肌酐 14.95μmol/L、乳酸脱氢酶 1726.34U/L↑、转铁蛋白 2.01g/L、血清铁 11.97μmol/L、血清不饱和铁结合力 13.63μmol/L↓、铁蛋白＞2000ng/ml↑、叶酸＞20ng/ml、维生素 B_{12} 381.00pg/ml；EB 病毒（Epstein-Barr virus，EBV）早期抗原 IgG 抗体＜5.00U/ml、EB 病毒核抗原 IgG 抗体 16.60U/ml、EB 病毒衣壳抗原 IgM 抗体＜10U/ml、血清 EB 病毒 DNA 小于最低检出限。

风疹病毒抗体阳性，追问病史，患儿 1 个月前曾接种麻腮风疫苗。

(4) 影像学检查

颅脑 B 超显示：双侧脑室前角圆钝、蛛网膜下间隙稍增宽。

(5) 骨髓细胞学检查：无。

【诊断】

贫血（重度），葡萄糖 –6– 磷酸脱氢酶缺乏症。

【讨论】

葡萄糖 –6– 磷酸脱氢酶（glucose-6-phosphate dehydrogenase，G6PD）缺乏症是指由于 G6PD 缺乏导致红细胞磷酸戊糖途径中 NADPH 生成减少，使维持红细胞膜稳定性的还原型谷胱甘肽减少而不能抵抗氧化损伤，最终红细胞破坏而发生的溶血性疾病。因其发病常由误食蚕豆而诱发，故又称“蚕豆病”。本病是最早明确病因、发病率最高的红细胞酶缺陷病，主要分布于东南亚、非洲、中东和地中海沿岸，全世界约 4 亿人口受累，男性多于女性。在我国分布呈现南高北低趋势，广东、广西、海南、云南、贵州等地区人群患病率高，随着人口流动，患病率较低的地区也呈现增高趋势。

表 6-1　入院当天血常规结果

项目名称	结　果	单　位	参考区间	项目名称	结　果	单　位	参考区间
白细胞计数	31.35	10^9/L	5.0～14.2	嗜酸性粒细胞绝对值	0.39	10^9/L	0.06～1.22
红细胞计数	1.71	10^{12}/L	4.1～5.5	嗜碱性粒细胞绝对值	0.04	10^9/L	0～0.14
血红蛋白浓度	54	g/L	103～138	红细胞压积	17.2	%	32～45
血小板计数	205	10^9/L	172～601	平均红细胞体积	100.4	fl	71～86
中性粒细胞百分比	8.5	%	9～53	平均红细胞血红蛋白含量	31.3	pg	24～30
淋巴细胞百分比	—	%	37～82	平均红细胞血红蛋白浓度	312	g/L	309～359
单核细胞百分比	—	%	2～14	红细胞体积分布宽度标准差（RDW-CV）	18.1	%	11～16.5
嗜酸性粒细胞百分比	1.2	%	0.8～11	红细胞体积分布宽度变异系数（RDW-SD）	68	fl	35～54
嗜碱性粒细胞百分比	0.1	%	0～1	血小板平均体积	10.3	fl	5～10
中性粒细胞绝对值	2.67	10^9/L	0.8～6.1	血小板压积	0.21	%	0.06～0.3
淋巴细胞绝对值	—	10^9/L	2.8～10.0	大血小板比值	29.5	%	15～30
单核细胞绝对值	—	10^9/L	0.15～1.24	血小板体积分布宽度	17.3	%	9～17

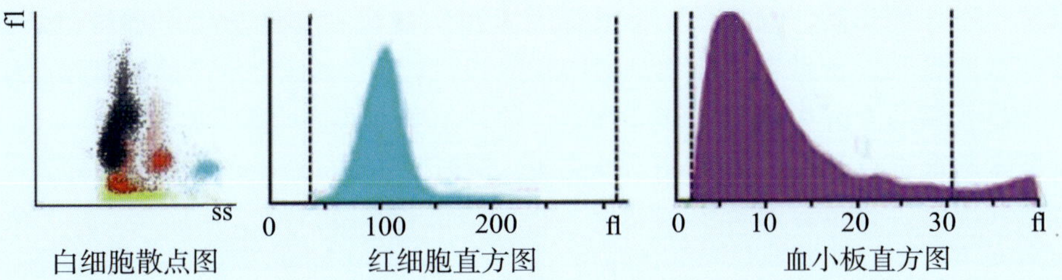

◀ **图 6-1**　白细胞散点图、红细胞直方图、血小板直方图

G6PD 基因位于 Xq28，由 13 个外显子和 12 个内含子组成，呈 X 连锁不完全显性遗传。目前，已发现 *G6PD* 基因突变超过 200 种，95% 为点突变。男性发病者为半合子，通常临床症状比家系中女性杂合子严重，女性纯合子 G6PD 酶活力缺乏明显，溶血症状也以重症为多。女性杂合子表型难以预测，可以显示为缺陷表型，也可以显示为正常表型，G6PD 酶活力范围很宽，从覆盖正常值范围到低似纯合子酶活力。女性杂合子的酶活力高低可预示其药物诱导急性溶血时临床症状的严重程度。

G6PD 缺乏症患者临床表现差异大，大部分患者终身可无临床症状，在不发病的情况下，该病通常不影响寿命及生活质量，仅小部分患者在食物、药物、感染因素诱发下出现急性溶血性贫血。G6PD 缺乏症根据临床表现和酶的残余活性可分为Ⅰ～Ⅴ 5 种类型。其中，Ⅰ型表现为先天性非球形红细胞溶血性贫血，是 G6PD 缺乏症的少见临床表型，通常在婴儿期或儿童期被诊断，表现为慢性自发性血管内、外溶血，以血管外溶血为主。病情严重程度与发病年龄有关，发病年龄越小症状越重。新生儿发病呈持续性溶血性黄疸数月，幼儿期呈中至较重度贫血，多数肝大、脾大。儿童或青少年期因某种诱因发病表现为持续性慢性溶血、轻或中度贫血，黄

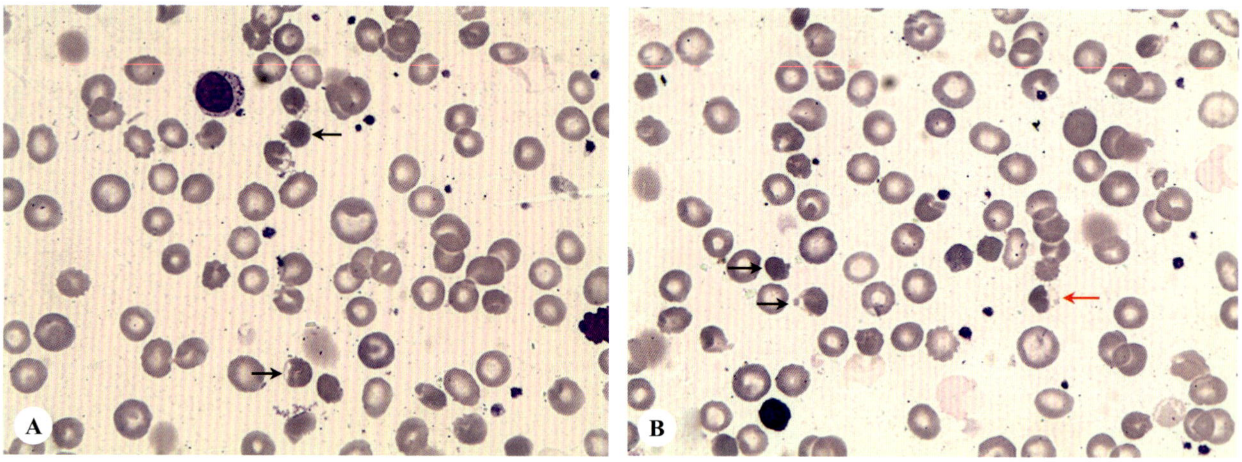

▲ **图 6-2　外周血细胞形态，红细胞大小不均，可见固缩红细胞（黑箭）、水泡红细胞（红箭）及有核红细胞**

EDTA 抗凝血涂片镜检：分类 100 个白细胞，中性中幼粒细胞 1%、中性杆状核粒细胞 7%、中性分叶核粒细胞 3%、淋巴细胞 77%、单核细胞 10%、嗜酸性粒细胞 2%，其中异型淋巴细胞占 10%。红细胞大小不均，可见固缩红细胞、嗜多色性红细胞、水泡红细胞及有核红细胞，白细胞：有核红细胞 =100：37。血小板易见，散在分布

疸，无明显肝大、脾大。青年期发病代偿良好，可无症状或轻度贫血，无肝大、脾大，但服氧化剂、感染或吃蚕豆后可使病情加重而出现急性血管内溶血。Ⅱ型、Ⅲ型和Ⅳ型的残余酶活力分别为＜10%、10%～60%、60%～150%，平时无症状而在诱发因素作用下可发生急性血管内溶血。如进食干鲜蚕豆及其制品后出现急性溶血，可发生于任何年龄，以儿童期常见，母乳喂养的婴儿亦可因母亲进食蚕豆而诱发溶血。蚕豆诱发溶血常于进食蚕豆 24h 内发生，但并非所有 G6PD 缺乏症个体进食蚕豆都可诱发溶血，溶血的发生与个体健康状况、进食蚕豆的量有关。除蚕豆外，溶血的诱因还主要包括氧化类药物（磺胺甲噁唑、氯喹、氨苯砜等）及感染（主要为肝炎病毒、巨细胞病毒、肺炎、伤寒），绝大部分患者接触诱因后 1～3 天发病，临床表现为全身不适、乏力、发热、寒战、血红蛋白尿、黄疸、贫血，重者可在短期内出现溶血危象、急性肾衰竭，危及生命。溶血多为自限性，时间一般持续 1～2 天，长者可达 10 天。由于溶血的发生与个体药代动力学差异、健康状况、是否合并感染、有无同时使用其他药物有关，因此临床上常难以预测某种药物是否会诱发急性溶血发作。新生儿患者还可表现为新生儿高胆红素血症，多发生于出生后 2～4 天，也可提前至生后 24h 内，以中重度多见，容易引起胆红素脑病，早产儿重于足月儿。新生儿 G6PD 缺乏导致黄疸的临床表现与遗传、环境等因素有关，如 G6PD 缺乏同时合并尿苷二磷酸葡萄糖醛酸转移酶缺陷可加重黄疸，产妇若使用了禁用、慎用氧化类药物，可通过乳汁诱发或加重新生儿黄疸，新生儿的衣物用樟脑丸（萘）存放过也可诱发溶血。Ⅴ型的残余酶活力＞150%，虽有基因突变但始终无临床症状。

世界卫生组织建议在男性患病率超过 3%～5% 的地区应常规开展 G6PD 缺乏症的产前健康教育及新生儿筛查。筛查主要是通过检测干血滤纸片的 G6PD 酶活性完成，对新生儿 G6PD 缺乏症筛查阳性者需立即召回，进行诊断性 G6PD 酶活性检测，推荐采用静脉血红细胞 G6PD 酶活性测定法或 G6PD/6 磷酸葡萄糖酸脱氢酶比值法进行确诊，还可采用基因检测确诊。此外，对于未行筛查或筛查漏检的患者，如因近日接触蚕豆及蚕豆制品、蚕豆花粉、氧化性药物或试剂、有感染病史而出现溶血时，应高度警惕 G6PD 缺乏症可能性。急性溶血时红细胞数量和血红蛋白量迅速下降，网织红细胞增加，白细胞数正常或增加，血小板数正常，外周血涂片可见有核红细胞、嗜多色性红细胞、红细胞碎片，还可见到大量固缩红细胞和（或）水泡红细胞、咬红细胞，Heinz 小体阳性。需注意溶血停止后 Heinz 小体阴性。先天性非球形细胞溶血性贫血者其红细胞数和血红蛋白轻或中度下降，红细胞形态基本正常，网织红细胞增加，Heinz 小体持续阳性。

G6PD 缺乏症为基因缺陷导致的遗传病，无特殊

治疗方法和根治标准。治疗原则为预防为主、去除诱因、控制感染、对症处理。强调禁食蚕豆及其衍生制品，注意防感冒、防感染、慎用药。对症处理中需注重对新生儿退黄治疗以防止核黄疸，对成年人补液治疗以防止肾脏损伤。G6PD 缺乏的孕妇于产前 2～4 周在医师指导下小剂量服用苯巴比妥，诱导肝内产生胆红素代谢相关酶，对减轻新生患儿出生后的高胆红素血症、预防胆红素脑病具有一定作用。尽管 G6PD 缺乏症溶血有自限性，但对于婴幼儿和重度酶缺陷患者而言，急性溶血可危及生命，需适时输血补液。

本病例中患儿出生后因血红蛋白明显降低完善基因检测后，诊断为 G6PD 缺乏症。本次发热 6 天后血红蛋白 54g/L，外周血涂片镜检显示红细胞大小不均，可见固缩红细胞、嗜多色性红细胞、水泡红细胞及有核红细胞，与 G6PD 缺乏症相符。

病例 7　溶血性贫血伴环形铁粒幼细胞

【病例概况】

1. 一般情况：女，21 月龄。

2. 主诉：间断发热 5 天。

3. 现病史：患儿既往多次查血常规示血红蛋白低，最低 80g/L，于当地儿保科随诊，予食补。患儿 5 天前出现发热，热峰 39℃，未予特殊处理，后恢复正常。3 天前患儿出现脸色苍黄，尿液呈粉色，未处理。1 天前患儿再次发热，热峰 39℃，1 次 / 天，口服“头孢克肟”1 次，患儿面色仍苍黄。今日于当地诊所就诊，查血常规示红细胞计数 1.67×10^{12}/L、血红蛋白 42g/L、C 反应蛋白 29.8mg/L，建议我院就诊。

4. 体格检查：T 37.5℃，P 136 次 / 分，R 34 次 / 分。身长 85cm，体重 11.5kg，疼痛评分：0 分。神志清，反应可。贫血貌，面色苍黄，巩膜黄染，口唇欠红润，咽无充血，扁桃体无肿大。双肺呼吸音清，未闻及干湿啰音。心前区无隆起，律齐，心音有力，各瓣膜区未闻及杂音。腹软，肝脾肋下未触及，听诊肠鸣音正常。

5. 实验室检查

(1) 血常规（表 7–1，图 7–1）。

(2) 外周血涂片镜检（图 7–2）。

(3) 其他实验室检查：网织红细胞绝对值 0.1402×10^{12}/L↑、网织红细胞百分比 5.70%↑，尿胆原 ++、尿隐血阴性；总胆红素 85.23μmol/L↑、直接胆红素 19.21μmol/L↑、间接胆红素 66.02μmol/L↑、丙氨酸氨基转移酶 18.72U/L、天冬氨酸氨基转移酶 45.34U/L、乳酸脱氢酶 633.24U/L↑。血清铁蛋白

表 7–1　入院当天血常规结果

项目名称	结　果	单　位	参考区间	项目名称	结　果	单　位	参考区间
白细胞计数	5.85	10^9/L	5.5～13.6	嗜酸性粒细胞绝对值	0.06	10^9/L	0.04～0.74
红细胞计数	1.92	10^{12}/L	4.1～5.5	嗜碱性粒细胞绝对值	0.01	10^9/L	0～0.14
血红蛋白浓度	54	g/L	104～143	红细胞压积	16.1	%	32～43
血小板计数	225	10^9/L	191～516	平均红细胞体积	83.9	fl	71～86
中性粒细胞百分比	64.3	%	13～54	平均红细胞血红蛋白含量	28.2	pg	24～30
淋巴细胞百分比	32	%	35～76	平均红细胞血红蛋白浓度	336	g/L	309～359
单核细胞百分比	2.5	%	2～14	红细胞体积分布宽度标准差（RDW-CV）	14.1	%	11～16.5
嗜酸性粒细胞百分比	1.1	%	0.5～9	红细胞体积分布宽度变异系数（RDW-SD）	44.8	fl	35～54
嗜碱性粒细胞百分比	0.1	%	0～1	血小板平均体积	9	fl	5～10
中性粒细胞绝对值	3.76	10^9/L	0.9～5.5	血小板压积	0.2	%	0.06～0.3
淋巴细胞绝对值	1.87	10^9/L	2.7～9.1	大血小板比值	19.5	%	15～30
单核细胞绝对值	0.15	10^9/L	0.20～1.14	血小板体积分布宽度	16	%	9～17

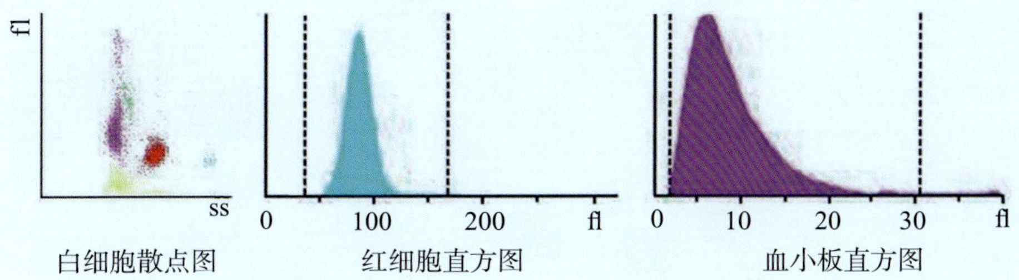

◀ 图 7-1　白细胞散点图、红细胞直方图、血小板直方图

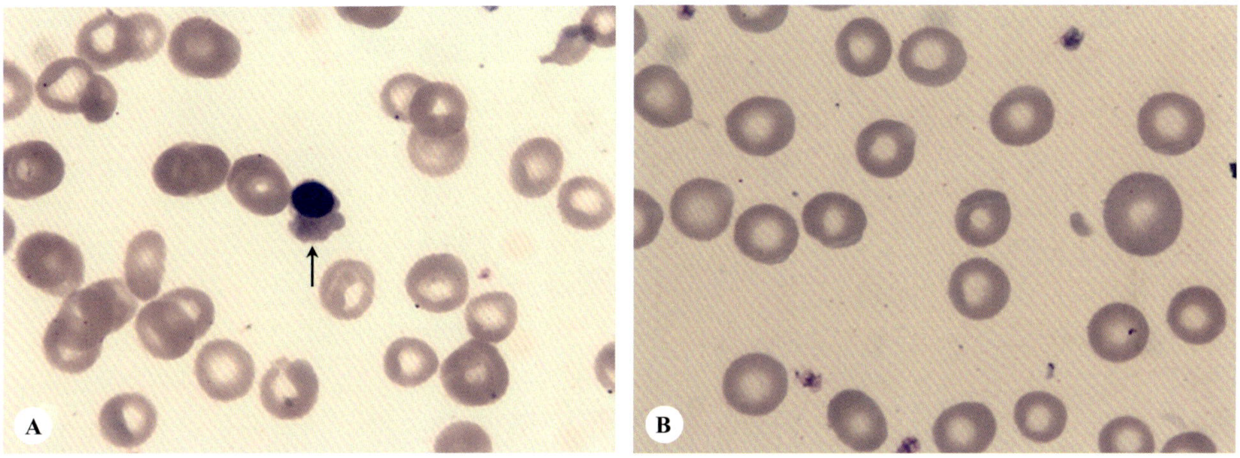

▲ 图 7-2　外周血细胞形态，红细胞轻度大小不均，偶见有核红细胞（箭）

EDTA 抗凝血镜检：分类 100 个白细胞，中性粒细胞 63%、淋巴细胞 33%、单核细胞 3%、嗜酸性粒细胞 1%；红细胞轻度大小不均，偶见嗜多色性红细胞及有核红细胞，白细胞：有核红细胞 =100：1；血小板易见，散在分布

1198ng/ml↑、叶酸 14.16ng/ml、维生素 B_{12} 392pg/ml、转铁蛋白 2.23g/L、血清铁 48.17μmol/L↑，血清不饱和铁结合力 4.32μmol/L↓、总铁结合力 52.49μmol/L。直接抗人球蛋白试验阴性，抗核抗体 IgG（IIFA）阴性，铜蓝蛋白 0.46g/L，肺炎支原体 IgM 抗体阳性。

(4) 影像学检查：胃肠道、右下腹、肝胆胰脾肾超声可见，肝形态稍饱满，余未见明显异常。

(5) 骨髓细胞学检查（图 7-3）。

(6) 基因检测结果：全外显子组基因检测，结果未发现与临床表型高度相关且致病性证据充分的点突变或大片段缺失重复。

【诊断】

溶血性贫血，感染性发热，肺炎支原体感染。

【讨论】

铁粒幼细胞是一种含有非血红素铁聚集物的有核红细胞，经普鲁士蓝染色后，光镜下细胞内可见一个或多个蓝色颗粒。骨髓增生异常综合征（myelodysplastic syndrome，MDS）形态学国际工作组在评估了一些铁粒幼细胞性贫血病例后，将铁粒幼细胞分为 3 型。① 1 型：胞质中少于 5 颗铁质沉着颗粒；② 2 型：胞质中有 5 颗或更多铁质沉着颗粒，但不分布在核周；③ 3 型：胞质中核周位置有 5 颗或更多铁质沉着颗粒，围绕核或至少包围核周长的 1/3，此型又称为环形铁粒幼细胞（ring sideroblast，RS）。

RS 是病态的铁粒幼细胞，电镜检查发现这些铁颗粒均在线粒体内，系磷酸铁和氢氧化铁的无定形沉积，也可与线粒体蛋白结合，沉积于线粒体的嵴之间。如量多，充满铁的线粒体扭曲、肿胀，线粒体嵴模糊难以辨认，导致血红素合成障碍，进而引起贫血。临床上一些原发性或继发性因素都可导致患者骨髓涂片中检出 RS，不论是何种病因，RS 的出现通常都意味着线粒体铁超载和血红素生成功能低下。表 7-2 总结了骨髓中可出现 RS 的疾病。

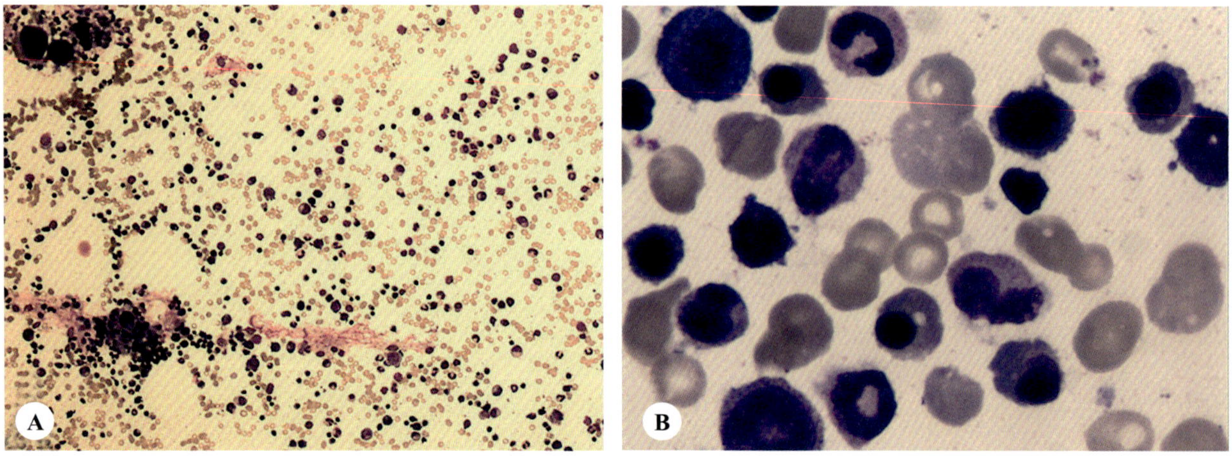

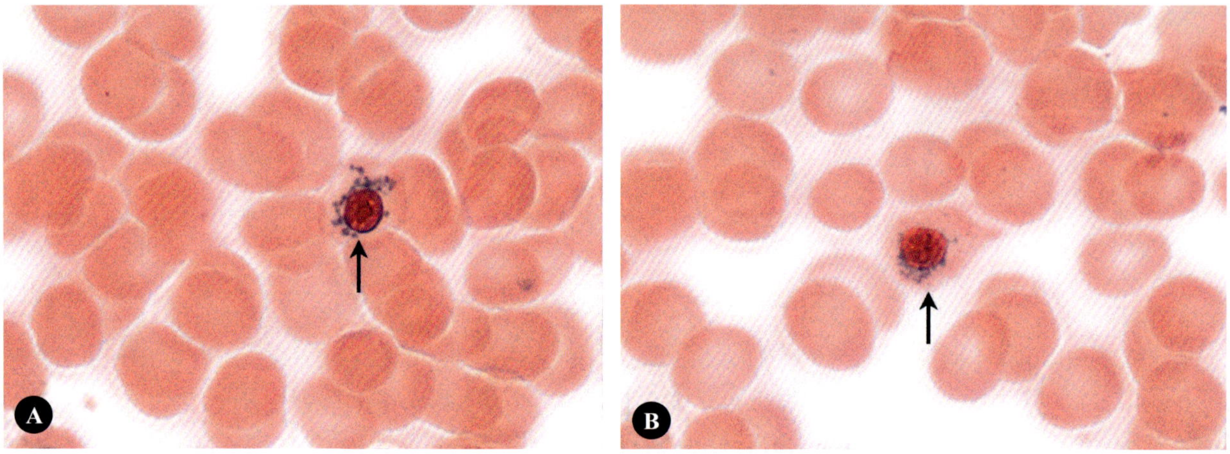

▲ 图 7-3　骨髓细胞形态学检查，可见环形铁粒幼细胞（箭）

细胞形态学检查：
(1) 骨髓取材及涂片良好，染色满意。
(2) 骨髓有核细胞增生明显活跃，粒：红 =1.25：1，比例偏低。
(3) 粒系增生活跃，占 40.0%，比例尚可。各阶段粒细胞形态尚可。
(4) 红系增生明显活跃，占 32.0%，比例偏高，以中、晚幼红细胞为主。部分中晚幼红细胞可见着色偏蓝，胞质边缘不整齐；晚幼红细胞偶见核出芽。成熟红细胞轻度大小不均，染色尚可。
(5) 淋巴系增生活跃，占 21.0%，比例及形态尚可。
(6) 巨核系增生明显活跃，全片共数巨核细胞＞150 个，分类 25 个，颗粒型巨核细胞 18 个、产板型巨核细胞 6 个、裸核型巨核细胞 1 个。血小板易见，散在或成堆分布。
(7) 未见特殊细胞，未见寄生虫。
(8) 骨髓外铁染色：++。骨髓内铁染色：铁粒幼红细胞 64%，其中环形铁粒幼细胞占 10%，可见铁粒红细胞

由于铁粒幼细胞血红素生物合成途径中某些酶的缺陷导致血红素生成不足，或者参与铁代谢途径的线粒体功能缺陷，导致线粒体内铁沉积和铁利用不良，进而产生的贫血称为铁粒幼细胞贫血（sideroblastic anemia，SA），特征性表现为骨髓中存在大量环形铁粒幼细胞和红细胞无效生成。外周血红细胞表现为低色素性，形态可呈现双形性，即小细胞与正常乃至大红细胞并存。根据病因和发病机制，铁粒幼细胞性贫血可分为遗传性和获得性两大类。其中，遗传性铁粒幼细胞贫血（congenital sideroblastic anemia，CSA）是一组由于不同基因突变而导致的血红素合成、铁硫簇生物合成或线粒体呼吸链蛋白合成相关途径缺陷的罕见病。包括遗传性 X 连锁、常染色体显性遗传、常染色体隐性遗传和线粒体病等，最常见是遗传性 X 连锁铁粒幼细胞性贫血，可进一步分为吡哆醇有效型和吡哆醇耐药型。

表 7-2　骨髓中出现 RS 的相关疾病

非克隆性病因	克隆性病因 – 髓系肿瘤
遗传性铁粒幼细胞贫血	**MDS**
• X 连锁铁粒幼细胞贫血（*ALAS2* 基因突变） • X– 连锁铁粒幼细胞贫血 / 共济失调（*ABCB7* 基因突变） • 维生素 B_1 反应性、巨幼细胞性铁粒幼细胞性贫血（*SLC19A2* 基因突变） • GLRX5 相关的铁粒幼细胞贫血 • SLC25A38 相关的铁粒幼细胞贫血 • *NDUFB11* 突变导致的铁粒幼细胞贫血 • Kearns Sayre 综合征 • 线粒体肌病、乳酸性酸中毒和铁粒幼细胞贫血（MLASA）综合征 • 铁粒幼细胞贫血、B 细胞免疫缺陷、周期性发热、发育迟缓（SIFD）综合征 • Pearson 综合征（骨髓 – 胰腺综合征） • 未发现分子缺陷的遗传性铁粒幼细胞贫血	• MDS-SF3B1 • MDS-LB 伴环铁 • MDS-IB 伴环铁
接触有毒物质	**MPN**
• 酒精中毒 • 重金属（铅、砷、汞）中毒 • 苯暴露	• ET 伴环铁 • PMF 伴环形 • CNL 伴环铁
营养不良或代谢紊乱	**MDS/MPN**
• 维生素 B_1、B_6、B_9、B_{12} 缺乏 • 铜缺乏 • 锌中毒 • 长期肠外营养、胃手术 • 低体温	• MDS/MPN-T-SF3B1 • MDS/MPN-RS-T，NOS • CMML 伴环铁
药物	
异烟肼、吡嗪酰胺、环丝氨酸、氯霉素、D– 青霉胺等	
其他	
溶血性贫血、恶性贫血、多发骨髓瘤、恶性肿瘤、类风湿关节炎、结节性多动脉炎、黏液性水肿、甲状腺功能亢进、尿毒症、红细胞生成性及迟发性卟啉病等。	

MDS. 骨髓增生异常综合征；MPN. 骨髓增殖性肿瘤

随着 NGS 技术的发展，目前已报道了 14 个 CSA 相关致病基因，包括 *ALAS2*、*SLC25A38*、*FECH*、*GLRX5*、*HSPA9*、*HSCB*、*ABCB7*、*PUS1*、*YARS2*、*LARS2*、*TRNT1*、*MT-ATP6*、*NDUFB11*、*SLC19A2*。尽管如此，仍有近 40% 单纯 CSA 或伴有 CSA 的相关综合征未找到致病基因。获得性 SA 的发病远较遗传性 SA 多见。获得性铁粒幼细胞贫血又可分为克隆性和非克隆性两类，其中克隆性包括了 MDS、骨髓增殖性肿瘤（myeloproliferative neoplasm，MPN）、MDS/MPN 伴环形铁粒幼细胞增多，而非克隆性则包括接触有毒物质、营养不良或代谢紊乱、药物及溶血性贫血等因素。应注意的是在个别 SA 病例中可以没有或仅有少于 1% 的环形铁粒幼细胞，还有个别病例同时伴缺铁性贫血，也可出现环形铁粒幼细胞比例降低，造成漏诊。

本例患儿因重度贫血入院，其尿液呈粉色、间接胆红素、乳酸脱氢酶及网织红细胞计数升高，提示存在溶血性贫血。行骨髓细胞学检查显示骨髓红系增生明显活跃，经铁染色发现存在 10% 环形铁粒幼细胞。经详细的询问病史及检查排除了酒精中毒、铅中毒、相关药物治疗史等，为排除遗传性因素行全外显子组基因检测，结果也未发现与临床表型高度相关且致病性证据充分的点突变或大片段缺失重复。推测该患儿骨髓中出现 10% 环形铁粒幼细胞可能与其溶血性贫血有关。

病例 8　先天性红细胞生成异常性贫血

【病例概况】

1. 一般情况：男，11 月龄。

2. 主诉：精神不振 1 个月余，发现血常规结果异常 7h。

3. 现病史：自出生后多次无热抽搐（具体次数不详），于外院完善相关检查，确诊为“癫痫”（具体不详），后规律口服抗癫痫药物治疗。患儿 1 个月前无明显诱因出现精神不振，伴腹胀、睡眠不安，易哭闹，病初大便稀水样，3～4 次 / 天，无血丝样物质，自行口服中药（具体不详）治疗 3 周余。近 1 周来仍有精神不振，腹胀明显，偶有咳嗽流涕，为求进一步诊治就诊于我院。

4. 体格检查：T 36.2°C，P 119 次 / 分，R 25 次 / 分。身长 73cm，体重 9.5kg，疼痛评分：0 分。精神反应一般，皮肤弹性良好，周身无皮疹及出血点。浅表淋巴结未及肿大。口唇欠红润，口腔黏膜可见白色分泌物。心肺查体未见异常，腹部外形膨隆，触软，无压痛，无反跳痛，未触及包块，肝脏右肋下 3cm，质地韧，表面光滑，边缘钝，脾脏肋下未触及，听诊肠鸣音正常，神经查体未见异常，肢端暖。

5. 实验室检查

(1) 血常规（表 8–1，图 8–1）。

(2) 外周血涂片镜检（图 8–2）。

(3) 其他实验室检查：网织红细胞百分比 4.77%↑，尿隐血 –、酮体 +++，丙氨酸氨基转移酶 10.55U/L、天冬氨酸氨基转移酶 45.69U/L、总胆红素 12.54μmol/L、直接胆红素 5.87μmol/L、血清铁 8.19μmol/L、转铁蛋白 2g/L、血清不饱和铁结合力

表 8–1　入院当天血常规结果

项目名称	结　果	单　位	参考区间	项目名称	结　果	单　位	参考区间
白细胞计数	1.51	10^9/L	5.0～14.2	嗜酸性粒细胞绝对值	0.06	10^9/L	0.06～1.22
红细胞计数	3.82	10^{12}/L	4.1～5.5	嗜碱性粒细胞绝对值	0	10^9/L	0～0.14
血红蛋白浓度	86	g/L	103～138	红细胞压积	28.9	%	32～45
血小板计数	168	10^9/L	172～601	平均红细胞体积	75.7	fl	71～86
中性粒细胞百分比	10.8	%	9～53	平均红细胞血红蛋白含量	22.5	pg	24～30
淋巴细胞百分比	75.9	%	37～82	平均红细胞血红蛋白浓度	297	g/L	309～359
单核细胞百分比	9.2	%	2～14	红细胞体积分布宽度标准差（RDW-CV）	16.5	%	11～16.5
嗜酸性粒细胞百分比	3.8	%	0.8～11	红细胞体积分布宽度变异系数（RDW-SD）	46.9	fl	35～54
嗜碱性粒细胞百分比	0.3	%	0～1	血小板平均体积	9	fl	5～10
中性粒细胞绝对值	0.16	10^9/L	0.8～6.1	血小板压积	0.15	%	0.06～0.3
淋巴细胞绝对值	1.15	10^9/L	2.8～10.0	大血小板比值	24.6	%	15～30
单核细胞绝对值	0.14	10^9/L	0.15～1.24	血小板体积分布宽度	16.5	%	9～17

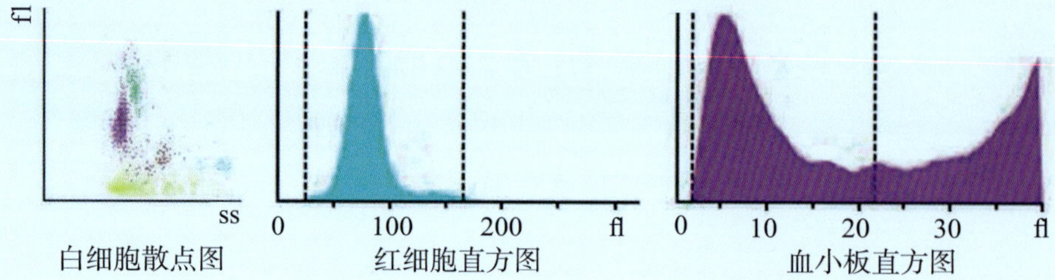

◀ 图 8-1 白细胞散点图、红细胞直方图、血小板直方图

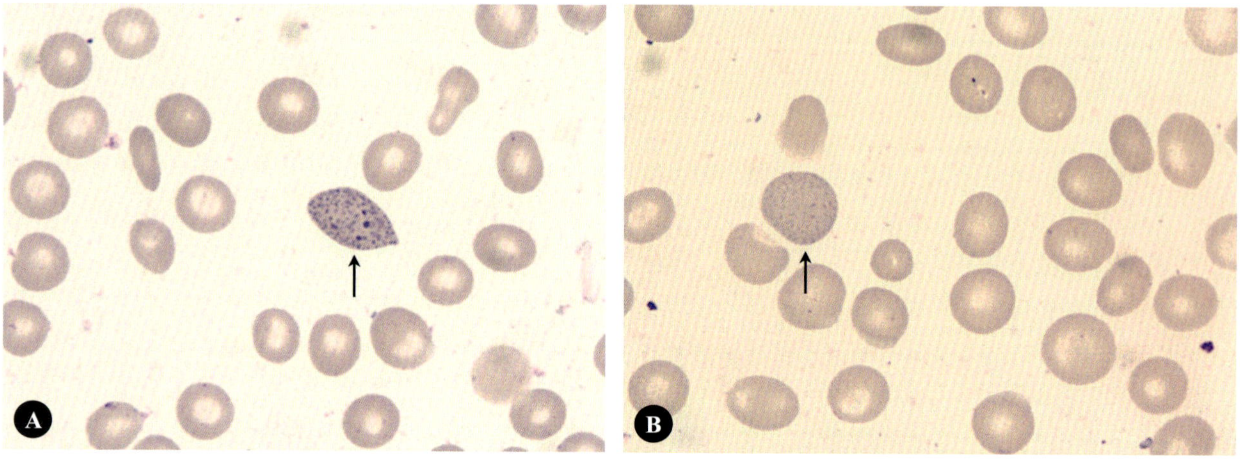

▲ 图 8-2 外周血细胞形态，红细胞大小不均，可见椭圆形红细胞及嗜碱性点彩红细胞（箭）

EDTA 抗凝血镜检：白细胞数量偏少，分类 100 个白细胞，中性粒细胞 6%、淋巴细胞 88%、单核细胞 4%、嗜酸性粒细胞 2%；红细胞大小不均，染色尚可，可见椭圆形红细胞及嗜碱性点彩红细胞；血小板易见，散在或成堆分布，偶见大血小板

39.81μmol/L、铁蛋白 64.01ng/ml、叶酸 12.91ng/ml、维生素 B_{12} 591.2pg/ml，直接抗人球蛋白试验阴性，粪便隐血阴性。

(4) 影像学检查：B 超提示，肝稍大，盆腔少量积液（较深处约 10mm）；下腹部 CT 显示，肠系膜密度略高并多发小淋巴结，胸部 CT 提示，肺部少许炎症。

(5) 骨髓细胞学检查（图 8-3）。

(6) 病例追踪：患儿于外院确诊为先天性红细胞生成异常性贫血（congenital dyserythropoietic anemia，CDA）。

【诊断】

先天性红细胞生成异常性贫血。

【讨论】

先天性红细胞生成异常性贫血为一组以骨髓红系增生伴无效造血、幼红细胞形态显著异常为特征的遗传性红细胞疾病。Heimpel 等于 1968 年根据幼红细胞形态和血清学特征将 CDA 分为Ⅰ型、Ⅱ型和Ⅲ型。其后不断有新变异型发现，1998 年 Wickramasinghe 等将 CDA 增补至 7 型（Ⅰ～Ⅶ）。CDA 的主要特征有 6 点：①不同程度的贫血，白细胞和血小板一般正常；②存在红系无效造血，表现在骨髓红系明显增生，外周血网织红细胞与骨髓红系增生程度不相平行，网织红细胞数正常、轻度增高或偏低；③红系生成异常，表现为巨幼样变、核轮廓不规则、双核、多核、核碎裂等；④高非结合胆红素血症，间歇性或持续性黄疸；⑤胆石症；⑥多次输血或因红系无效造血及胃肠道吸收铁增加，导致铁过载和继发性血色病；铁粒幼细胞增高，无或有少量环形铁粒幼细胞。CDA 为少见病，确切发生率尚不明确。

不同 CDA 的遗传特征、致病基因、临床表现、细胞形态等各不相同，以下为Ⅰ、Ⅱ、Ⅲ型的特点。

CDAⅠ型，为常染色体隐性遗传，约 90% 的病例是由 *CDAN1* 和 *C15orf41* 基因突变导致。临床表

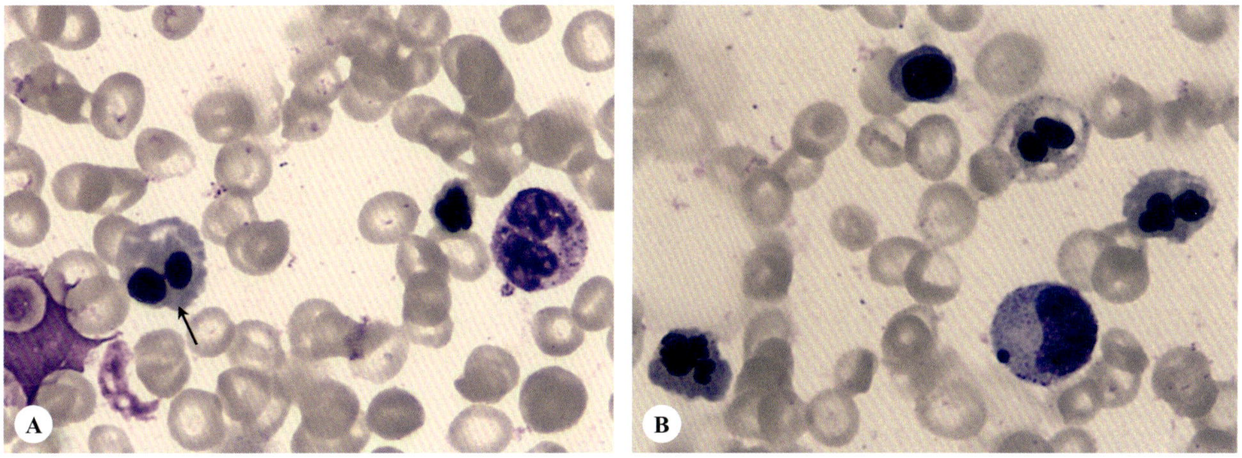

▲ 图 8-3　骨髓细胞形态学检查，幼红细胞可见嗜碱性点彩、豪焦小体、核碎裂、花瓣核、双核及核间桥（箭）

细胞形态学检查：

(1) 骨髓取材尚可，涂片及染色满意。

(2) 骨髓有核细胞增生活跃，粒：红 = 0.14：1，比例倒置。

(3) 粒系增生欠佳，占 10.0%，比例偏低。各阶段粒细胞形态尚可。

(4) 红系增生明显活跃，占 71.5%，比例偏高，多为中晚幼红细胞增生。中晚幼红细胞可见嗜碱性点彩、豪焦小体、核碎裂、花瓣核、核畸形、双核、核间桥。成熟红细胞轻度大小不均，染色尚可，可见椭圆形及嗜碱性点彩红细胞。

(5) 淋巴系增生活跃，占 18.0%，比例及形态尚可。

(6) 巨核系增生活跃，全片共数巨核细胞＞150 个，分类 25 个，颗粒型巨核细胞 12 个、产板型巨核细胞 11 个、裸核型巨核细胞 2 个。偶见多圆核及多核巨核细胞。血小板易见，散在或成堆分布，偶见大血小板。

(7) 未见特殊细胞，未见寄生虫。

(8) 骨髓外铁染色：少量。骨髓内铁染色：铁粒幼红细胞 57%，可见铁粒红细胞

现主要为贫血、脾大和继发性血色病，CDA Ⅰ 型患者还多伴有先天性异常，包括身材矮小、椎体变平、皮肤色素沉着和肢体末端异常斑块等。症状在出生后即可出现，但确诊常延迟至儿童期或成年，个别在宫内胎儿期即有贫血。贫血程度不等，多为大细胞性贫血，70% 的患者 MCV 增高，亦可见 MCV 正常或减小者。外周血涂片中，红细胞大小不一，可见嗜碱性点彩红细胞、靶形红细胞、椭圆形红细胞、泪滴形红细胞、卡波环等，网织红细胞计数多正常或稍高。光镜下的骨髓形态包括红系显著增生，以中、晚幼红细胞为主，红系可见巨幼样变、双核和多核红细胞、核间桥等。电镜下幼红细胞染色质不均匀聚集形成海绵样结构，呈现出特征性的瑞士奶酪样。

CAD Ⅱ 型，又称伴酸化血清溶血试验阳性的遗传性幼红细胞多核症，是一种罕见的常染色体隐性遗传病，致病基因为 *SEC23B*。与 CDA Ⅰ 一样，主要临床表现为贫血、黄疸、脾大、胆石症、铁超载，可在出生不久、儿童期或成年后发病。贫血程度不定，可无贫血，亦可发生胎儿水肿综合征，贫血重者需定期输血。先天性畸形较 CDA Ⅰ 少，可有智力障碍、室间隔缺损、身体两侧发育不平衡、皮肤黑白斑、阴道闭锁等。83% 的贫血为正细胞正色素性、5% 为大细胞性、12% 为小细胞低色素性，网织红细胞相对正常或稍增高。外周血涂片显示成熟红细胞呈中度到明显大小不均及不同程度的色素不均，可有球形红细胞、泪滴形红细胞及嗜碱性点彩，还可出现双核幼红细胞和幼粒细胞，白细胞和血小板计数正常。光镜下骨髓红系增生，以晚幼红细胞为主，10%～45% 幼红细胞异常，呈对称性双核，少数为 3～4 核，核固缩、碎裂，有的核还可呈三叶草样，无巨幼样变。电镜下幼红细胞和成熟红细胞表现出双重细胞膜结构。Heimpel 等提出了 CDA Ⅱ 型的诊断标准。A 标准：先天性贫血或黄疸，无效红细胞生成，骨髓象中典型的晚幼红细胞形态学异常，至少 10% 的晚幼红细胞出现双核。B 标准：至少 20% 正常血清酸溶血试验阳性，SDS-PAGE 条带 3 或 4、5 呈现典型异常，电镜显示红细胞双层膜结构。符合 A 标准中的各项及 B 标准中的至少 1 项即可诊断 CDA Ⅱ 型。

CDAⅢ型，为少见类型，有家族型和散发型之分。家族型为常染色体显性遗传，而散发型为常染色体隐性遗传或自发显性突变所致，致病基因为*KIF23*。主要临床表现为不同程度的贫血或无贫血，黄疸，肝、脾轻度肿大或不大。家族型可有视力障碍，眼底显示黄斑变性和血管样条索斑纹。散发型可有特殊面容，如吊梢眼、头盖阔短、大舌，部分患者智力迟钝、低能。还可发生脊椎旁髓外造血组织瘤、淋巴增殖性疾病，如意义不明的单克隆丙种球蛋白病、多发性骨髓瘤、淋巴瘤等。65% 有轻、中度贫血，MCV 正常或稍高，红细胞大小形态不一，可见嗜碱性点彩红细胞，网织红细胞正常或稍低。个别也可表现为小细胞低色素性贫血。光镜下红系增生，有巨幼样变、核分叶、核碎裂，最主要的特征为巨大单个核或多核幼红细胞，细胞核可多达 12 个且大小形态亦可不同。电镜下幼红细胞有长核内裂隙，核碎裂，大部分核膜广泛髓磷脂化，以及自噬性空泡。

CDA 具有很强的异质性，包括了经典的 CDAⅠ、CDAⅡ、CDAⅢ型及一些新发现的类型。在诊断时需与其他已知可导致红细胞异常造血的先天性贫血和获得性疾病相鉴别，包括 β 地中海贫血、遗传性铁粒幼细胞贫血、硫胺素相关的贫血、酗酒、MDS 等。准确诊断 CDA 对于早期发现和治疗铁超载、提供适当的遗传咨询、避免无效的治疗等都具有重要意义。本例患儿外周血可见嗜碱性点彩红细胞，骨髓红系增生明显活跃，多为中、晚幼红细胞，幼红细胞看嗜碱性点彩、豪焦小体、双核、花瓣核、核碎裂及核间桥，高度怀疑 CDA，后经基因检测证实。

病例 9　纯红细胞再生障碍性贫血

【病例概况】

1. 一般情况：男，9.5 月龄。

2. 主诉：发热 2 天。

3. 现病史：患儿生后 6 个月健康查体时发现“贫血”，口服“补铁”药物治疗。1 天前患儿急性发热起病，无皮疹、流涕、吐泻、咳喘等伴随症状，精神反应可。查血常规示，白细胞、血红蛋白低。为求进一步诊治收入院。

4. 体格检查：T 36.9℃，P 168 次 / 分，R 30 次 / 分，BP 115/90mmHg。体重 12.5kg。发育良好，营养中等，贫血貌，神志清醒，反应可，皮肤黏膜苍白、无黄染。浅表淋巴结未及肿大。前囟平软。结膜苍白，巩膜无黄染，双侧瞳孔等大等圆，直径约 3mm，对光反射灵敏。口唇苍白，咽部略充血。心、肺查体无明显异常。腹膨隆，触软，触之无异常哭闹，腹部未触及包块，肝脾肋下未触及。

5. 实验室检查

(1) 血常规（表 9–1，图 9–1）。

(2) 外周血涂片镜检（图 9–2）。

(3) 其他实验室检查：网织红细胞绝对值 0.0059×10^9/L↓、网织红细胞百分比 0.27%↓，总胆红素 6.37μmol/L、直接胆红素 2.22μmol/L、间接胆红素 4.15μmol/L、乳酸脱氢酶 257.91U/L↑、粪便隐血阴性、尿常规正常。转铁蛋白 1.56g/L↓、血清铁

表 9–1　入院当天血常规结果

项目名称	结　果	单　位	参考区间	项目名称	结　果	单　位	参考区间
白细胞计数	3.08	10^9/L	5.0～14.2	嗜酸性粒细胞绝对值	0	10^9/L	0.06～1.22
红细胞计数	2.19	10^{12}/L	4.1～5.5	嗜碱性粒细胞绝对值	0	10^9/L	0～0.14
血红蛋白浓度	60	g/L	103～138	红细胞压积	17.9	%	32～45
血小板计数	185	10^9/L	172～601	平均红细胞体积	81.7	fl	71～86
中性粒细胞百分比	19.9	%	9～53	平均红细胞血红蛋白含量	27.4	pg	24～30
淋巴细胞百分比	67.5	%	37～82	平均红细胞血红蛋白浓度	335	g/L	309～359
单核细胞百分比	12.3	%	2～14	红细胞体积分布宽度标准差（RDW-CV）	14.2	%	11～16.5
嗜酸性粒细胞百分比	0	%	0.8～11	红细胞体积分布宽度变异系数（RDW-SD）	43.1	fl	35～54
嗜碱性粒细胞百分比	0	%	0～1	血小板平均体积	10.4	fl	5～10
中性粒细胞绝对值	0.61	10^9/L	0.8～6.1	血小板压积	0.19	%	0.06～0.3
淋巴细胞绝对值	2.08	10^9/L	2.8～10.0	大血小板比值	28.2	%	15～30
单核细胞绝对值	0.38	10^9/L	0.15～1.24	血小板体积分布宽度	12.2	%	9～17

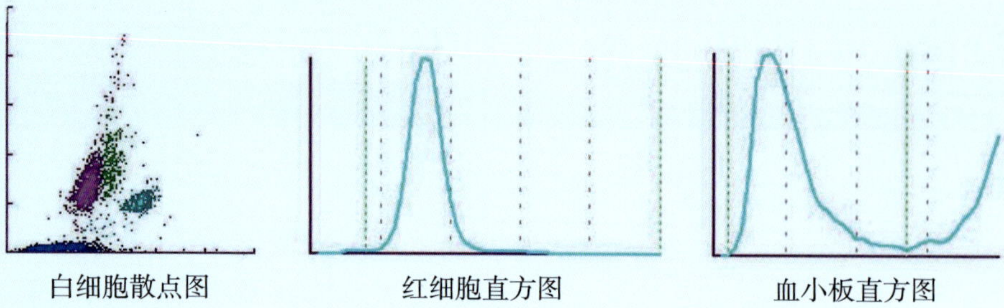

◀ **图 9–1　白细胞散点图、红细胞直方图、血小板直方图**

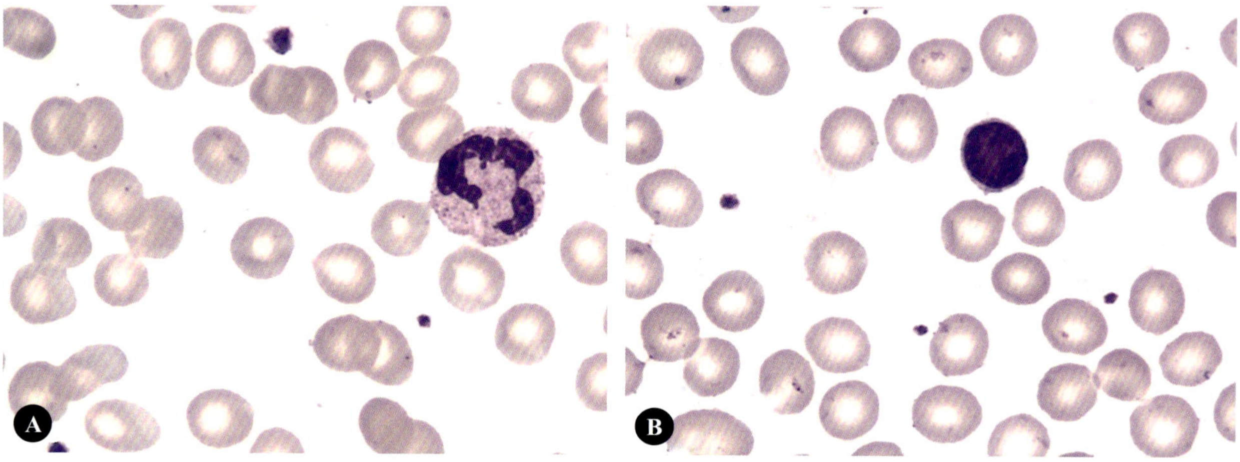

▲ **图 9–2　外周血细胞形态，红细胞形态尚可**

EDTA 抗凝血镜检：分类 100 个白细胞，中性杆状核粒细胞 9%、中性分叶核粒细胞 20%、淋巴细胞 69%、单核细胞 2%，其中异型淋巴细胞占 2%；红细胞形态尚可；血小板易见，散在分布

16.24μmol/L、不饱和铁 21.2μmol/L ↓。红细胞沉降率 29mm/h ↑。直接抗人球蛋白试验：阳性。抗核抗体 IgG（IIFA）：阳性（+）；核型 1：胞质颗粒型；核型 1 滴度 1：100；抗双链 DNA 抗体 IgG（IIFA）：阴性（–）。ENA 谱：着丝点蛋白 B、双链 DNA、核小体、组蛋白阳性（+）。甲状腺球蛋白抗体>500U/ml ↑。

(4) 影像学检查

胸部 CT 扫描 + 重建提示：①双肺透光度偏低，略欠均匀，肺内炎症首先考虑；②心腔密度减低，考虑贫血所致。上腹部 CT 扫描 + 重建提示：①肝影偏大，密度略高，请结合临床；②肠系膜区多发小淋巴结影。

(5) 骨髓细胞学检查（图 9–3）。

【诊断】

纯红细胞再生障碍性贫血（pure red cell aplastic anemia，PRCA）。

【讨论】

纯红细胞再生障碍性贫血是以骨髓单纯红系造血衰竭为特征的一组异质性疾病。其主要特征为骨髓中红系前体细胞显著减低或缺如、粒系和巨核系无明显受累，外周血中网织红细胞显著减少或缺如，进而导致正细胞正色素性贫血。

PRCA 可分为先天性 PRCA（Diamond-Blackfan 贫血，DBA）和获得性 PRCA。DBA 是由于核糖体蛋白结构基因突变导致核糖体生物合成异常，为红细胞内源性生成缺陷所致，多在出生后 1 年内发病，可合并先天畸形。获得性 PRCA 又可分为原发性和继发性，原发性 PRCA 与自身免疫有关，无明确诱因或原发疾病，目前认为其多由 T 细胞免疫异常介导，少部分由 NK 细胞或 B 细胞介导；继发性 PRCA 主要是由于药物、病毒、抗体或免疫细胞等直接或间接攻击红系祖细胞、促红细胞生成素（Erythropoietin，EPO）、EPO 受体等，抑制红系增殖和分化成熟，最

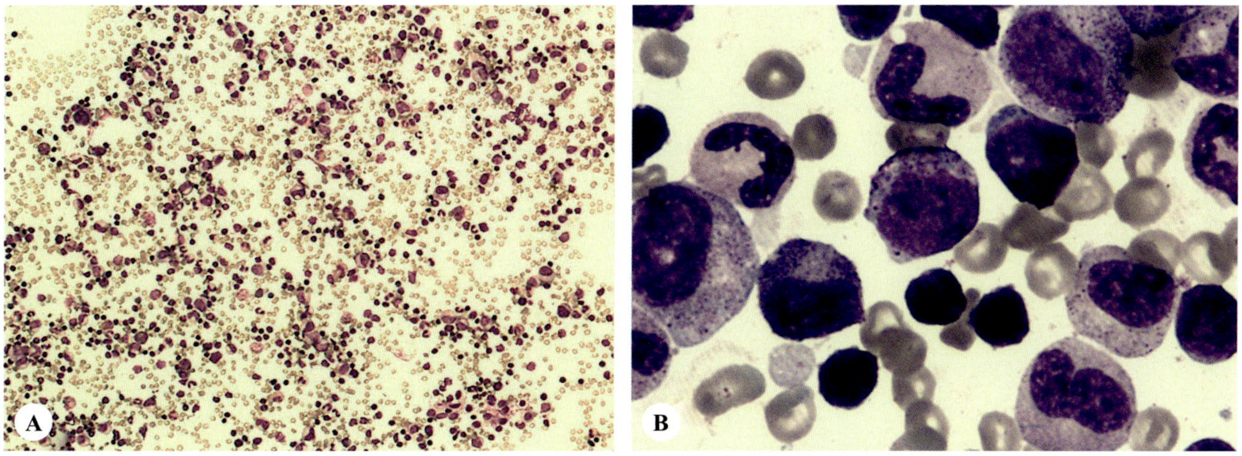

▲ 图 9-3　骨髓细胞形态学检查，幼红细胞少见

细胞形态学检查：
(1) 骨髓取材及涂片良好，染色满意。
(2) 骨髓有核细胞增生活跃，粒：红 =96.0 : 1，比例明显偏高。
(3) 粒系增生活跃，占 48.0%，比例尚可。原始粒细胞占 2.0%。部分中性中晚幼粒细胞可见胞质颗粒增多增粗。
(4) 红系增生减低，占 0.5%，比例明显降低，多为原早幼红细胞，中、晚幼红细胞缺如。成熟红细胞形态及染色尚可。
(5) 淋巴系增生活跃，占 49.0%，比例偏高，其中幼稚淋巴细胞占 4.5%。
(6) 巨核系增生活跃，全片共数巨核细胞＞150 个，分类 25 个，幼巨核细胞 2 个、颗粒型巨核细胞 10 个、产板型巨核细胞 12 个、裸核型巨核细胞 1 个。血小板易见，散在或成堆分布。
(7) 未见特殊细胞，未见寄生虫

终导致发病。

国内获得性 PRCA 诊断标准有以下几项。

1. 临床表现

(1) 有贫血症状和体征，如心悸、气短、面色苍白等。

(2) 无出血及发热。

(3) 无肝大、脾大。

2. 实验室检查

(1) 血常规：血红蛋白水平低于正常值（男性＜120g/L，女性＜110g/L），网织红细胞百分比＜1%，网织红细胞绝对值＜10×10^9/L，白细胞计数及血小板计数均在正常范围内（少数患者可有轻度的白细胞或血小板减少），白细胞分类正常，红细胞及血小板形态正常。

(2) 血细胞比容较正常减少。

(3) 红细胞平均体积（MCV）、红细胞平均血红蛋白量（MCH）、红细胞平均血红蛋白浓度（MCHC）在正常范围内。

(4) 骨髓象：骨髓红细胞系统各阶段显著低于正常值。有核红细胞比例＜5%，粒系及巨核系的各阶段在正常范围内。红系严重减少时，粒系的百分比相对增加，但各阶段比例正常。个别患者的巨核细胞可以增多，三系细胞无病态造血，罕有遗传学异常，无髓外造血。

(5) 各种溶血试验阴性，无阵发性睡眠性血红蛋白尿（PNH）克隆。血清铁、总铁结合力及铁蛋白可增加。部分患者 IgG 增加。

继发性 PRCA 病因及发病机制复杂，其可能与胸腺瘤、淋巴增殖性疾病、病毒感染、药物、EPO 治疗、造血干细胞移植等有关。PRCA 亦可以继发于各种自身免疫性疾病，如系统性红斑狼疮、类风湿性关节炎、皮肌炎、多发性肌炎、混合型结缔组织病、成人 Still 病等，具体病因尚不清楚，可能与针对红系祖细胞或红细胞生成素的自身抗体，以及与红细胞生成相关的淋巴细胞紊乱有关，如 T 细胞抑制功能增强，导致红细胞的生成受抑制；也可能与红系造血细胞或造血微环境获得性缺陷有关。

此外，溶血性贫血可因感染（细菌、病毒、原虫）、药物（解热镇痛类、磺胺类、呋喃类等）或营养缺乏等突发大量红细胞破坏，红细胞和血红蛋白急剧下降。病程中可出现溶血危象、巨幼细胞性危象、血液扣压危象、疼痛危象（血管闭塞危象）。部分患者还可出现再障危象，特别是溶血性贫血合并微小病毒 B19 感染时，患者贫血加重，胆红素下降，网织红细胞减低或消失，骨髓增生减低，红系减少，出现巨大原始红细胞，不累及其他系血细胞为纯红再障危象，重者除红系受抑外，还可累及粒系和巨核系类似经典再生障碍性贫血，则为再障危象。发生再障危象的患者可出现发热、肌痛、皮疹、呕吐、腹泻等，危及生命。一般经治疗 14 天左右缓解。本病例中，患儿虽有发热、贫血、直接 Coombs 试验阳性，但网织红细胞减少，胆红素、乳酸脱氢酶不高，与溶血性贫血不符，排除溶血性贫血纯红再障危象可能，最终诊断为纯红细胞再生障碍性贫血。

病例 10　先天性纯红细胞再生障碍性贫血

【病例概况】

1. 一般情况：女，3 月龄。

2. 主诉：贫血 2 个月余，加重 1 天。

3. 现病史：患者 2 个多月前因“生后肤色苍白、呼吸困难 20min”收入本院 NICU，诊断为“新生儿贫血（极重度）、新生儿 ABO 溶血、新生儿肺炎、腭裂、颅内出血（室管膜下）、室间隔缺损、动脉导管未闭、足月小样儿”，入院后查血红蛋白 49g/L，溶血三项阳性，予输注 O+ 洗涤红细胞及丙种球蛋白治疗，复查血红蛋白回升至 112g/L，好转出院。家长诉 1 个月前复查血常规大致正常。患者近日精神可，吃奶较前减少，睡眠可，大小便正常。今于当地医院查体，复查心脏超声示卵圆孔未闭，血常规示血红蛋白 32g/L，伴面色苍白，吃奶欠佳，无发热，无异常哭闹，无嗜睡，尿便正常，为求进一步诊疗收入院。

4. 体格检查：T 37°C，P 126 次 / 分，R 32 次 / 分。身长 54.9cm，体重 4kg，疼痛评分：0 分。发育中等，营养欠佳，贫血貌，神志清，精神一般，前囟平软，结膜及口唇、甲床苍白，硬腭及软腭裂开，未见悬雍垂，双肺呼吸音清，未及啰音，心音有力，律齐，心前区可闻及 3/6 级收缩期杂音，腹软，脐部外凸，肝脾肋下未触及，肠鸣音正常，指端暖。

5. 实验室检查

(1) 血常规（表 10–1，图 10–1）。

(2) 外周血涂片镜检（图 10–2）。

(3) 其他实验室检查：网织红细胞绝对值 0.0169×10^{12}/L↓，网织红细胞百分比 0.85%，网织

表 10–1　入院当天输血后血常规结果

项目名称	结　果	单　位	参考区间	项目名称	结　果	单　位	参考区间
白细胞计数	10.4	10^9/L	5.6～14.5	嗜酸性粒细胞绝对值	0.11	10^9/L	0.06～1.22
红细胞计数	2	10^{12}/L	3.5～5.6	嗜碱性粒细胞绝对值	0.03	10^9/L	0～0.14
血红蛋白浓度	60	g/L	99～196	红细胞压积	17.5	%	29～57
血小板计数	617	10^9/L	203～653	平均红细胞体积	87.5	fl	73～105
中性粒细胞百分比	21.8	%	7～51	平均红细胞血红蛋白含量	29.9	pg	24～37
淋巴细胞百分比	71	%	34～81	平均红细胞血红蛋白浓度	341	g/L	305～361
单核细胞百分比	5.9	%	3～18	红细胞体积分布宽度标准差（RDW-CV）	15.3	%	11～16.5
嗜酸性粒细胞百分比	1	%	0.8～11	红细胞体积分布宽度变异系数（RDW-SD）	51.2	fl	35～54
嗜碱性粒细胞百分比	0.3	%	0～1	血小板平均体积	8.4	fl	5～10
中性粒细胞绝对值	2.26	10^9/L	0.6～7.1	血小板压积	0.52	%	0.06～0.3
淋巴细胞绝对值	7.38	10^9/L	3.2～10.7	大血小板比值	15.2	%	15～30
单核细胞绝对值	0.62	10^9/L	0.25～1.89	血小板体积分布宽度	15.9	%	9～17

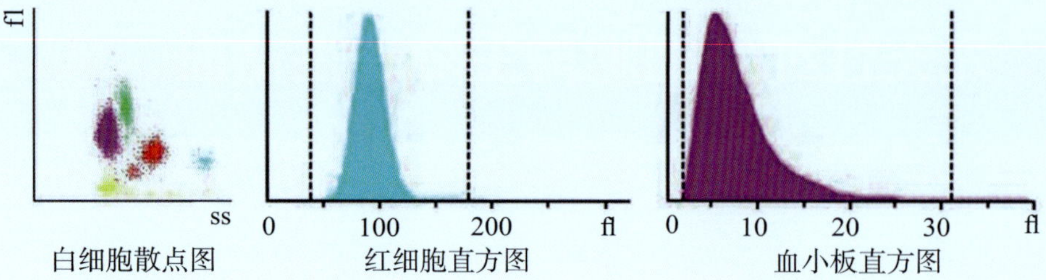

◀ **图 10-1** 白细胞散点图、红细胞直方图、血小板直方图

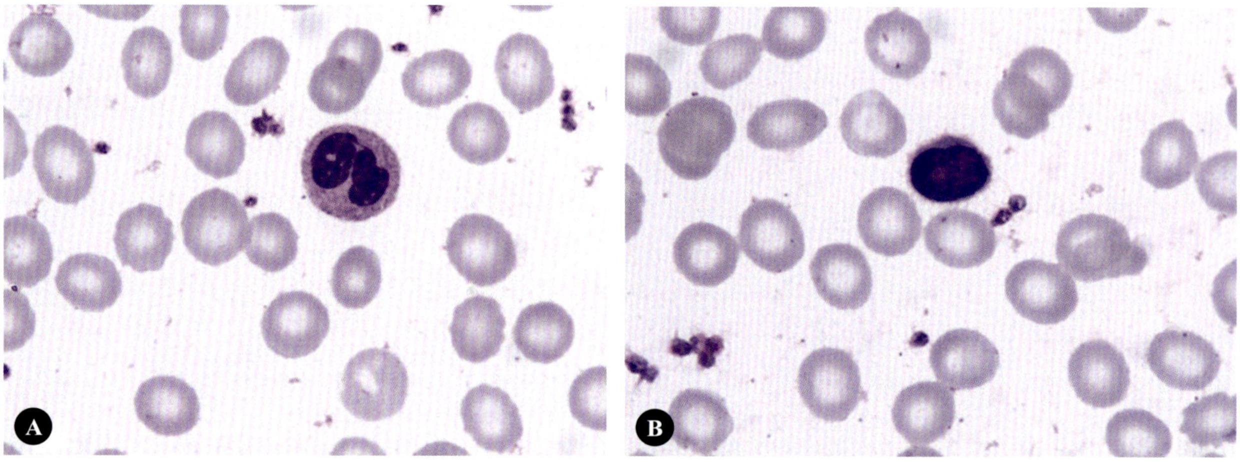

▲ **图 10-2** 外周血细胞形态，红细胞形态尚可

EDTA 抗凝血镜检：分类 100 个白细胞，中性粒细胞 24%、淋巴细胞 69%、单核细胞 6%、嗜酸性粒细胞 1%；红细胞形态尚可；血小板多见，散在分布

红细胞生成指数 0.1↓，网织红细胞血红蛋白含量 28pg↓。红细胞抗体筛查未检出。直接抗人球蛋白试验阴性。铁蛋白 1094ng/ml↑，叶酸 11.75ng/ml，血清维生素 B_{12} 493.3pg/ml，转铁蛋白 2.7g/L，血清铁 64.23μmol/L↑，血清不饱和铁结合力 0.57μmol/L↓。总胆红素 13.56μmol/L，直接胆红素 4.82μmol/L，间接胆红素 8.74μmol/L。

(4) 骨髓细胞学检查（图 10-3）。

(5) 外送检查：外送 PNH 克隆未见异常，染色体畸变检测实验为阴性，染色体核型未见异常，血液病基因发现 *RPL5* 基因有 1 个杂合突变。

【诊断】

先天性纯红细胞再生障碍性贫血。

【讨论】

先天性纯红细胞再生障碍性贫血，又称戴 - 布综合征（Diamond-Blackfan anemia，DBA）是一种罕见的、以单纯红系造血衰竭为特点的先天性骨髓衰竭综合征。1936 年由 Josephs 首次报道，1938 年由 Diamond 和 Blackfan 共同阐明并定义为一种新的疾病。DBA 在欧美国家发病率为（5～7）/100 万，日本为 12/100 万，男女发病率无差别。目前，我国尚无发病率数据统计的报道。该病发病年龄较小，超过 90% 的患儿在出生后 1 年内发病。常见临床表现为面色苍白、嗜睡、哺乳时呼吸急促和生长发育障碍。约 50% 的患者可伴有先天畸形，包括颅面器官畸形、指 / 趾畸形、泌尿生殖系统畸形、心血管系统畸形、肌肉骨骼系统畸形、运动神经系统畸形等。

自 1999 年发现第一个 DBA 的致病基因 *RPS19*（Ribosomal Protein S19）以来，研究已明确 DBA 是由核糖体蛋白（ribosomal protein，RP）基因突变所致。目前已发现了 20 余个与 DBA 相关的 RP 突变基因。其中，以 *RPS19* 基因突变最为常见，其次为 *RPL5*、*RPS26*、*RPL11*、*RPL35A*、*RPS10*、*RPS24*、*RPS17* 等基因。RP 突变多呈单倍体不足表现，偶呈显性功能失活，两者均导致 RP 功能不足，使得 RP 的配

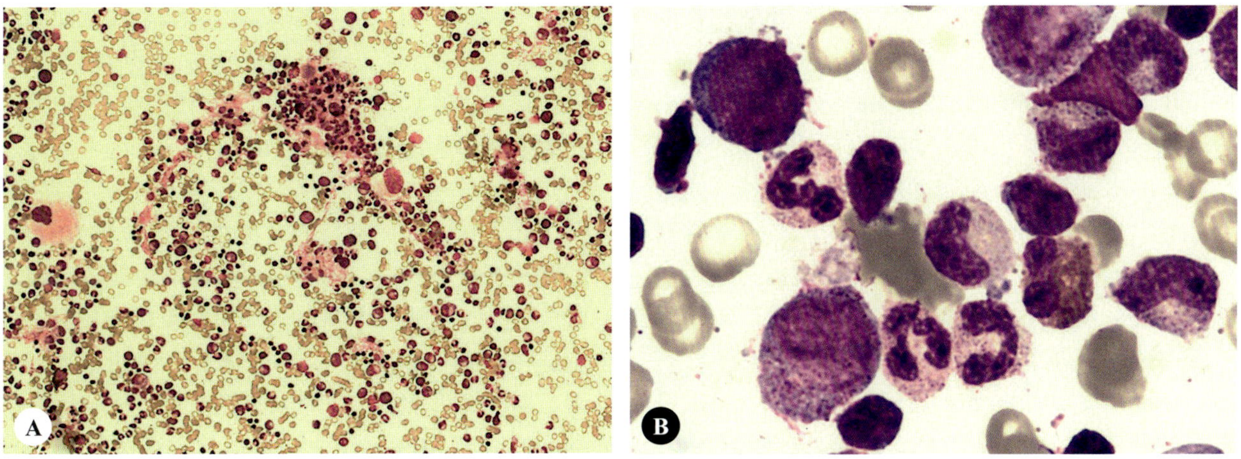

▲ 图 10-3　骨髓细胞形态学检查，幼红细胞少见

细胞形态学检查：

(1) 骨髓取材及涂片良好，染色满意。

(2) 骨髓有核细胞增生明显活跃，粒：红 =61.50：1，比例明显偏高。

(3) 粒系增生明显活跃，占 61.5%，比例尚可。部分中性中晚幼粒细胞可见胞质颗粒增多增粗。

(4) 红系增生减低，占 1.0%，比例明显减少，形态尚可。成熟红细胞形态及染色尚可。

(5) 淋巴系增生明显活跃，占 34.0%，比例及形态尚可。

(6) 巨核系增生明显活跃，全片共数巨核细胞＞150 个，分类 25 个，幼巨核细胞 1 个、颗粒型巨核细胞 12 个、产板型巨核细胞 12 个。血小板多见，散在或成堆分布。

(7) 未见特殊细胞，未见寄生虫

体 5S 核糖核蛋白颗粒（ribo-nucleoprotein particle，RNP）过度残留，细胞质中过多的游离 5S RNP 与鼠双微体 2（murine double minute 2，MDM2）蛋白结合，抑制 MDM2 介导的 p53 蛋白泛素化降解，造成 p53 蛋白异常增多。p53 蛋白含量增加可使 TNF-α 浓度升高、进而激活 p38 丝裂原活化蛋白激酶（mitogen activated protein kinase，MAPK）通路、降低转录因子 *GATA1* 的表达而导致红系祖细胞分化停滞、甚至出现凋亡。

DBA 遗传特征的异质性很大，40%～45% 的 DBA 为家族性病例，由 *RP* 基因缺陷引起的 DBA 均呈常染色体显性遗传；其余 55%～60% 为散发病例，多由新发基因突变引起。DBA 基因的突变具有不完全外显性，导致患者的临床表型谱较为宽泛，可表现为无临床症状、轻度贫血或重度贫血。无贫血症状的 *RP* 基因突变者可表现出红系异常的特征，如单纯红细胞体积增大、HbF 升高或红细胞内腺苷脱氨酶（erythroid adenosine deaminase，eADA）活性升高。值得注意的是，当采用 DBA 患者的无症状父母作为造血干细胞移植供者时，受者移植后有发病的风险，故在移植前选择供体时需要进行基因检测和遗传咨询。这些无症状携带者也有发生血液系统疾病（迟发性贫血和血液系统恶性肿瘤）及实体肿瘤的风险。纯合子 RP 突变具有致死性，迄今为止发现的 *RP* 基因突变均为杂合突变。

DBA 的诊断与鉴别诊断主要有以下几项内容。

1. DBA 诊断标准

(1) 出生后 1 岁以内发病。

(2) 大细胞性贫血，粒细胞和血小板无明显减少。

(3) 网织红细胞减少。

(4) 骨髓增生正常，幼红细胞减少（＜5%）或缺如。

2. 支持标准

(1) 主要条件：①典型 DBA 基因突变；②阳性家族史。

(2) 次要条件：① eADA 活性升高；②有经典 DBA 的先天性畸形；③ HbF 升高；④无其他先天性骨髓衰竭性疾病（bone marrow failure，BMF）证据。

3. 鉴别诊断

DBA 需与以下疾病鉴别：①获得性纯红细胞再生障碍性贫血；②儿童一过性幼红细胞减少症（transient erythroblastopenia of childhood，TEC），TEC 多发生于 1 岁以上儿童，且无躯体畸形及阳性家族史，实验室检查中 HbF 及 eADA 均无升高；③范可尼贫血（Fanconi anemia，FA），FA 患者染色体断裂实验可为阳性，而无 eADA 升高；④ Shwachman-Diamond 综合征（Shwachman-Diamond syndrome，SDS），SDS 患者易被误诊为 DBA，应注意询问有无腹泻、消化不良等提示胰腺功能异常的症状，同时应注意患者中性粒细胞数量及形态；⑤ Pearson 综合征（Pearson syndrome，PS），是一种由线粒体基因缺失引起的以早发贫血及胰腺功能缺陷为主要特点的先天性疾病，也易被误诊为 DBA；⑥ DBA 样综合征和 *GATA1* 突变相关疾病，虽然 *GATA1* 和 *ADA2* 基因突变所致的疾病在临床上也会表现为红细胞减少，但由于此类疾病的病因不涉及 rRNA 成熟缺陷，因此欧洲 DBA 共识认为应将其和由 rRNA 成熟缺陷所致的 DBA 区分开来，此类疾病应定义为 DBA 样综合征。经典 DBA、DBA 样综合征和 *GATA1* 基因突变相关疾病的表型特征见表 10–2。

DBA 的治疗应以维持患儿生长发育所需的 Hb 值（80～100g/L）为目的，糖皮质激素是 DBA 患儿的首选药物。此外，输血也是 DBA 患儿的重要治疗方法之一，尤其是 1 岁以内的患儿及糖皮质激素无效者或不能耐受的患者。对于输血依赖的患者，应在多次输血后监测有无体内铁超载，及时应用铁螯合剂治疗以预防输血性铁超载。目前研究认为，异基因造血干细胞移植是 DBA 唯一的治愈方法。

表 10–2　经典 DBA、DBA 样综合征和 *GATA1* 基因突变相关疾病的表型特征

项　目	经典 DBA	DBA 样综合征	*GATA1* 基因突变
发病机制	与 *RP* 基因突变相关的红细胞减少	与 *RP* 基因突变无关的红细胞减少	红系生成异常或障碍 / 巨核系生成异常 + 再生不良性贫血（某些患者表现为 DBA 样综合征）
发生率	约 99%	＜1%	罕见
遗传方式	家族遗传性病例，如常染色体显性遗传（40%～45%）、散发病例（约 55%）、*TSR2* 基因突变患者（X 连锁）	常染色体隐性遗传	X 连锁
红细胞	大红细胞，eADA 升高（90%）	正常 MCV，eADA 正常	大红细胞，eADA 正常
先天畸形	50%	无	无
基因异常	*RP* 基因突变或与遗传性核糖体生物合成基因突变（*TSR2* 基因）	*EPO* 和 *ADA2* 基因突变	*GATA1* 基因突变
rRNA	成熟缺陷	成熟正常	成熟正常
糖皮质激素治疗反应	有反应（＞60%）	部分反应	部分反应

DBA. 先天性纯红细胞再生障碍性贫血

病例 11　再生障碍性贫血

【病例概况】

1. 一般情况：女，13 岁。

2. 主诉：发热 4 天，发现血常规结果异常 1 天。

3. 现病史：患者 4 天前出现发热，热峰 38°C，偶诉头晕，可自行缓解，无咳喘，无乏力，自行口服药物效果欠佳。1 天前外院完善血常规检查示血常规结果异常，未予特殊处理。今日至我院门诊就诊，复查血常规仍示血常规结果异常，符合血液科住院指征，收住院。

4. 体格检查：T 38.7℃，P 122 次 / 分，R 24 次 / 分，BP 130/68mmHg。身高 160cm，体重 45kg，疼痛评分：0 分。神志清，精神反应可。贫血貌，皮肤弹性良好，颈部可见零星出血点，未见其他瘀点、瘀斑。口唇欠红润，扁桃体 I 度肿大，咽部充血。胸廓对称，双侧呼吸动度一致，双肺呼吸音粗，未闻及干湿啰音。心音有力，律齐，心前区可闻及柔和杂音。腹软，肝脾未触及。

5. 实验室检查

(1) 血常规（表 11–1，图 11–1）。

(2) 外周血涂片镜检（图 11–2）。

(3) 其他实验室检查：网织红细胞绝对值 0.0048×10^{12}/L ↓、网织红细胞百分比 0.23% ↓。总胆红素 7.43μmol/L、直接胆红素 3.28μmol/L、间接胆红素 4.15μmol/L、丙氨酸氨基转移酶 10.24U/L、天冬氨酸氨基转移酶 15.49U/L、乳酸脱氢酶 128.81U/L、尿素 3.92mmol/L、肌酐 40.86μmol/L；转铁蛋白 2.5g/L、血清铁 19.31μmol/L、血清不饱和铁结合力 40.69μmol/L、铁蛋白 193.1ng/ml ↑、叶酸 7.75ng/ml、血

表 11–1　入院当天血常规结果

项目名称	结　果	单　位	参考区间	项目名称	结　果	单　位	参考区间
白细胞计数	1.7	10^9/L	4.6～11.3	嗜酸性粒细胞绝对值	0.05	10^9/L	0.04～0.74
红细胞计数	2.28	10^{12}/L	4.1～5.7	嗜碱性粒细胞绝对值	0	10^9/L	0～0.1
血红蛋白浓度	67	g/L	114～159	红细胞压积	19.5	%	35～48
血小板计数	5	10^9/L	148～399	平均红细胞体积	85.5	fl	80～98
中性粒细胞百分比	14.1	%	33～74	平均红细胞血红蛋白含量	29.3	pg	26～34
淋巴细胞百分比	81	%	20～54	平均红细胞血红蛋白浓度	343	g/L	309～359
单核细胞百分比	1.8	%	2～11	红细胞体积分布宽度标准差（RDW-CV）	12.8	%	11～16.5
嗜酸性粒细胞百分比	3.1	%	0.5～9	红细胞体积分布宽度变异系数（RDW-SD）	40.8	fl	35～54
嗜碱性粒细胞百分比	0	%	0～1	血小板平均体积	—	fl	5～10
中性粒细胞绝对值	0.24	10^9/L	1.9～7.9	血小板压积	—	%	0.06～0.3
淋巴细胞绝对值	1.38	10^9/L	1.5～4.2	大血小板比值	—	%	15～30
单核细胞绝对值	0.03	10^9/L	0.15～0.89	血小板体积分布宽度	—	%	9～17

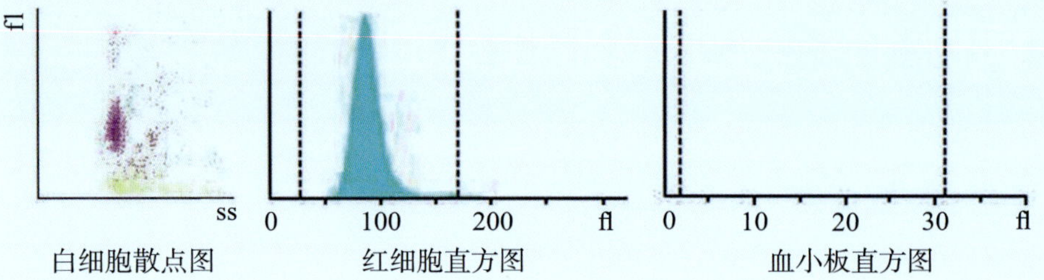

◀ 图 11-1　白细胞散点图、红细胞直方图、血小板直方图

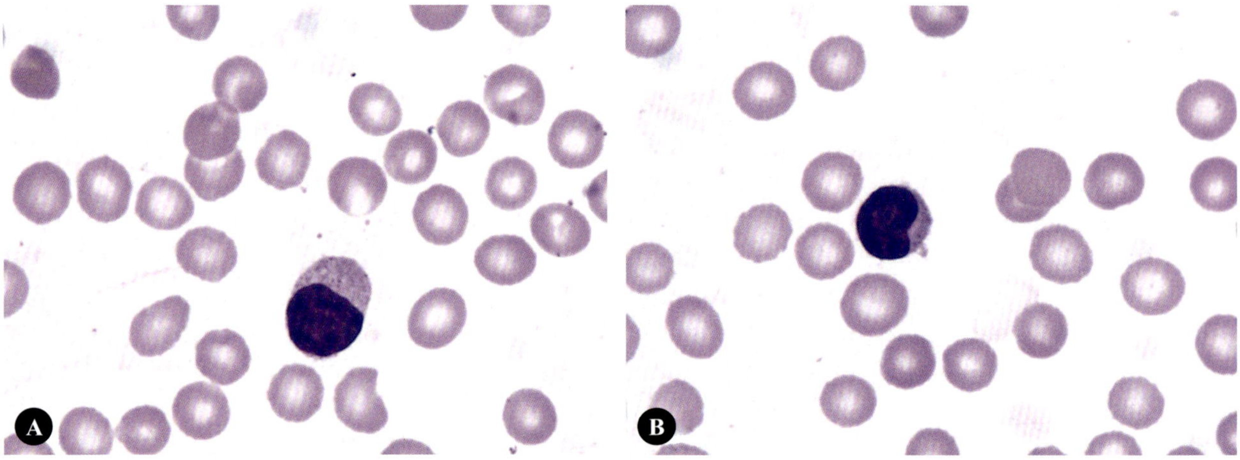

▲ 图 11-2　外周血细胞形态

EDTA 抗凝血镜检：分类 100 个白细胞，中性粒细胞 11%、淋巴细胞 87%、单核细胞 1%、嗜酸性粒细胞 1%；红细胞形态尚可；血小板少见，未见聚集

清维生素 B_{12} 545.9pg/ml；铜蓝蛋白 0.35g/L。红细胞沉降率 31mm/h ↑。

直接抗人球蛋白试验、乙肝五项、自身抗体、EB 病毒 DNA 等检查未见异常。

(4) 影像学检查：未做。

(5) 骨髓细胞学检查（图 11-3）。

(6) 其他相关检查

① 免疫分型：未见髓系原始细胞，粒系比例减低，以成熟粒细胞为主，淋巴细胞比例相对增高，各系表型未见明显异常。

② 骨髓活检：送检骨髓增生极度低下（10%～20%），造血细胞少见，脂肪细胞增生，少量偏成熟阶段粒红系细胞散在或簇状分布，未见巨核细胞；淋巴细胞散在或簇状分布，网状纤维染色(MF-0 级)。免疫组织化学染色（CD41）：全片巨核 0 个。

③ PNH 克隆、微小病毒 B19、彗星试验、染色体分析、FISH 检测均阴性。

【诊断】

再生障碍性贫血（aplastic anemia，AA）（重型）。

【讨论】

再生障碍性贫血简称再障，是指由化学、物理、生物因素或不明原因引起的一种骨髓造血衰竭综合征，以骨髓造血细胞增生减低和外周血全血细胞减少为特征，骨髓无异常细胞浸润和网状纤维增多。临床上相对少见，年发病率在欧美地区约为 2/100 万，亚洲地区为欧美的 2～3 倍，我国发病率约为 7.4/100 万。各年龄阶段均可发病，其中 15—25 岁的青壮年和 65—69 岁的老年人属高发人群，男、女发病率无明显差异。

目前认为 T 淋巴细胞异常活化、功能亢进造成骨髓损伤在原发性获得性 AA 发病机制中占主要地位，新近研究显示辅助性 T 细胞亚群 Th1/Th2 分化偏移、调节性 T 细胞（Treg）及 NK 细胞调节功能不足、Th17、树突状细胞（DC 细胞）及巨噬细胞等功

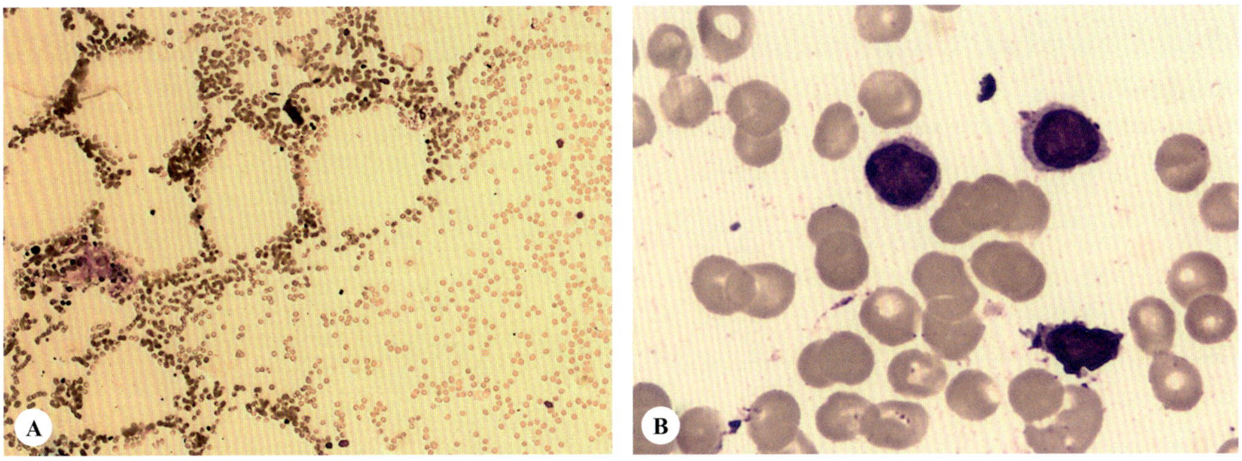

▲ 图 11–3　骨髓细胞形态学检查

细胞形态学检查：
(1) 骨髓取材及涂片良好，染色满意。
(2) 骨髓有核细胞增生减低，粒：红 = 0.63：1。
(3) 粒系增生减低，占 2.5%。
(4) 红系增生减低，占 4.0%。有核红细胞形态尚可。成熟形态及染色尚可。
(5) 淋巴系增生尚可，比例偏高，占 92.0%。
(6) 巨核系增生减低，全片共见 1 个巨核细胞。血小板极少见，散在分布。
(7) 纤维团易见，破骨细胞、组织细胞、浆细胞等非造血细胞易见。未见寄生虫

能异常都参与了 AA 发病。

AA 的临床表现主要为由全血细胞减少所引起的贫血、出血和感染，根据严重程度又可分为非重型 AA（non-severe aplastic anemia，NSAA）、重型 AA（severe aplastic anemia，SAA）和极重型 AA（very severe aplastic anemia，VSAA），后两者病死率较高。其中，严重感染是主要的死亡原因。目前，AA 的诊断需结合外周血、不同平面多部位骨髓穿刺、骨髓活检、流式细胞术检测骨髓 $CD34^+$ 细胞数量和 PNH 克隆、病毒学及遗传学检查等，综合分析。国内 AA 的诊断标准见表 11–2。

AA 一旦确诊，应明确疾病严重程度，尽早治疗。对年龄≤40 岁且有 HLA 相合同胞供者的 SAA 患者，如无活动性感染和出血，首选 HLA 相合同胞供者造血干细胞移植。对无 HLA 相合同胞供者和年龄>40 岁的患者首选免疫抑制治疗，抗胸腺 / 淋巴细胞球蛋白 + 环孢素联合促血小板生成素受体激动剂和（或）其他促造血的治疗方案。HLA 相合无关供者造血干细胞移植或单倍体造血干细胞移植目前提倡适用于免疫抑制治疗无效的年轻 SAA 患者。对 NTD-NSAA 可采用环孢素联合促血小板生成素受体激动剂和（或）其他促造血治疗。

在一线治疗选择时，除了关注年龄、是否存在并发症、疾病的严重程度、造血干细胞移植并发症指数评分外，还需评价是否存在影响预后的其他因素。如存在多个免疫抑制治疗预后良好因素，则更倾向于一线使用免疫抑制治疗联合促血小板生成素受体激动剂治疗；如存在多项免疫抑制治疗预后不良因素，如端粒显著缩短、不良基因突变（*ASXL1*、*TP53*、*RUNX1*、*DNMT3A*）、并发难以控制的活动性感染、从 NSAA 进展到 SAA 等，若条件允许尽量选择造血干细胞移植。选择免疫抑制治疗联合促血小板生成素受体激动剂治疗、HLA 相合无关供者造血干细胞移植或单倍体造血干细胞移植时需权衡利弊，充分衡量患者获益与风险。

AA 的治疗无论是移植治疗还是非移植治疗，均是长期过程，需要考虑的因素很多，除了治疗时间缓急、治疗后并发症、药物价格、移植供体来源等因素外，还要考虑治疗的便捷性和患者的依从性。本例患者为重型再生障碍性贫血，建议予免疫抑制治疗或造血干细胞移植，经与家属沟通，因费用问题拒绝行免疫抑制治疗。患儿与母亲已完善 HLA 及 KIR 配型，后续诊疗方案考虑无关供者全相合造血干细胞移植。

表 11–2　我国 AA 诊断标准

AA 诊断标准

(1) 全血细胞减少，网织红细胞减少，淋巴细胞比例增高

至少符合以下 3 项中 2 项：① HGB＜100 g/L；② PLT＜50×10^9/L；③中性粒细胞绝对值＜1.5×10^9/L

(2) 骨髓穿刺

①多部位（不同平面）骨髓增生减低或重度减低；②小粒空虚，非造血细胞（淋巴细胞、网状细胞、浆细胞、肥大细胞等）比例增高；③巨核细胞明显减少或缺如；④红系、粒系细胞均明显减少

(3) 骨髓活检（髂骨）

全切片增生减低，造血组织减少，非造血细胞增多，网硬蛋白不增加，无异常细胞

(4) 除外先天性和其他获得性、继发性骨髓衰竭症

包括先天性无巨核细胞性血小板减少症、先天性角化不良、范可尼贫血、RUNX1 种系突变、GATA-2 缺失综合征、SAMD9/9L 异常、重症先天性中性粒细胞减少症、Shwachman-diamond 综合征、阵发性睡眠性血红蛋白尿症、低增生性 MDS/AML、意义未明克隆性血细胞减少、自身抗体介导的全血细胞减少、造血系统肿瘤（如毛细胞白血病、大颗粒淋巴细胞白血病、多发性骨髓瘤等）、其他系统肿瘤浸润骨髓、骨髓纤维化、分枝杆菌感染、严重营养性贫血、神经性厌食或长期饥饿、原发免疫性血小板减少、MonoMac 综合征、急性造血功能停滞、放化疗所致骨髓抑制等

AA 严重程度划分标准（Camitta 标准）

(1) 重型 AA（SAA）诊断标准

①骨髓细胞增生程度＜正常的 25%，如≥正常的 25% 但＜50%，则残存的造血细胞应＜30%；②血常规需具备下列 3 项中的 2 项，即 ANC＜0.5×10^9/L、网织红细胞绝对值＜20×10^9/L、PLT＜20×10^9/L；③若 ANC＜0.2×10^9/L，则诊断为极重型 AA（VSAA）

(2) 非重型 AA（NSAA）诊断标准

①未达到 SAA；②根据是否依赖血制品输注，将 NSAA 分为输血依赖型（TD-NSAA）和非输血依赖型（NTD-NSAA），TD-NSAA 有向 SAA 转化风险；③成分输血指征，即 HGB≤60 g/L，PLT≤10×10^9/L 或 PLT≤20×10^9/L 伴有明显出血倾向，平均每 8 周至少 1 次成分输血且输血依赖持续时间≥4 个月者称为 TD-NSAA

病例 12　再生障碍性贫血 – 阵发性睡眠性血红蛋白尿综合征

【病例概况】

1. 一般情况：男，10 岁。

2. 主诉：双眼视物不清 1 天。

3. 现病史：患者 1 天前出现双眼视物不清，就诊于本院眼科门诊，行眼检查示：右 0.1，左 0.01，双眼角膜透明，晶状体透明，眼底照相示双眼大片出血斑，累及黄斑。完善相关检查示：白细胞计数 4.36×10^9/L，中性粒细胞绝对值 0.47×10^9/L，血红蛋白 50g/L，血小板 18×10^9/L。门诊以“血常规结果异常原因待查”收入院。

4. 体格检查：T 37.0℃，P 116 次 / 分，R 25 次 / 分，BP 120/80mmHg。体重 45kg，疼痛评分：0 分。发育良好，营养中等，贫血貌，神志清，自主体位，查体合作。皮肤及黏膜未见黄染，未见瘀点及瘀斑。浅表淋巴结未及肿大，无压痛，肝脾肋下未触及。眼睑正常，结膜正常，巩膜无黄染，角膜正常，眼球运动自如，双侧瞳孔等大等圆，直径约 4mm，对光反射灵敏。咽部无充血水肿，可见少许出血点。

5. 实验室检查

(1) 血常规（表 12–1，图 12–1）。

(2) 外周血涂片镜检（图 12–2）。

(3) 其他实验室检查：网织红细胞百分比 1.50% ↑、网织红细胞绝对值 0.024×10^{12}/L，总胆红素 8.91μmol/L、直接胆红素 2.46μmol/L、间接胆红素 6.45μmol/L、乳酸脱氢酶 329.35U/L ↑，转铁蛋白 1.94g/L ↓、血清铁 25.01μmol/L、血清不饱和铁结

表 12–1　入院当天血常规结果

项目名称	结　果	单　位	参考区间	项目名称	结　果	单　位	参考区间
白细胞计数	4.36	10^9/L	4.6～11.9	嗜酸性粒细胞绝对值	0.06	10^9/L	0.04～0.74
红细胞计数	1.46	10^{12}/L	4.3～5.7	嗜碱性粒细胞绝对值	0.01	10^9/L	0～0.1
血红蛋白浓度	50	g/L	121～158	红细胞压积	14.6	%	37～47
血小板计数	18	10^9/L	177～446	平均红细胞体积	100	fl	77～92
中性粒细胞百分比	10.8	%	32～71	平均红细胞血红蛋白含量	34.2	pg	26～34
淋巴细胞百分比	86	%	22～57	平均红细胞血红蛋白浓度	342	g/L	309～359
单核细胞百分比	1.6	%	2～11	红细胞体积分布宽度标准差（RDW-CV）	13.3	%	11～16.5
嗜酸性粒细胞百分比	1.4	%	0.5～9	红细胞体积分布宽度变异系数（RDW-SD）	43.7	fl	35～54
嗜碱性粒细胞百分比	0.2	%	0～1	血小板平均体积	9.2	fl	5～10
中性粒细胞绝对值	0.47	10^9/L	1.7～7.4	血小板压积	0.02	%	0.06～0.3
淋巴细胞绝对值	3.75	10^9/L	1.7～4.7	大血小板比值	21.6	%	15～30
单核细胞绝对值	0.07	109/L	0.15～0.86	血小板体积分布宽度	12.7	%	9～17

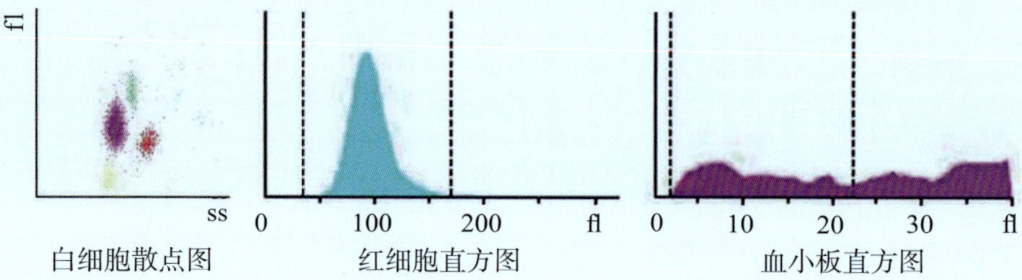

◀ 图 12–1 白细胞散点图、红细胞直方图、血小板直方图

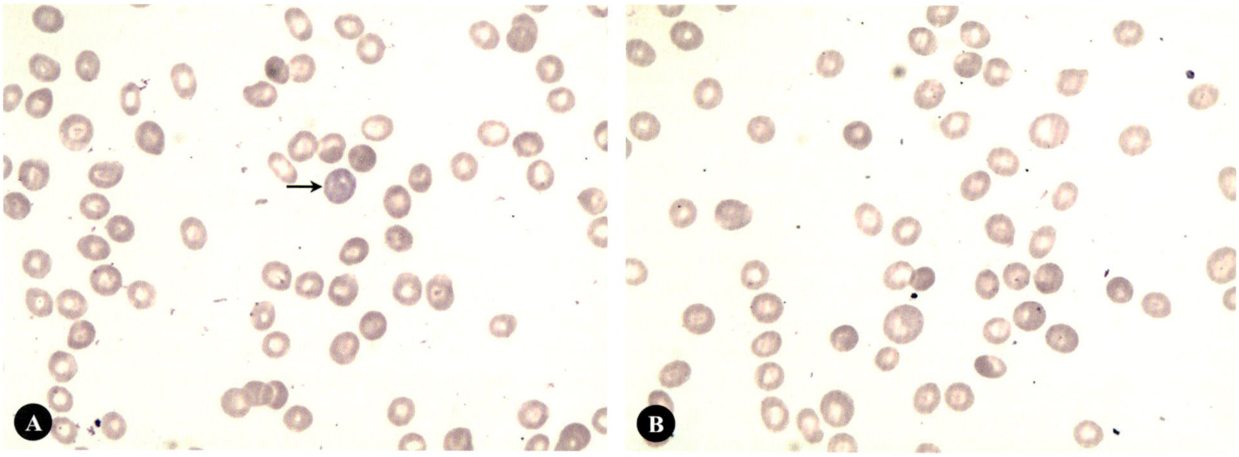

▲ 图 12–2 外周血细胞形态，血小板散在少见，红细胞大小不均，可见少量嗜多色性红细胞（箭）

EDTA 抗凝血镜检：分类 100 个白细胞，中性杆状核粒细胞 2%、中性分叶核粒细胞 9%、淋巴细胞 89%；红细胞大小不均，可见少量嗜多色性红细胞，偶见有核红细胞，白细胞：有核红细胞 =100：1；血小板散在少见，未见聚集

合力 21.55μmol/L↓、铁蛋白 458.1ng/ml↑、叶酸 9.9ng/ml、维生素 B_{12} 366.6pg/ml；凝血酶原时间 11.3s、活化部分凝血活酶时间 23.5s、D– 二聚体 1mg/L↑。

(4) 影像学检查

胸腹部 CT 及头颅 CT：未见明显异常。

(5) 骨髓细胞学检查（图 12–3）。

(6) 骨髓活检、染色体、流式表型分析及相关检查。

① 骨髓活检结果示：HE 及 PAS 染色示骨髓增生低下（10%～20%），粒红比值减小，粒红系细胞均以中幼及以下阶段细胞为主，巨核细胞未见，不除外再生障碍性贫血。

② 染色体分析：未见分裂象。彗星试验结果阴性，丝裂霉素 C 诱导染色体断裂实验结果阴性。

③ 免疫分型示：未见髓系原始细胞，淋巴细胞未见异常表型。范可尼贫血基因阴性，微小病毒 B19 阴性。

④ 流式表型分析显示：红细胞 PNH 克隆大小为 2.1%，粒细胞 PNH 克隆大小为 10.41%。

【诊断】

再生障碍性贫血 – 阵发性睡眠性血红蛋白尿综合征。

【讨论】

再生障碍性贫血（AA）是由先天性和获得性（物理、化学、生物等）因素引起的一种骨髓造血功能衰竭性疾病，发病机制为免疫介导的造血干祖细胞损伤和（或）造血微环境异常，主要表现全血细胞减少和（或）贫血、出血、感染等，罕见淋巴结肿大、肝大和脾大。阵发性睡眠性血红蛋白尿（PNH）是一种获得性造血干细胞基因突变引起的红细胞膜缺陷所致的溶血病，发病机制为干细胞内 X 染色体上磷脂酰肌醇聚糖 A 类基因突变，使细胞膜上的一种糖化磷脂酰肌醇缺失，从而使借此锚定在细胞表面的一组膜蛋白缺失，导致细胞对补体敏感，从而引起相应的临床表现，主要表现为血红蛋白尿、不同程

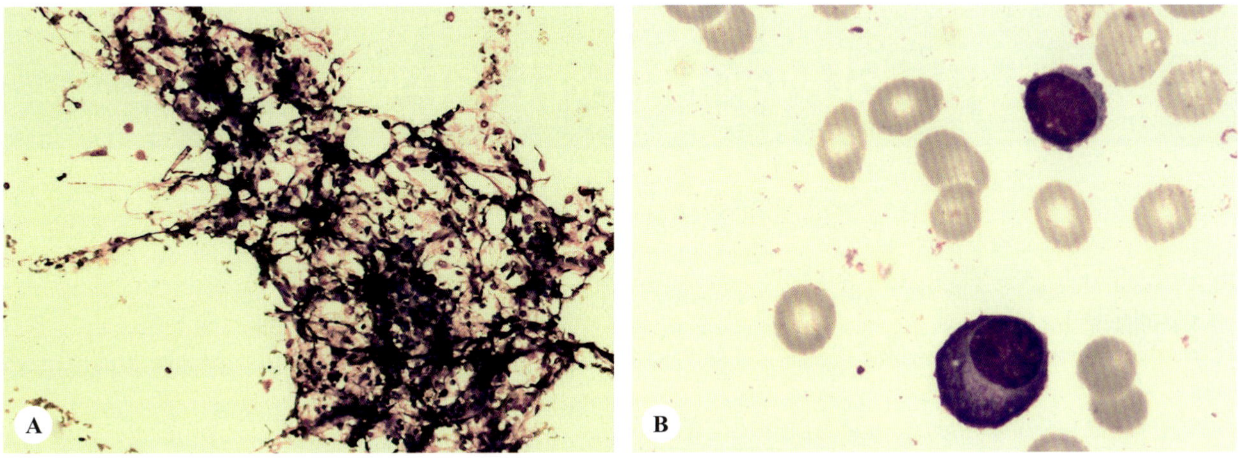

▲ 图 12–3 骨髓细胞形态学检查，骨髓有核细胞增生极度减低

细胞形态学检查：
(1) 骨髓取材及涂片良好，未染色涂片可见大量油滴，染色满意。
(2) 骨髓有核细胞增生极度减低。
(3) 粒系增生极度减低，占 6.0%，比例偏低，中性粒细胞可见胞质颗粒增多增粗。
(4) 红系增生极度减低，占 3.0%，比例偏低。成熟红细胞轻度大小不均，染色尚可。
(5) 淋巴系增生尚可，比例偏高，占 86.0%。
(6) 巨核系增生极度减低，全片未见巨核细胞。血小板少见，散在分布。
(7) 纤维团易见，浆细胞易见，可见由成纤维细胞、组织细胞、浆细胞、组织嗜碱细胞、纤维细胞、淋巴细胞等组成的非造血细胞团。未见寄生虫

度贫血，出血，黄疸和肝大、脾大，部分患者会合并血栓、感染、肾衰竭等严重并发症。

1. AA 诊断标准

见前述。

2. PNH 诊断标准

(1) 临床表现符合 PNH，如存在贫血、血红蛋白尿等。

(2) 实验室检查

① Hams 实验、糖水试验、蛇毒因子溶血实验、尿隐血或尿含铁血黄素等实验，符合下列任何一种情况即可诊断。情况一，两项以上阳性；情况二，一项阳性，但需要具备下列条件。a. 两次以上阳性，或者 1 次阳性但操作正规、有阴性对照、重复性好、结果可靠；b. 有其他直接或者间接的溶血证据或者肯定的血红蛋白尿；c. 能除外其他溶血性疾病，包括阵发性冷性血红蛋白尿、葡萄糖 –6– 磷酸脱氢酶缺乏症、遗传型球形红细胞增多症、自身免疫性溶血性贫血等。

② 流式细胞术检测发现外周血 CD55 或 CD59 阴性中性粒细胞或红细胞＞10%（5%～10% 为可疑）。

AA 与 PNH 关系密切，可相互转化，可并存，按转化和伴发情况大致可分为 4 型。a. AA 转化为 PNH：初诊肯定的 AA，PNH 实验均为阴性，经治疗后 AA 的表现已不明显，转化为确定的 PNH；b. PNH 转化为 AA：最初确诊为 PNH，骨髓符合增生性贫血，血红蛋白尿发作减轻至停止后，血常规结果和骨髓象均支持 AA；c. PNH 伴有 AA 特征：病情及临床和实验室检查均以 PNH 为主，但伴有 1 或者多个部位骨髓增生减低、造血细胞减少等 AA 表现者；d. AA 伴有 PNH 特征：临床和实验室检查病情以 AA 为主，但具有 PNH 实验室诊断阳性者。

一旦确诊 AA 应立即进行治疗，首选治疗为匹配相关供者造血干细胞移植和标准的免疫抑制治疗，但无论选用移植治疗还是非移植治疗，均是长期过程，需要综合评估患者的多种因素。迄今为止，造血干细胞移植仍是治愈 PNH 的唯一方法，急性发作时可通过激素冲击疗法，输血等支持治疗。AA-PNH 综合征需要定期评估患者的血常规、PNH 克隆、骨髓造血等，如已出现 PNH 症状，则需要保护 PNH 克隆，减少补体攻击，减轻溶血，如发生进一步的危险事件，应接受造血干细胞移植。

病例 13　Shwachman-Diamond 综合征

【病例概况】

1. 一般情况：男，14 岁。

2. 主诉：面色苍黄 5 个月余，发现血常规结果异常 4 天。

3. 现病史：近 5 个月余患儿面黄进行性加重，口唇色淡，近期自感乏力，活动量较前减少，4 天前就诊于外院查血常规示白细胞数 3.67×10^9/L、中性粒细胞绝对值 0.49×10^9/L、血小板数 44×10^9/L、血红蛋白 68g/L。今就诊于本院门诊，复查血常规示三系减低、未见幼稚细胞。

4. 体格检查：T 36.7℃、P 96 次 / 分、R 22 次 / 分。身高 157cm、体重 43.5kg，疼痛评分：0 分。神志清，精神反应好，巩膜及皮肤无黄染，下肢可见散在针尖大小出血点，不高起于皮肤，无搔抓，膝关节处可见陈旧瘀斑。胸骨无压痛，咽不红，心肺查体无异常，腹部未触及异常包块，颈部浅表淋巴结及肝、脾不大。双下肢无水肿，指端暖。

5. 实验室检查

(1) 血常规（表 13–1，图 13–1）。

(2) 外周血涂片镜检（图 13–2）。

(3) 其他实验室检查：网织红细胞绝对值 0.0389×10^{12}/L、网织红细胞百分比 2.36% ↑。总胆红素 11.08μmol/L、直接胆红素 4.3μmol/L、间接胆红素 6.78μmol/L、丙氨酸氨基转移酶 10.19U/L、天冬氨酸氨基转移酶 16.67U/L、乳酸脱氢酶 228.33U/L。转铁蛋白 2.03g/L、血清铁 20.1μmol/L、血清不饱和铁结合力 28.62μmol/L ↓、铁蛋白 362.8ng/ml、叶酸 8.22ng/ml、血清维生素 B_{12} 268.5pg/ml。直接抗人球蛋白试验阴性。

表 13–1　入院当天血常规结果

项目名称	结　果	单　位	参考区间	项目名称	结　果	单　位	参考区间
白细胞计数	3.91	10^9/L	4.6～11.3	嗜酸性粒细胞绝对值	0.03	10^9/L	0.04～0.74
红细胞计数	1.96	10^{12}/L	4.5～6.2	嗜碱性粒细胞绝对值	0.01	10^9/L	0～0.1
血红蛋白浓度	72	g/L	131～179	红细胞压积	21.4	%	39～53
血小板计数	48	10^9/L	148～399	平均红细胞体积	109.1	fl	80～98
中性粒细胞百分比	21.2	%	33～74	平均红细胞血红蛋白含量	36.9	pg	26～34
淋巴细胞百分比	74.7	%	20～54	平均红细胞血红蛋白浓度	338	g/L	309～359
单核细胞百分比	3.2	%	2～11	红细胞体积分布宽度标准差（RDW-CV）	15	%	11～16.5
嗜酸性粒细胞百分比	0.7	%	0.5～9	红细胞体积分布宽度变异系数（RDW-SD）	62.2	fl	35～54
嗜碱性粒细胞百分比	0.2	%	0～1	血小板平均体积	9.3	fl	5～10
中性粒细胞绝对值	0.83	10^9/L	1.9～7.9	血小板压积	0.04	%	0.06～0.3
淋巴细胞绝对值	2.92	10^9/L	1.5～4.2	大血小板比值	29.7	%	15～30
单核细胞绝对值	0.12	10^9/L	0.15～0.89	血小板体积分布宽度	16.5	%	9～17

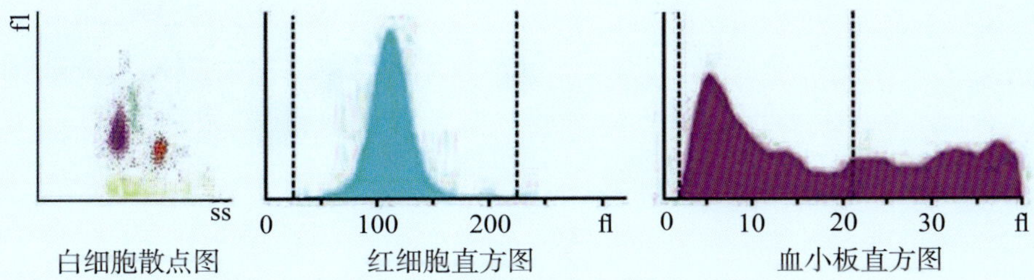

◀ 图 13-1　白细胞散点图、红细胞直方图、血小板直方图

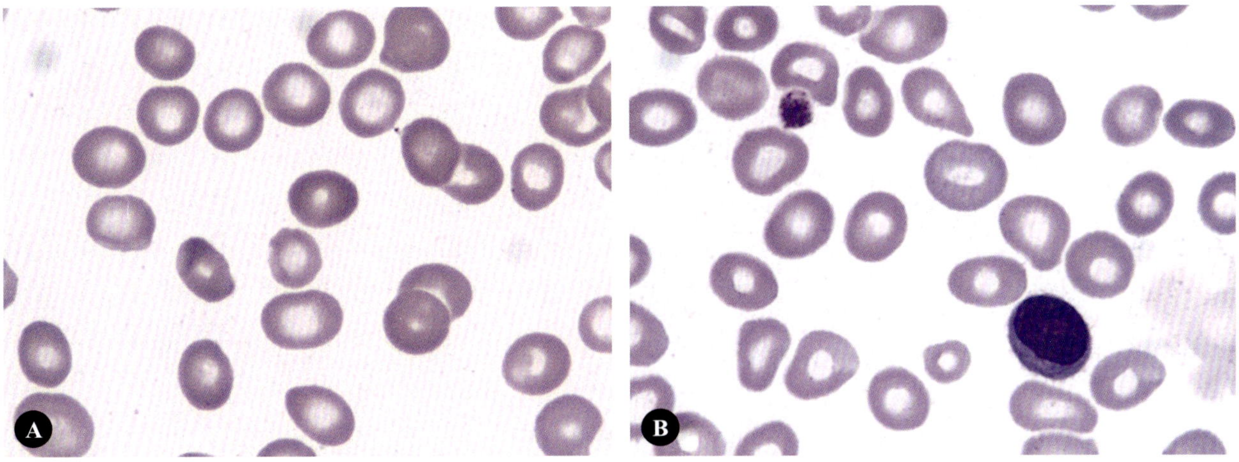

▲ 图 13-2　外周血细胞形态，红细胞轻度大小不均，可见嗜多色性红细胞

EDTA 抗凝血镜检：白细胞量少，形态未见明显异常；红细胞大小不均，可见嗜多色性红细胞、椭圆形红细胞；血小板散在可见，未见聚集

EB 病毒早期抗原 IgG 抗体＜5U/ml、E-B 病毒核抗原 IgG 抗体 178U/ml↑、EB 病毒衣壳抗原 IgM 抗体＜10U/ml。

(4) 影像学检查：上腹部 CT 扫描提示，肝脏形态稍饱满，请结合临床。

(5) 骨髓细胞学检查（图 13-3）。

(6) 流式基因染色体检查：患者红细胞、成熟粒细胞、成熟单核细胞未检测到 PNH 克隆。MDS 免疫分型未见明显异常表型。微小病毒 B19 阴性。染色体核型正常，彗星实验阴性。基因检测发现 *SBDS* 基因杂合突变。

骨髓病理提示，送检骨髓伴出血，部分区域增生极度低下，可见少量粒红系细胞，偶见巨核细胞，淋巴细胞比例相对增高，建议结合临床及其他检查进一步确诊。

【诊断】

Shwachman-Diamond 综合征（Shwachman-Diamond syndrome，SDS）。

【讨论】

骨髓衰竭性疾病（BMF）是一种以造血衰竭为主要特征的血液系统疾病，临床表现为一系或多系血细胞减少，主要包括获得性再生障碍性贫血（acquired aplastic anemia，AA）、儿童难治性血细胞减少症（refractory cytopenia of child-hood，RCC）和先天性骨髓衰竭综合征（inherited bone marrow failure syndrome，IBMFS）等。其中，IBMFS 又称广义的遗传性再生障碍性贫血（inherited aplastic anemia，IAA），是一类罕见遗传性、异质性疾病。源于造血干 / 祖细胞水平损伤，累及一系或多系血细胞的骨髓衰竭性疾病。IBMFS 主要包括 Fanconi 贫血、先天性角化不良、严重先天性中性粒细胞减少症（severe congenital neatropenia，SCN）、Diamond-Blackfan 贫血、Shwachman-Diamond 综合征、先天性无巨核细胞血小板减少症。

Shwachman-Diamond 综合征是一种罕见的家族性骨髓造血功能衰竭性疾病，发病率仅为 0.5/10 万～1.5/10 万。现已明确 SDS 是主要由于 *SBDS* 基

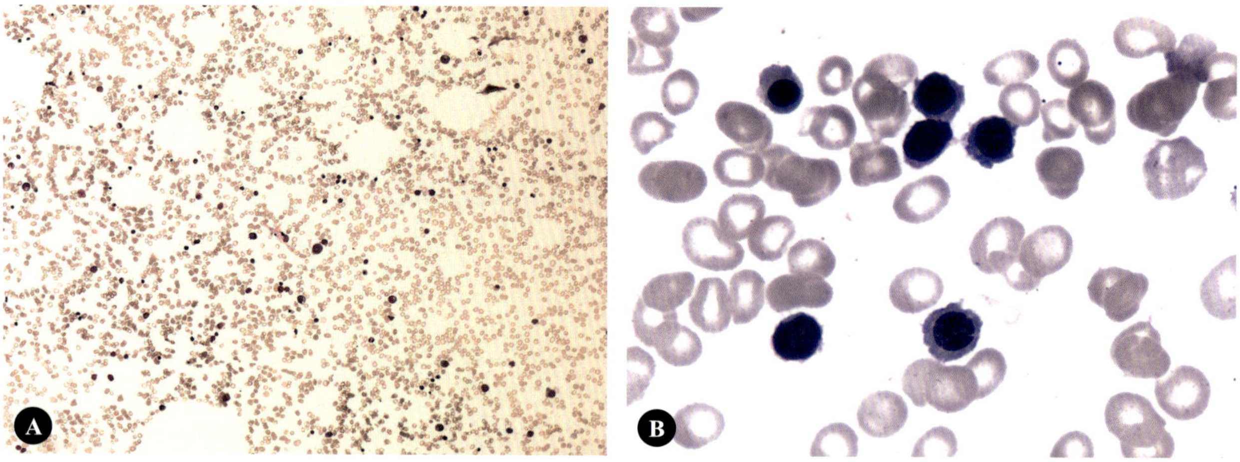

▲ 图 13-3 骨髓细胞形态学检查

细胞形态学检查：

(1) 骨髓取材良好，涂片有凝集，染色满意。
(2) 骨髓有核细胞增生活跃，粒：红 = 0.55：1，比例倒置。
(3) 粒系增生欠佳，占 19.5%，比例偏低。晚幼粒及以下阶段粒细胞比例偏低，各阶段粒细胞形态尚可。
(4) 红系增生活跃，占 35.5%，比例偏高，以中、晚幼红细胞为主。幼红细胞形态尚可。成熟红细胞大小不均，部分红细胞体积偏大。
(5) 淋巴系增生活跃，占 41.0%，比例偏高，形态尚可。
(6) 全片共数 6 个颗粒型巨核细胞。血小板少见，散在分布。
(7) 未见特殊细胞。未见寄生虫。
(8) 骨髓外铁染色：++。骨髓内铁染色：铁粒幼红细胞 84%，可见铁粒红细胞

因突变所致的常染色体隐性遗传病，临床表现主要包括不同程度的骨髓造血功能衰竭、胰腺外分泌酶功能缺失、肝大或伴转氨酶增高、身材矮小伴骨骼畸形等先天异常，并易继发 MDS 或 AML 等恶性血液病。

SBDS 基因位于染色体 7q11 区，由 5 个外显子组成，全长 7.9kb。其基因产物是含约 250 个氨基酸的多功能蛋白，主要参与细胞内核糖体的生物合成过程和有丝分裂纺锤体的稳定。*SBDS* 基因广泛表达于骨髓、胰腺等细胞活跃的脏器，因此 *SBDS* 基因变异或功能缺失，可致体内多系统病变。*SBDS* 变异可导致 $CD34^+$ 细胞和骨髓基质细胞功能受损而引起骨髓造血功能衰竭，还可导致胰腺外分泌酶合成降低、骨骼发育异常、大脑灰白质弥漫性病变等异常。此外，SDS 存在 p53 蛋白高表达，可能是继发 MDS 和 AML 等恶性血液肿瘤的主要原因。然而，近年来有研究认为 *DNAJC21*、*ELF1* 和 *SRP54* 基因变异也与 SDS 发病相关，并已被列入 SDS 的诊断标准。

SDS 诊断可依据 2018 年制订的《国际 SDS 诊断标准》(表 13-2)。分子诊断即可确诊该疾病，由于 10% 病例可能存在未知的基因变异，故若有典型的临床表现也可确诊。临床诊断是存在血液学异常和特征性胰腺外分泌功能障碍的证据，并排除骨髓衰竭和胰腺外分泌功能障碍的已知其他病因。

在诊断 SDS 时还需注意以下几点。①血细胞减少：SDS 多伴有 2～3 系血细胞减少，可作为与各类单纯中性粒细胞减少症、营养性贫血和 ITP 等鉴别诊断的要点。部分 SDS 可无巨核细胞和血小板减少，与 AA 存在显著差异。② AA 网织红细胞计数减少，而有些 SDS 网织红可不减低，可作为两者的鉴别点。③慢性腹泻：＞80% 的 SDS 患儿存在慢性腹泻，且多于出生后 1 个月内起病。粪便常规检查常可见脂肪滴、无红细胞或脓细胞，常规疗法无效，胰腺酶水平明显下降是早期诊断依据。此外，由于腹泻可能随年龄增长而自行改善，故年长儿需重视其早年腹泻病史追溯。④肝脏病变：见于近 80% 病例，缺乏临床特异症状，可除外各类血清型肝炎等特征，亦可作为早期诊断参考。⑤基因诊断：经 *SBDS* 基因检测可确诊，但因有 10% 患者为未知基因突变，故基因突变阴性也不能排除。⑥虽有先天畸形但未见明显特殊面容、先天性心脏病、呼吸系统和泌尿系统等脏器先天畸形，亦无其他类型 IBMFS 常见的皮肤

表 13-2　国际 SDS 诊断标准

诊断条件	诊断依据
分子诊断	• 检测显示存在已知或预测具有致病性的双等位基因 SBDS 变异，或者其他 SDS 相关基因变异如 *DNAJC21*、*ELF1*、*SRP54*
临床诊断	• 满足任何特定的血细胞减少症（最常见的是中性粒细胞减少症）和外分泌胰腺功能障碍
血液学特征	**外周血常规结果（出现≥2 次）** • ANC＜1.5×10^9/L，或者 Hb/PLT 减少 **骨髓检测** • 造血细胞减少或病态造血，或者细胞遗传学异常
胰腺病变特征	**与年龄相关的胰腺外分泌酶水平下降** • 血清淀粉酶（＞3 岁）、胰蛋白酶原（＜3 岁）和脂肪酶等 **影像学检查显示** • 胰腺结构异常伴脂肪增多症 **辅助检测** • 72h 粪便脂肪排泄量升高
附加诊断依据	**骨骼异常** • 身材矮小 • 神经认知和运动功能异常 • 有一级家庭成员诊断 SDS
鉴别诊断	**需除外下列可能导致类似表现的其他疾病** • 遗传性胰腺疾病，如囊性纤维化、Pearson 病（胰腺功能不足伴血细胞减少） • 其他常见贫血症，如铁或维生素 B_{12} 缺乏等其他原因所致贫血症 • 其他常见遗传性骨髓衰竭综合征，如 Fanconi 贫血、先天性角化不良等

SDS. Shwachman-Diamond 综合征

损害或色素沉着。

虽然异基因造血干细胞移植是目前 SDS 的唯一可治愈手段，但如能在早期确诊的基础上，积极开展针对性成分输血和应用粒细胞集落刺激因子，可纠正重度血细胞下降，并辅以适当饮食调整、主要营养素补充和胰酶替代等支持与对症治疗，则可能显著缓解婴幼儿期 SDS 临床症状，在改善生命质量的同时，为干细胞移植争取时机。此外，早期诊断也有利于及时开展高危家族的针对性产前检查，以确保优生优育。

病例 14　双胎输血综合征

【病例概况】

1. 一般情况：女，出生后 42min。

2. 现病史：可疑双胎输血综合征（twin-to-twin transfusion syndrome，TTTS）20min。患儿系第 3 胎第 2 产，胎龄 37^{+1} 周，于本院剖宫产娩出，出生体重 2.26kg，出生史无异常，生后 Apgar 评分 1min 9 分、5min 10 分、10min 10 分。孕母 3 个月前因“双胎之一羊水过多”于我院行“羊水减量术”。双胎之长一般状况良好，血红蛋白 206g/L。目前可疑双胎输血综合征，收住监护室。

3. 体格检查：T 36.5℃，P 126 次 / 分，R 36 次 / 分，BP 49/21mmHg。身长 46cm，疼痛评分：0 分。反应可，呼吸尚平稳，口唇苍白，肤色苍白，双肺呼吸音粗，未及啰音，心音有力，无杂音，腹部不胀，触软，肝、脾不大，无包块，肠鸣音正常，四肢肌张力可，拥抱反射可引出。

4. 实验室检查

(1) 血常规（表 14–1，图 14–1）。

(2) 外周血涂片镜检（图 14–2）。

(3) 其他实验室检查：网织红细胞绝对值 0.35×10^{12}/L↑、网织红细胞百分比 19.79%↑。总胆红素 103.8μmol/L↑、直接胆红素 11.96μmol/L↑、间接胆红素 91.84μmol/L↑、总蛋白 33.29g/L↓、白蛋白 23.74g/L↓、球蛋白 9.55g/L↓、丙氨酸氨基转移酶 10.68U/L、天冬氨酸氨基转移酶 75.47U/L↑、乳酸脱氢酶 835.08U/L↑、尿素 5.8mmol/L、肌酐 37.56μmol/L。尿常规正常，粪便隐血阴性，溶血三项阴性、不规则抗体筛查未检出。

(4) 影像学检查：胸部 X 线片显示，双肺纹理增多，请结合临床；腹部 X 线片显示，腹部肠管部分

表 14–1　入院当天血常规结果

项目名称	结　果	单　位	参考区间	项目名称	结　果	单　位	参考区间
白细胞计数	7.32	10^9/L	15～20	嗜酸性粒细胞绝对值	0.12	10^9/L	0.06～1.22
红细胞计数	1.77	10^{12}/L	6.0～7.0	嗜碱性粒细胞绝对值	0.01	10^9/L	0～0.14
血红蛋白浓度	66	g/L	170～200	红细胞压积	21.3	%	47～67
血小板计数	242	10^9/L	203～653	平均红细胞体积	120.9	fl	86～120
中性粒细胞百分比	71.5	%	7～51	平均红细胞血红蛋白含量	37.3	pg	27～36
淋巴细胞百分比	21.6	%	34～81	平均红细胞血红蛋白浓度	308	g/L	250～370
单核细胞百分比	5.1	%	3～18	红细胞体积分布宽度标准差（RDW-CV）	21.1	%	11～16.5
嗜酸性粒细胞百分比	1.7	%	0.8～11	红细胞体积分布宽度变异系数（RDW-SD）	93.3	fl	35～54
嗜碱性粒细胞百分比	0.1	%	0～1	血小板平均体积	9.1	fl	5～10
中性粒细胞绝对值	5.24	10^9/L	0.6～7.1	血小板压积	0.22	%	0.06～0.3
淋巴细胞绝对值	1.58	10^9/L	3.2～10.7	大血小板比值	19.7	%	15～30
单核细胞绝对值	0.37	10^9/L	0.25～1.89	血小板体积分布宽度	16.7	%	9～17

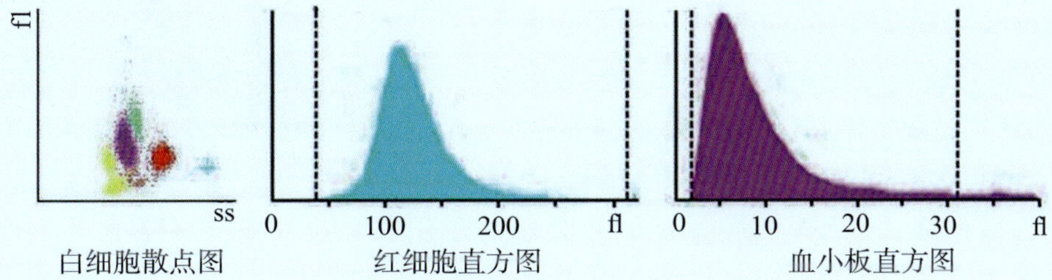

◀ 图 14-1 白细胞散点图、红细胞直方图、血小板直方图

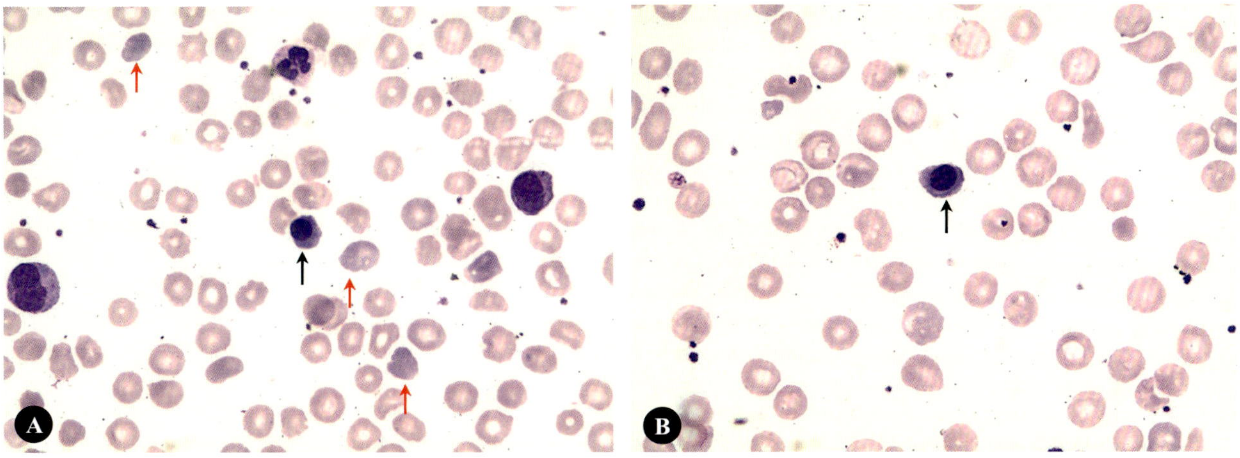

▲ 图 14-2 外周血细胞形态，红细胞大小不均，可见嗜多色性红细胞（红箭）和有核红细胞（黑箭）

异常红细胞形态镜检：红细胞大小不均，可见大红细胞、嗜多色性红细胞和有核红细胞，白细胞：有核红细胞 = 100 : 51

略扩张，请结合临床。

(5) 骨髓细胞学检查：无。

【诊断】

新生儿贫血（重度），足月小样儿，新生儿双胎输血综合征。

【讨论】

新生儿血红蛋白浓度或红细胞比容低于生后年龄平均值 2 个标准差以上时称为新生儿贫血，目前国内多以出生 2 周内末梢血血红蛋白≤145g/L，2 周～1 个月末梢血血红蛋白≤110g/L 作为诊断标准。新生儿贫血是新生儿期的常见病之一，主要表现为皮肤黏膜苍白，常伴反应低下、呼吸暂停、喂养困难等，严重时可造成继发感染甚至休克死亡。

新生儿贫血与新生儿期红细胞特点、失血、溶血及红细胞生成障碍等多方面因素有关。①足月新生儿红细胞寿命仅为 60～70d，早产儿 35～50d，均较成人（90～120d）短；早期新生儿平均红细胞体积较大而平均红细胞血红蛋白浓度低，且由于磷酸果糖激酶相对缺乏，对氧自由基诱导损伤更为敏感；红细胞膜变形能力差；出生后第 1 周血红蛋白由 HbF 向 HbA 转变；出生后最初几天 EPO 水平下降，Hb 合成及红细胞形成的速度锐减。②失血性贫血：产前失血多见于胎 - 母输血、胎 - 胎输血、胎儿 - 胎盘失血；产时失血主要由于产伤致新生儿颅内出血；产后失血包括新生儿自然出血症、弥散性血管内凝血（DIC）、各种原因的血小板减少及医源性失血。③溶血性贫血：如母婴血型不合、遗传性球形红细胞增多症、珠蛋白生成障碍性贫血、葡萄糖 -6- 磷酸脱氢酶缺陷及感染等均可造成红细胞破坏增加。④红细胞生成障碍：红细胞生成障碍临床较为少见，包括先天性染色体或基因异常，如难治性铁幼粒细胞贫血综合征、纯红细胞再生障碍性贫血等。国内有学者研究发现由失血导致的贫血在新生儿贫血中的比例＞50%，原因包括胎 - 母输血、双胎输血、颅内出血、新生儿出血症等；而晚期新生儿贫血则多继发于感染。此外，新生儿窒息、脐带胎盘异常及医源性失血亦是新生儿期贫血高危诱发因素。

双胎输血综合征（TTTS）是目前最常见的单绒

毛膜双羊膜囊（monochorionicdiamniotic，MCDA）双胎特有的严重并发症，在MCDA双胎中其发生率为10%～15%。90%～95%的单绒毛膜性双胎胎盘都存在胎盘血管吻合支，包括动脉－动脉吻合支（A-A）、静脉－静脉吻合支（V-V）、动脉－静脉吻合支（A-V）3种，其中A-A/V-V允许双向血流，A-V仅允许单向血流，两胎儿通过3种吻合支保持血流的动态平衡，血管吻合支数目及分布异常进而造成两胎儿间血流灌注失衡是TTTS发生的主要机制。此外，脐带帆状附着及胎盘份额的不同也被认为可能是TTTS的形成原因，具体机制尚不明确。TTTS主要发生在16～26孕周，如不及时干预，严重时胎儿病死率可高达80%～100%。TTTS时持续的“输血”状态使胎儿间出现血容量差异，供血儿血容量逐渐减少，出现少尿及羊水过少；受血儿血容量逐渐增加，出现多尿及羊水过多的表现。严重的持续的高血容量状态，可导致受血儿心脏衰竭、水肿，甚至胎死宫内等严重并发症。

对于规范产检的孕妇，胎儿超声是产前诊断TTTS的主要方式，胎儿超声同时符合以下2条，则可诊断为TTTS：①可见MCDA双胎胎盘，与羊膜分隔之间呈“T”形；②双胎间羊水量存在差异。根据胎儿的超声表现，Quintero分期将TTTS分为5期。Ⅰ期：受血胎儿羊水池最大深度（deepest vertical pocket，DVP）≥8cm（20周以上≥10cm），供血胎儿DVP≤2cm；Ⅱ期：供血胎儿膀胱未充盈；Ⅲ期：超声改变（脐动脉舒张期血流缺失或反流，静脉导管血流a波反向，脐静脉血流搏动）；Ⅳ期：一胎或双胎水肿；Ⅴ期：至少一胎胎死宫内。Quintero标准虽依据疾病的严重程度分期，但并不与胎儿预后完全相关，TTTS的自然病程并不完全依据分期发展，可呈现跳跃式发展，可稳定在某一个时期，但也有可能逆转。而对于未进行规范产检的产妇，可根据双胎生后情况反推，对TTTS进行产后诊断。可从3个方面进行产后诊断分析：①胎盘外观情况：供血儿胎盘苍白、萎缩，受血儿胎盘充血、红润；②血红蛋白水平：供血儿与受血儿Hb值相差＞50g/L；③胎儿体重：TTTS患儿双胎间体重差值比＞20%。若为急性TTTS，则双胎体重差异可不明显。

诊断TTPS时，需与以下3种疾病进行鉴别诊断。

1. 选择性胎儿生长受限（selective fetal growth restriction，sFGR）。两者都可发生胎儿体重差异，并伴或不伴脐动脉血流超声异常，sFGR通常没有胎儿间羊水差异。

2. 双胎贫血－红细胞增多序列征（twin anemia-polycythemia sequence，TAPS）两者均为胎儿间输血性疾病，区别在于TTTS可出现慢性或急性输血，造成胎儿血容量的不同，也可同时伴有血红蛋白浓度的差异，出现胎儿羊水差异。TAPS为慢性输血，仅造成胎儿间血红蛋白浓度的差异，无羊水差异，可为原发，也可在TTTS行胎儿镜激光术后的胎盘上小的动－静脉血管残留所致。

3. 双胎妊娠中一胎发育异常，如一胎泌尿系发育异常，也可引起羊水量的差异。

此三类疾病均可通过孕期超声鉴别。

通过胎儿镜激光手术去除病因是TTTS的首选治疗方案，其他治疗手段还包括期待治疗、序列羊水减量术和选择性减胎术等。选择合适的治疗手段可改善TTTS新生儿的预后，但需密切关注相关并发症。可采用期待治疗的患儿，应严密监测，根据胎儿情况积极终止妊娠。经胎儿激光镜治疗有效无并发症发生的病例，可于34～36孕周终止妊娠。TTTS时可影响双胎的多种器官功能。双胎均可出现不同程度的脑损伤，受血儿更容易出现心血管系统损伤，供血儿更易出现肾损伤。供血儿生后可出现贫血症状，表现为面色苍白、呼吸困难及烦躁不安，严重者可出现低血压，甚至休克。受血儿可出现红细胞增多症，表现为皮肤黏膜发红，呈多血质貌，可出现气促、发绀及高胆红素血症，严重者出现充血性心力衰竭、肺出血等。临床可根据TTTS胎儿生后情况，对其实施输血或换血治疗。对于TTTS患儿除孕期检测和出生后及时救治、规范诊疗外，还应建立长期规范化随访管理系统，提高患儿生存率的同时，提高其远期生存质量。

由双胎输血、胎－母输血、颅内出血等失血原因引起的新生儿贫血，其外周血红细胞形态特点相似，如红细胞大小不均，可见嗜多色性红细胞、有核红细胞，无球形红细胞、靶形红细胞、棘形红细胞等异形红细胞增多。本例患儿入院时存在重度贫血，外周血涂片镜检红细胞大小不均，可见嗜多色性和有核红细胞，未见异形红细胞增多。经查阅病例发现患儿为双胎输血中的供血儿。对症治疗后，患儿贫血改善，一般状况良好。出院后定期门诊复查，目前供血儿和受血儿均身体正常。

病例 15　胎母输血综合征

【病例概况】

1. 一般情况：男，出生后 22min。

2. 现病史：生后肤色苍白、反应差、呼吸困难 22min。

患儿系第 4 胎第 2 产，胎龄 37^{+1} 周，因“宫内窘迫”于本院剖宫产娩出，有宫内窘迫史，胎动减少 2 天，今胎心监护提示正弦波，出生体重 2.82kg。生后面色苍白、反应差，心率 80～90 次 / 分，自主呼吸不活跃，予清理呼吸道、复苏囊加压通气，心率渐升至 100 次 / 分以上，呼吸不规则，反应仍差，予气管插管、复苏囊正压通气，血氧饱和度升至 95%，心率 170 次 / 分左右。生后 Apgar 评分 1 分钟 6 分（呼吸、心率、反应、肤色各减 1 分），5 分钟 7 分（呼吸、肤色、反应各减 1 分）；10 分钟 8 分（呼吸、肤色各减 1 分）。目前存在呼吸衰竭、贫血，收入监护室。生后无黄疸，生后未开奶，未排大小便。

3. 体格检查：T 36.0℃，P 160 次 / 分，R / 次 / 分，BP 53/23mmHg。身长 48cm，疼痛评分：0 分。反应差，皮肤白，三凹征阴性，全身皮肤无出血点及皮疹，双肺呼吸音粗，未闻及啰音，心音尚有力，律齐，未闻及杂音，腹膨隆，触尚软，肝右肋下约 4cm 剑突下约 3cm，脾肋下约 4cm，四肢肌张力低，原始反射减弱。

4. 实验室检查

(1) 血常规（表 15–1，图 15–1）。

(2) 外周血涂片镜检（图 15–2）。

(3) 其他实验室检查：血气分析示：pH7.25、二氧化碳分压 35mmHg、氧分压 47mmHg↓、碳酸氢

表 15–1　入院当天血常规结果

项目名称	结　果	单　位	参考区间	项目名称	结　果	单　位	参考区间
白细胞计数	17.32	10^9/L	15～20	嗜酸性粒细胞绝对值	0.47	10^9/L	0.06～1.22
红细胞计数	0.78	10^{12}/L	6.0～7.0	嗜碱性粒细胞绝对值	0.04	10^9/L	0～0.14
血红蛋白浓度	28	g/L	170～200	红细胞压积	9.8	%	47～67
血小板计数	130	10^9/L	203～653	平均红细胞体积	126.1	fl	86～120
中性粒细胞百分比	58	%	7～51	平均红细胞血红蛋白含量	36.5	pg	27～36
淋巴细胞百分比	—	%	34～81	平均红细胞血红蛋白浓度	289	g/L	250～370
单核细胞百分比	—	%	3～18	红细胞体积分布宽度标准差（RDW-CV）	20.9	%	11～16.5
嗜酸性粒细胞百分比	2.7	%	0.8～11	红细胞体积分布宽度变异系数（RDW-SD）	93.2	fl	35～54
嗜碱性粒细胞百分比	0.2	%	0～1	血小板平均体积	10.4	fl	5～10
中性粒细胞绝对值	10.03	10^9/L	0.6～7.1	血小板压积	0.14	%	0.06～0.3
淋巴细胞绝对值	—	10^9/L	3.2～10.7	大血小板比值	29.9	%	15～30
单核细胞绝对值	—	10^9/L	0.25～1.89	血小板体积分布宽度	17.4	%	9～17

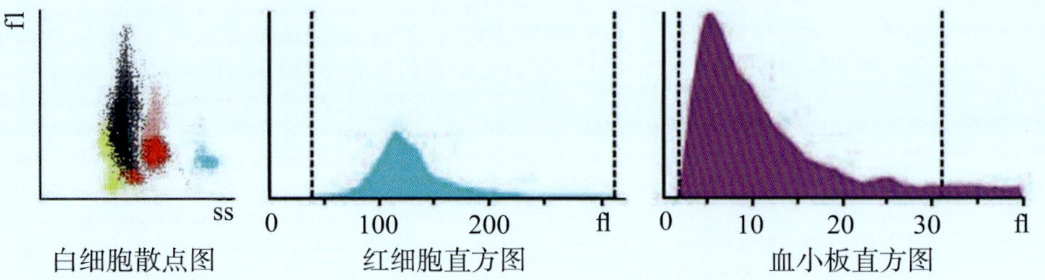

◀ **图 15-1　白细胞散点图、红细胞直方图、血小板直方图**

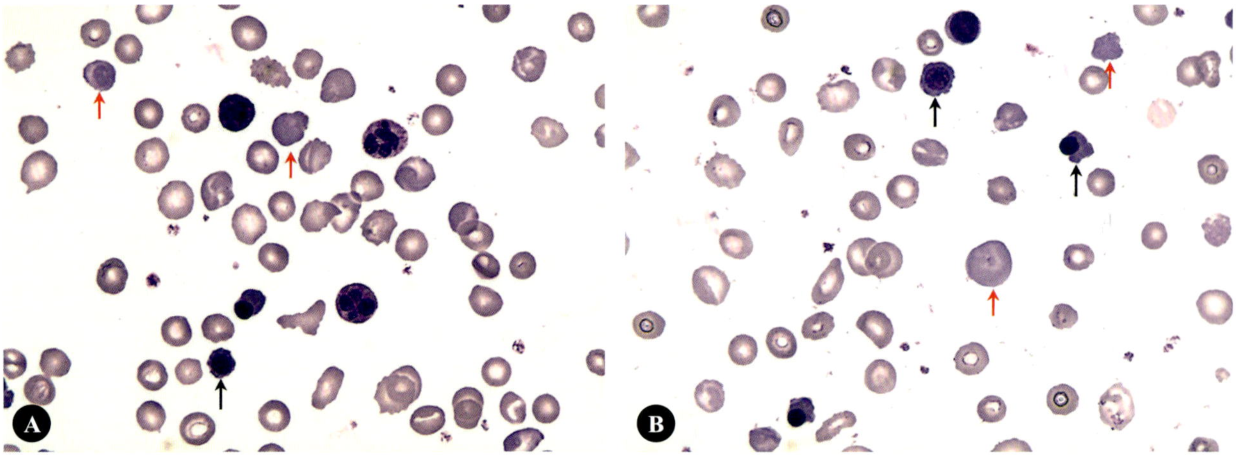

▲ **图 15-2　外周血细胞形态，红细胞大小不均，可见嗜多色性红细胞（红箭）及红细胞碎片，易见有核红细胞（黑箭）**

EDTA 抗凝血镜检，分类 100 个白细胞，中性中幼粒 6%、中性晚幼粒 5%、中性杆状核 8%、中性分叶核 34%、淋巴细胞 38%、单核细胞 8%、嗜酸性粒细胞 1%；红细胞大小不均，可见嗜多色性红细胞及红细胞碎片，易见有核红细胞，白细胞：有核红细胞 =100 : 234；血小板易见，散在分布

根 9.1mmo1/L↓、实际碱剩余 -16.8mmol/L↓、标准碱剩余 -18.2mmol/L↓、标准碳酸氢根 11mmol/L、乳酸 13.20mmo1/L，提示存在重度代谢性酸中毒及高乳酸血症。

总胆红素 19.41μmo1/L、直接胆红素 9.83μmo1/L↑、间接胆红素 9.58μmo1/L、总蛋白 32.77g/L↓、白蛋白 22.74g/L↓、球蛋白 10.03g/L↓、丙氨酸氨基转移酶 28.30U/L、天冬氨酸氨基转移酶 102.81U/L↑、乳酸脱氢酶 1054.66U/L↑、尿素 4.30mmol/L、肌酐 54.38μmol/L。溶血三项、尿常规、粪便隐血正常，不规则抗体筛查未检出。

患儿母亲甲胎蛋白＞1000ng/ml↑。

(4) 影像学检查：超声检查显示，卵圆孔未闭，动脉导管未闭，肺动脉高压，左侧室管膜下囊性包块，双肾集合系统分离。胸部 X 线片显示，双肺纹理增多、模糊，请结合临床。

(5) 骨髓细胞学检查：无。

【诊断】

新生儿贫血（极重度），胎母输血综合征（fetomaternal hemorrhage，FMH）。

【讨论】

胎母输血综合征指孕产妇妊娠期或分娩时，一定量胎儿红细胞通过损伤的胎盘或绒毛间隙流入母体血液循环，引发不同程度胎儿贫血及母亲溶血性输血反应的一类临床症候群。FMH 多发生于妊娠晚期和分娩期，发生率为 0.1%～0.3%。由于起病隐匿，临床症状不典型，本病易漏诊、误诊。

正常解剖结构下胎盘血循环间存在压力差，胎儿循环中的水分、代谢产物及少量血细胞可进入母体。95% 的孕妇妊娠期间可有 0.05～0.1ml 的胎儿红细胞进入母体，当进入母体的血液总量少于 15ml，通常不引发严重的母胎并发症。胎儿血容量为 80～90ml/kg，超过 25% 胎儿血容量（20ml/kg）

的胎母输血与胎儿死亡、新生儿转入 NICU 和输血的风险增加相关。

FMH 多为自发性、少数为创伤性，其发病机制尚不明确。可能导致胎盘屏障受损的疾病或操作均可能是 FMH 的高危因素。①胎儿因素：发育异常、双胎妊娠等；②胎儿附属物异常：胎盘早剥、前置胎盘、脐带绕颈等；③母体因素：先兆流产、妊娠高血压、妊娠糖尿病、子痫前期、自身免疫性疾病、腹部创伤等；④医源性有创操作：羊水穿刺、脐带穿刺、剖宫术、绒毛膜取样等，但大多数 FMH 原因不明。

FMH 产前诊断较为困难。虽然孕期胎动减少、胎心监护图形呈正弦波形、胎儿水肿“三联征”是妊娠晚期 FMH 的典型表现，但母体通常没有明显症状，只有当出现大量输血时才可能出现恶心、发热、寒战等类似输血反应的表现。

目前 FMH 还没有明确的诊断标准，常用的辅助诊断有以下几种。

1. 红细胞酸洗脱实验（Kleihauer-Betke，KB）是诊断 FMH 最常见的筛查实验。其原理是根据胎儿 HbF 的抗酸能力强于成人 HbA。将孕妇外周血涂片在酸性缓冲液中孵育后冲洗晾干，再用伊红染色，母体血 HbA 被破坏洗脱掉不被染色而呈苍白色，而胎儿 HbF 不被洗脱染成红色，在显微镜下通过计算红色细胞占全部细胞的比例确定胎儿红细胞的比例，正常值≤3%。KB 试验有一定的局限性，如不能区分含 HbF 红细胞的来源、对时效要求较高需要产妇产后数小时内采血检测、血片制作质量差异可导致结果差异和计数误差等。

2. 流式细胞术：采用特异性单克隆 HbF 抗体定量检测胎儿红细胞。需要注意的是，不管是通过 KB 试验还是通过流式细胞术估计母胎输血量均受母体血容量及母体、新生儿红细胞压积的影响。还有研究表明，胎儿红细胞在母体血循环中可存在超过 1 个月，甚至可达 70 天，上述 2 种方法都不能将近期和早已进入母体循环的胎儿红细胞区分开来，因此均无法判断 FMH 的发生时间。

3. 母血甲胎蛋白测定：胎儿甲胎蛋白含量高，一般不会大量进入母体。FMH 时胎盘完整性遭破坏，甲胎蛋白可大量进入母体血循环。正常孕妇血清中甲胎蛋白最高不超过 300μg/L，但 FMH 患者可高达 1000μg/L，分娩后会逐渐降至正常。同时检测母血甲胎蛋白和 HbF，对 FMH 诊断更有价值。

4. 胎儿大脑中动脉收缩期峰值速度是一种诊断胎儿贫血的非侵入性方法，对 FMH 有一定预测价值。

5. 胎心正弦波，可提示 FMH 可能。

6. 胎儿超声提示胎儿水肿时，也应排除 FMH 的可能。但胎儿水肿，也可见于 ABO 溶血、严重的血液系统疾病、单基因遗传病相关的贫血、双胎输血综合征等，应结合临床病史与 FMH 导致的胎儿水肿进行鉴别。

目前，尚无有效的检测手段提前预测 FMH 的发生，其治疗可根据确诊时的胎龄、贫血严重程度筛选个体化方案，对出血量多的未足月儿可行宫内输血，延长孕周至胎儿成熟或积极的促胎肺成熟；而近足月或足月胎儿宜及时终止妊娠；产后则需根据新生儿贫血程度及相关并发症行对应治疗，新生儿血红蛋白越低预后越差。

本例患儿产前胎动减少 2 天、胎心监护提示正弦波，产后面色苍白、呼吸窘迫，查血常规示极重度贫血，外周血推片镜检红细胞大小不均，可见嗜多色性红细胞及红细胞碎片，易见有核红细胞，白细胞：有核红细胞 =100：234，未见球形红细胞、椭圆形红细胞、固缩红细胞等异形红细胞。溶血三项、尿常规、粪便隐血正常，不规则抗体筛查未检出。结合其母血清 AFP 明显增高，最终诊断为胎母输血综合征。患儿在 NICU 接受输血、纠正心肌损伤及代谢性酸中毒等相关对症支持治疗后，贫血改善一般状态好转出院，目前身体状况良好。

病例 16　原发性免疫性血小板减少症

【病例概况】

1. 一般情况：男，6 岁。

2. 主诉：发现皮肤瘀斑 3h，发现血常规结果异常 1h。

3. 现病史：3h 前洗澡时发现患儿四肢及躯干部出现较多皮肤瘀斑，无呕血黑粪，无鼻衄，无发热，1h 前就诊于本院门诊，查血常规示血小板 9×10^9/L。门诊以“血小板减少症”收入院。

4. 体格检查：T36.8℃，P82 次 / 分，R23 次 / 分，Bp126/78mmHg。身高 128cm，体重 31kg，疼痛评分：0 分。神志清，反应可，躯干部及四肢可见较多瘀斑，咽无明显充血，双肺呼吸音粗，未闻及啰音，心音有力，律齐，未闻及杂音，腹软，无压痛，肝脾肋下未触及。

5. 家族史：父母健在，家族中无与患者类似疾病史，无传染病及遗传病等病史。

6. 实验室检查

(1) 血常规（表 16–1，图 16–1）。

(2) 外周血涂片镜检（图 16–2）。

(3) 其他实验室检查：总蛋白 64.36g/L↓，白蛋白 44.90g/L、球蛋白 19.46g/L、丙氨酸氨基转移酶 14.06U/L、天冬氨酸氨基转移酶 29.93U/L、尿素 4.78mmol/L、肌酐 29.61μmol/L、乳酸脱氢酶 251.37U/L↑，EB 病毒早期抗原 IgG 抗体＜5U/ml、EB 病毒核抗原 IgG 抗体 376U/ml↑、EB 病毒衣壳抗原 IgM 抗体 19U/ml、血清 EB 病毒 DNA 小于最低检出限，免疫球蛋白 G7.79g/L、免疫球蛋白 A0.95g/L、免疫球蛋白 M1.25g/L，抗核抗体 IgG（IIFA）阴性、ENA 抗体谱阴性。

(4) 影像学检查：未见异常。

表 16–1　入院当天血常规结果

项目名称	结　果	单　位	参考区间	项目名称	结　果	单　位	参考区间
白细胞计数	5.97	10^9/L	4.6～11.9	嗜酸性粒细胞绝对值	0.1	10^9/L	0.04～0.74
红细胞计数	4.46	10^{12}/L	4.3～5.7	嗜碱性粒细胞绝对值	0.01	10^9/L	0～0.1
血红蛋白浓度	130	g/L	121～158	红细胞压积	37.4	%	37～47
血小板计数	9	10^9/L	177～446	平均红细胞体积	83.9	fl	77～92
中性粒细胞百分比	37.4	%	32～71	平均红细胞血红蛋白含量	29.1	pg	26～34
淋巴细胞百分比	55.8	%	22～57	平均红细胞血红蛋白浓度	347	g/L	309～359
单核细胞百分比	4.9	%	2～11	红细胞体积分布宽度标准差（RDW-CV）	12.4	%	11～16.5
嗜酸性粒细胞百分比	1.7	%	0.5～9	红细胞体积分布宽度变异系数（RDW-SD）	39.3	fl	35～54
嗜碱性粒细胞百分比	0.2	%	0～1	血小板平均体积	10.7	fl	5～10
中性粒细胞绝对值	2.24	10^9/L	1.7～7.4	血小板压积	0.01	%	0.06～0.3
淋巴细胞绝对值	3.33	10^9/L	1.7～4.7	大血小板比值	42	%	15～30
单核细胞绝对值	0.29	10^9/L	0.15～0.86	血小板体积分布宽度	17	%	9～17

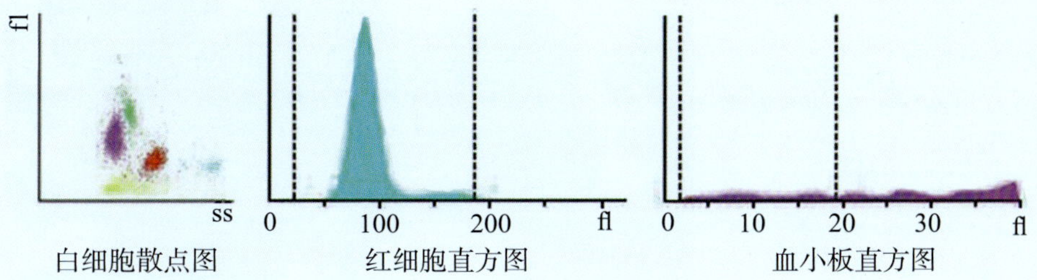

◀ **图 16-1**　白细胞散点图、红细胞直方图、血小板直方图

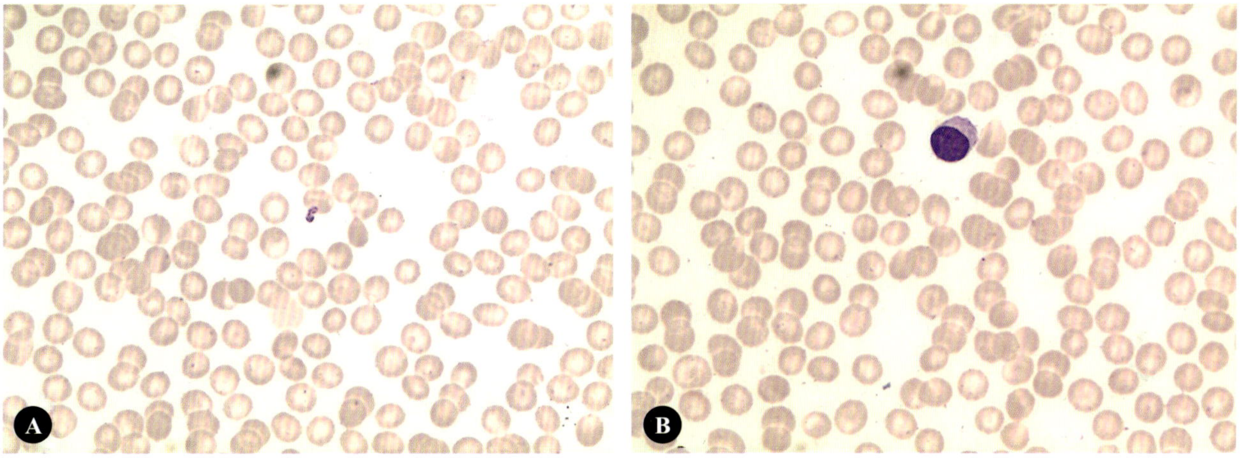

▲ **图 16-2**　外周血细胞形态，血小板散在极少见

EDTA 抗凝血镜检，分类 100 个白细胞，中性粒细胞 33%、淋巴细胞 59%、单核细胞 5%、嗜酸性粒细胞 2%、嗜碱性粒细胞 1%；红细胞形态尚可；血小板散在极少见，未见聚集

(5) 骨髓细胞学检查（图 16–3）。

【诊断】

免疫性血小板减少症（immune thrombocytopenia，ITP）。

【讨论】

儿童原发性免疫性血小板减少症是一种儿童期常见的出血性疾病，以无明确诱因的孤立性血小板计数减少为主要特征，主要发病机制是机体免疫失耐受，导致了血小板免疫性破坏及生成不足。ITP 可发生于任何年龄，发病高峰为 2—5 岁，青春期也有小发病高峰，儿童年发病率为（1.6～5.3）/10 万。

ITP 的典型临床表现为仅有出血症状而无发热、消瘦、黄疸等，体征仅有皮肤、黏膜出血，而无肝大、脾大、淋巴结肿大和骨骼、组织畸形等，实验室检查仅有血小板减少伴或不伴可明确诊断的缺铁性贫血或失血性贫血，无白细胞计数和分类异常，外周血涂片血细胞形态无明显异常；无不明原因紫癜病史及血小板减少等出血性疾病家族史。

外周血血小板计数减少是诊断 ITP 的必备条件，但由于临床上可引起血小板减少的因素复杂多样，因此并非所有的血小板减少都可诊断为 ITP，其诊断需结合患者症状、体征及实验室检查综合分析，具体诊断标准见表 16–2。

在《中国儿童原发性免疫性血小板减少症诊断与治疗改编指南（2021 版）》中指出儿童 ITP 临床异质性较大，其诊断为排他性诊断。在诊断时需注意排除以下几种情况。

- EDTA 依赖性血小板聚集、标本凝集、巨大血小板综合征所致的血小板假性减少。
- 先天性无巨核细胞性血小板减少症、Fanconi 贫血等遗传性骨髓衰竭综合征。
- WAS 综合征、X 连锁血小板减少症、灰色血小板综合征、*MYH9* 基因相关性疾病、雅各布森综合征、*GATA-1* 基因突变等遗传性血小板减少。
- AA、白血病、MDS、恶性肿瘤骨髓浸润、感染（如微小病毒 B19 感染引起一过性骨髓造血停滞、

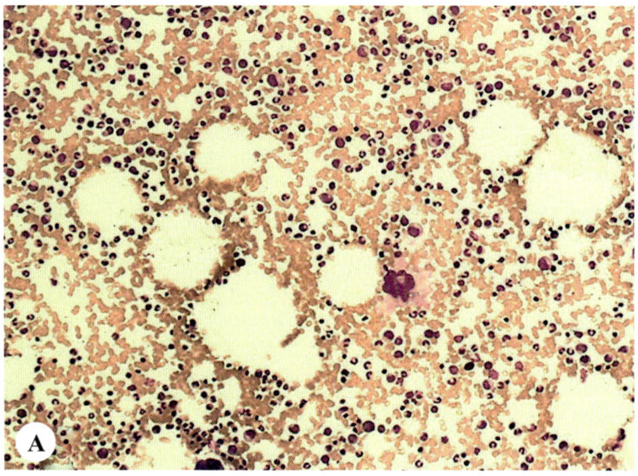

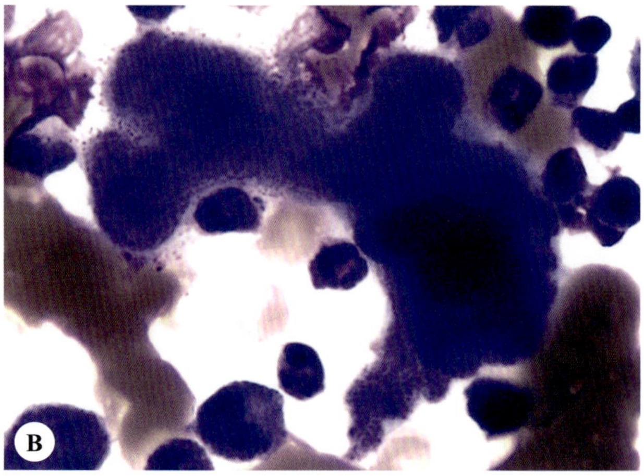

▲ 图 16–3 骨髓细胞形态学检查

细胞形态学检查：
(1) 骨髓取材及涂片良好，染色满意。
(2) 骨髓有核细胞增生活跃，粒：红 = 4.13：1，比例稍高。
(3) 粒系增生活跃，占 64.0%，比例尚可。中性晚幼粒细胞比例升高，成熟阶段粒细胞比例偏低。各阶段粒细胞形态未见明显异常。
(4) 红系增生活跃，占 15.5%，比例及形态尚可。成熟红细胞形态及染色尚可。
(5) 淋巴系增生活跃，占 17.0%，比例及形态尚可。
(6) 巨核系增生明显活跃，全片共数巨核细胞＞150 个，分类 25 个，颗粒型巨核细胞 22 个、产板型巨核细胞 3 个。产板型巨核细胞少见，可见巨核细胞产板不良现象。血小板少见，散在分布。
(7) 未见特殊细胞，未见寄生虫

表 16–2 ITP 的诊断标准
• 至少 2 次血常规检测血小板计数＜100×10^9/L，外周血涂片镜检血细胞形态无明显异常
• 一般无脾大
• 骨髓检查示巨核细胞增多或正常，伴成熟障碍
• 需排除其他继发性血小板减少

慢性活动性 EB 病毒感染抑制骨髓造血）等引起巨核细胞增生减低导致血小板减少。

• 叶酸、维生素 B_{12} 缺乏所致营养性巨幼细胞性贫血。

• 常见变异型免疫缺陷病（common variable immunodeficiency disease，CVID）。

• 各种病因造成的脾功能亢进。

• 同种免疫性血小板减少。

• 自身免疫性疾病、甲状腺疾病、淋巴系统增殖性疾病、TTP、HUS、DIC、卡波西样血管内皮瘤并发卡梅现象、噬血细胞综合征（hemophagocytic syndrome，HPS）、感染、疫苗接种及药物所致血小板减少等。

儿童 ITP 被认为是一种自限性疾病，在儿童适应性免疫建立过程中，患儿自身免疫细胞针对外界刺激（如病毒感染或免疫接种）会产生免疫反应，随着病原和诱因清除，免疫状态将恢复正常，ITP 常表现为一过性。根据疾病获得缓解的时间（病程持续时间）可分为新诊断 ITP、持续性 ITP 和慢性 ITP。ITP 持续时间＜3 个月为新诊断 ITP、ITP 持续时间 3～12 个月为持续性 ITP、持续时间＞12 个月为慢性 ITP。有研究显示，儿童 ITP 自发缓解率高，发病 1 年时＜1 岁患儿缓解率为 74%、1—6 岁患儿为 67%、10—20 岁为 62%，病程超过 12 个月仍未达缓解的慢性 ITP 仅占 5%～10%。

儿童 ITP 采用分级治疗，即对新诊断 ITP、初次治疗 ITP 和复发 ITP，建议选择常规一线治疗，即应用糖皮质激素和（或）静脉滴注免疫球蛋白以提高血小板计数；当患儿对常规一线治疗无效时，应该开展二线治疗，包括应用促血小板生成类药物、利妥昔单抗或脾切除术 3 种治疗中的一种或多种，此时可以单用、序贯或者联合治疗，避免重复或长期应用糖皮质激素；而当二线治疗仍然无效，尤其达到难治性 ITP 时，则需要探索更加精准的三线治疗，这也是下一步临床研究需关注的方向。

病例 17　免疫缺陷导致的血小板减少

【病例概况】

1. 一般情况：男，约 3 岁。

2. 主诉：血小板减少 11 个月余，面部外伤 1 天。

3. 现病史：11 个月余前发现患儿双下肢瘀斑，无发热，无齿龈出血，无血便，于外院就诊行血常规检查示血小板 11×10^9/L，予静注“人免疫球蛋白 12.5g”，血小板升至 121×10^9/L，之后门诊复查血常规，血小板逐渐下降至（32～40）$\times10^9$/L。后住院完善骨髓细胞学分析，诊断为“免疫性血小板减少”，治疗后好转出院。停用泼尼松后血小板再次下降，约维持在 32×10^9/L。4 个月前为进一步诊治于本科住院治疗，入院复查血常规血小板计数为 18×10^9/L，予丙种球蛋白 12.5g 静脉滴注治疗后出院。完善全外显子基因检查提示，未发现临床表型高度相关且致病性证据充分的变异，但检出一个可疑变异，即遗传自父亲的 *NFKB1* 基因突变，常导致疾病为变异型免疫缺陷 12 型（AD）。患儿院外口服药物困难，平素血小板维持在（30～40）$\times10^9$/L，未予特殊处理。1 天前患儿跌倒后右侧面部外伤，右侧眼睑、面颊、口唇肿胀明显，可见暗紫色瘀肿，明显高起于皮面。

4. 体格检查：T 36.8℃，P 122 次 / 分，R 26 次 / 分。身长 94cm，体重 13kg，疼痛评分：0 分。神志清，精神可。右侧眼睑、面颊、口唇肿胀明显，可见暗紫色瘀肿，明显高起于皮面。患儿张口困难，口腔查体配合不佳。双肺呼吸音清，未闻及啰音，心腹查体无异常。

5. 实验室检查

(1) 血常规（表 17–1，图 17–1）。

表 17–1　入院当天血常规结果

项目名称	结　果	单　位	参考区间	项目名称	结　果	单　位	参考区间
白细胞计数	8.15	10^9/L	4.9～12.7	嗜酸性粒细胞绝对值	0.17	10^9/L	0.04～0.74
红细胞计数	4.16	10^{12}/L	4.1～5.5	嗜碱性粒细胞绝对值	0.04	10^9/L	0～0.1
血红蛋白浓度	111	g/L	115～150	红细胞压积	34.6	%	35～45
血小板计数	46	10^9/L	187～475	平均红细胞体积	83.1	fl	76～88
中性粒细胞百分比	49.4	%	23～64	平均红细胞血红蛋白含量	26.7	pg	24～30
淋巴细胞百分比	41.7	%	26～67	平均红细胞血红蛋白浓度	321	g/L	309～359
单核细胞百分比	6.3	%	2～11	红细胞体积分布宽度标准差（RDW-CV）	12.8	%	11～16.5
嗜酸性粒细胞百分比	2.1	%	0.5～9	红细胞体积分布宽度变异系数（RDW-SD）	40.2	fl	35～54
嗜碱性粒细胞百分比	0.5	%	0～1	血小板平均体积	10.5	fl	5～10
中性粒细胞绝对值	4.03	10^9/L	1.3～6.7	血小板压积	0.05	%	0.06～0.3
淋巴细胞绝对值	3.39	10^9/L	2.0～6.5	大血小板比值	35.1	%	15～30
单核细胞绝对值	0.52	109/L	0.16～0.92	血小板体积分布宽度	17.2	%	9～17

(2) 外周血涂片镜检（图 17–2）。

(3) 其他实验室检查：总胆红素 9.11μmol/L、直接胆红素 2.57μmol/L、间接胆红素 6.54μmol/L、丙氨酸氨基转移酶 15.43U/L、天冬氨酸氨基转移酶 41.52U/L、乳酸脱氢酶 259.49U/L、尿素 6.53mmol/L、肌酐 19.32μmol/L，凝血酶原时间 11.6s、活化部分凝血活酶时间 27.4s、凝血酶时间 15.3s、纤维蛋白原 4.14g/L↑，免疫球蛋白 G 6.86g/L、免疫球蛋白 A 0.4g/L、免疫球蛋白 M 0.51g/L。

(4) 影像学检查：头颅 CT 扫描及骨三维重建显示，未见明显出血征象，请结合临床必要时磁共振检查；右侧眼睑及颌面部软组织肿胀。

(5) 骨髓细胞学检查（图 17–3）。

【诊断】

血小板减少症，软组织肿胀，面部瘀斑。

【讨论】

常见变异型免疫缺陷病（CVID）是临床上常见的原发性抗体缺陷病，以反复感染、血清免疫球蛋白水平低下、B 细胞分化为记忆细胞和浆细胞障碍为主要表现。CVID 临床表现多样，主要为多部位反复感染，其中最常见的临床表现和首发症状是肺部感染，超过 3/4 的患者在确诊前存在至少 1 次细菌性肺炎的病史。武娟等通过对北京协和医院 1983 年 1 月 1 日至 2021 年 5 月 1 日收治入院的 75 例 CVID 患者的临床资料进行回顾分析和随访，总结得出 CVID 患者的常见临床表现包括呼吸系统受累（68.0%，51/75）、血液系统受累（66.7%，50/75）、肝脾受累（66.7%，50/75）、胃肠道受累（46.7%，35/75）、自身免疫性疾病（29.3%，22/75）等。其中血液系统受累又包括贫血（62.7%，47/75）、血小板减少（17.3%，13/75）和粒细胞减少（8.0%，6/75）。中华医学会血液学分会血栓与止血学组修订的《成人原发免疫性血小板减少症诊断与治疗中国指南（2020 年版）》中指出 ITP 的诊断仍基于临床排除法，需除外其他原因所致的血小板减少，包括自身免疫性疾病、甲状腺疾病、MDS、AA、各种恶性血液病、肿

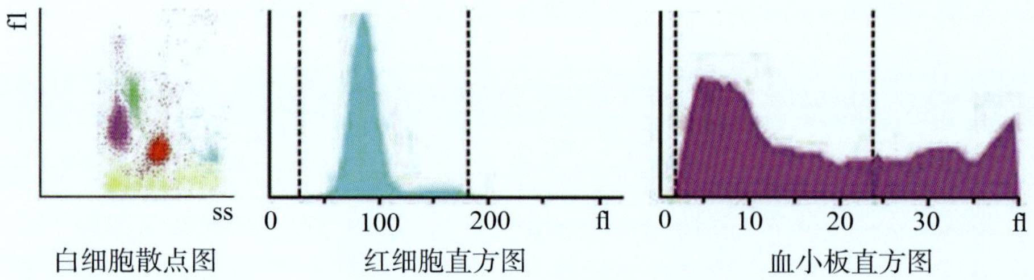

◀ 图 17–1 白细胞散点图、红细胞直方图、血小板直方图

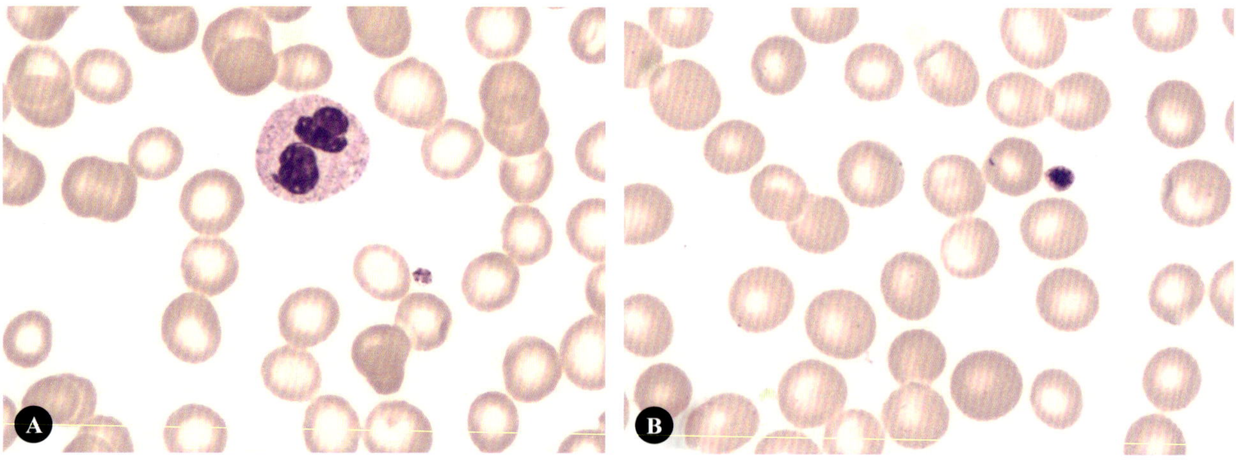

▲ 图 17–2 外周血细胞形态，血小板散在少见，未见聚集

EDTA 抗凝血镜检，分类 100 个白细胞，中性粒细胞 51%、淋巴细胞 43%、单核细胞 5%、嗜酸性粒细胞 1%；红细胞形态尚可；血小板散在少见，未见聚集

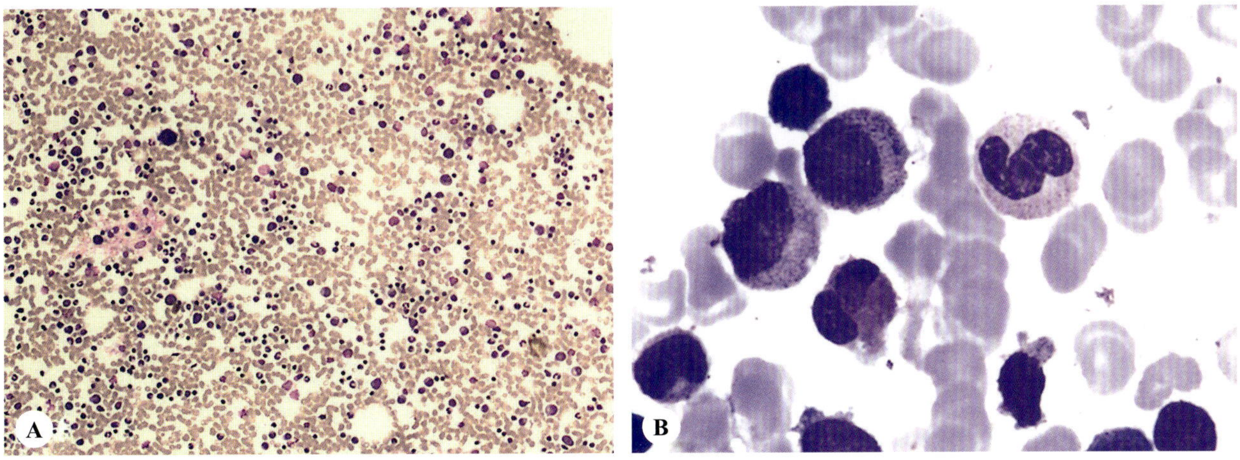

▲ **图 17–3　骨髓细胞形态学检查**

细胞形态学检查：
(1) 骨髓取材及涂片良好，染色满意。
(2) 骨髓有核细胞增生活跃，粒：红 = 1.95：1，比例稍低。
(3) 粒系增生活跃，占 38.0%，比例偏低。成熟阶段粒细胞比例偏低，各阶段粒细胞形态尚可。
(4) 红系增生活跃，占 19.5%，比例尚可，以中、晚幼红细胞为主。幼红细胞形态尚可。成熟红细胞形态及染色尚可。
(5) 淋巴系增生活跃，占 37.0%，比例偏高，形态尚可。
(6) 巨核系增生活跃，全片共数巨核细胞＞150 个，分类 25 个，幼巨核细胞 1 个、颗粒型巨核细胞 18 个、产板型巨核细胞 6 个。血小板可见，散在分布。
(7) 未见特殊细胞，未见寄生虫

瘤浸润、慢性肝病、脾功能亢进、疫苗接种等所致继发性血小板减少及 CVID 等。对疑诊 ITP 的患者应于静脉滴注免疫球蛋白治疗前检测血清 IgG、IgA、IgM 水平，以辅助筛查 CVID。

除 CVID 外，还有一部分原发性免疫缺陷疾病也可表现为免疫性血小板减少，且病程迁延、反复，呈现慢性免疫性血小板减少状态。随着实验诊断技术的进步，发现实际上在儿童慢性 ITP 中有近 50% 存在遗传性免疫异常，即相当比例是原发性免疫缺陷患者。包括选择性 IgA 缺陷、IgG 亚类缺陷、自身免疫性淋巴细胞增生综合征、Wiskott-Aldrich 综合征（Wiskott-Aldrich syndrome，WAS）等。因此，儿童血小板减少患者，尤其是病程迁延、反复的患儿，在诊断时需警惕原发性免疫缺陷病的可能，及时完善相关检查，必要时可行基因检测。

本病例中，患者虽然检出了 *NFKB1* 基因的可疑变异，但因其免疫球蛋白水平正常，接种乙肝疫苗后可产生乙肝表面抗体，因此，最终未诊断为 CVID。本案例提示在诊断 ITP 时需警惕 CVID 等原发性免疫缺陷疾病的可能。

病例 18　WAS 综合征

【病例概况】

1. 一般情况：男，4 月龄。

2. 主诉：发现血小板减少 4 个月，反复抽搐 1 天。

3. 现病史：患儿 4 个月前（生后第 3 天）因“皮肤黄染、血小板减少”收入当地医院新生儿科住院治疗，予静脉滴注“辐照血小板 0.5 治疗量、丙种球蛋白 2.5g”，期间查血小板 HPA/HLA 抗体阴性，血小板升至 $114 \times 10^9/L$，后动态监测血小板呈进行性降低，再次应用丙种球蛋白 3 次，复查血常规示血小板计数 $43 \times 10^9/L$，后于我院 NICU 住院治疗，入院后血常规示血小板计数 $49 \times 10^9/L$，外周血涂片及骨髓分析示血小板少见，散在分布，大部分血小板体积偏小。

通过对疾病相关基因的测序分析，发现 *WAS* 基因有与疾病相关的变异。

2 月龄时患儿全身出现严重湿疹，激素软膏涂抹至今，湿疹减轻。近 2 周患儿头顶“毛囊炎”，药物涂抹至今（具体不详），“毛囊炎”减轻。

4. 体格检查：T 36.8℃，P 146 次 / 分，R 29 次 / 分，BP 111/70mmHg。身长 65cm，体重 7.2kg，疼痛评分：0 分。神志清醒，烦躁、哭闹，查体不配合。双下肢可见密集针尖样出血点，皮肤皱褶处发红，部分破溃。头顶见较多红色丘疹，肛周皮肤发红。浅表淋巴结未及肿大。

5. 实验室检查

(1) 血常规（表 18-1，图 18-1）。

表 18-1　入院当天血常规结果

项目名称	结　果	单　位	参考区间	项目名称	结　果	单　位	参考区间
白细胞计数	8.84	$10^9/L$	5.6～14.5	嗜酸性粒细胞绝对值	0.09	$10^9/L$	0.06～1.22
红细胞计数	3.42	$10^{12}/L$	3.5～5.6	嗜碱性粒细胞绝对值	0.01	$10^9/L$	0～0.14
血红蛋白浓度	87	g/L	99～196	红细胞压积	28.8	%	29～57
血小板计数	16	$10^9/L$	203～653	平均红细胞体积	84.3	fl	73～105
中性粒细胞百分比	28.6	%	7～51	平均红细胞血红蛋白含量	25.5	pg	24～37
淋巴细胞百分比	63.6	%	34～81	平均红细胞血红蛋白浓度	303	g/L	305～361
单核细胞百分比	6.7	%	3～18	红细胞体积分布宽度标准差（RDW-CV）	14.7	%	11～16.5
嗜酸性粒细胞百分比	1	%	0.8～11	红细胞体积分布宽度变异系数（RDW-SD）	46.1	fl	35～54
嗜碱性粒细胞百分比	0.1	%	0～1	血小板平均体积	6.3	fl	5～10
中性粒细胞绝对值	2.53	$10^9/L$	0.6～7.1	血小板压积	0.01	%	0.06～0.3
淋巴细胞绝对值	5.62	$10^9/L$	3.2～10.7	大血小板比值	8.7	%	15～30
单核细胞绝对值	0.59	$10^9/L$	0.25～1.89	血小板体积分布宽度	16	%	9～17

注 . 患儿多次在我院进行血常规检查，血小板计数一直处于较低水平

(2) 外周血涂片镜检（图 18–2）。

(3) 其他实验室检查：总胆红素 9.30μmol/L、直接胆红素 4.26μmol/L、间接胆红素 5.04μmol/L、丙氨酸氨基转移酶 200.61U/L↑、天冬氨酸氨基转移酶 159.52U/L↑，降钙素原 0.11ng/ml↑、红细胞沉降率 60mm/h↑，巨细胞病毒 IgM 抗体 72.00U/ml↑、人巨细胞病毒核酸 2.81E+002copies/ml↑，免疫球蛋白 E 13.6U/ml、免疫球蛋白 G 14.30g/L↑、免疫球蛋白 A 0.48g/L、免疫球蛋白 M 0.60g/L，抗核抗体 IgG（IIFA）阳性，ANA（核型 1）：核颗粒型，核型 1 滴度 1 : 100。

(4) 影像学检查：颅脑 CT 扫描提示，硬膜下 / 外出血（左侧额顶及大脑镰旁）？双侧额颞顶部脑外间隙增宽。

(5) 骨髓细胞学检查：11 日龄时检查的报告见图 18–3。

【诊断】

WAS 综合征，贫血。

【讨论】

WAS 综合征即湿疹 – 血小板减少 – 免疫缺陷综合征，是一种少见的 X 染色体相关性疾病，该病主要临床特征为湿疹、血小板减少伴体积减小、免疫缺陷，易患自身免疫病和恶性肿瘤。该病发病原因为位于 X 染色体短臂上（Xp11.22–p11.23）编码 WAS 蛋白的基因发生变异，影响造血干细胞的分化和迁移、细胞信号传导，从而导致免疫缺陷。WAS 患儿起病年龄早，初期症状常不典型，首发表现可有血便、黄疸、皮肤出血点等，易误诊为特发性血小板减少性紫癜（ITP），随着年龄增长可死于颅内出血、反复感染和恶性肿瘤。

WAS 诊断标准需符合（1）～（7）条中的 1 条及以上且同时符合（8）。

(1) 男性患者自幼起病。

(2) 血便、皮肤瘀点、瘀斑等出血性表现。

(3) 反复皮肤湿疹。

(4) 反复或严重感染（以消化道、呼吸道及外耳道多见）。

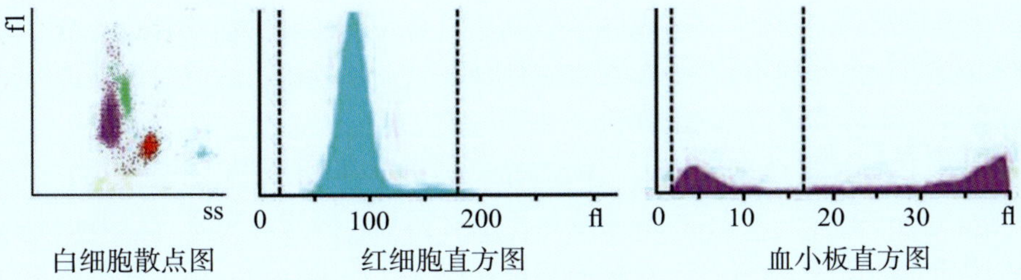

◀ **图 18–1　白细胞散点图、红细胞直方图、血小板直方图**

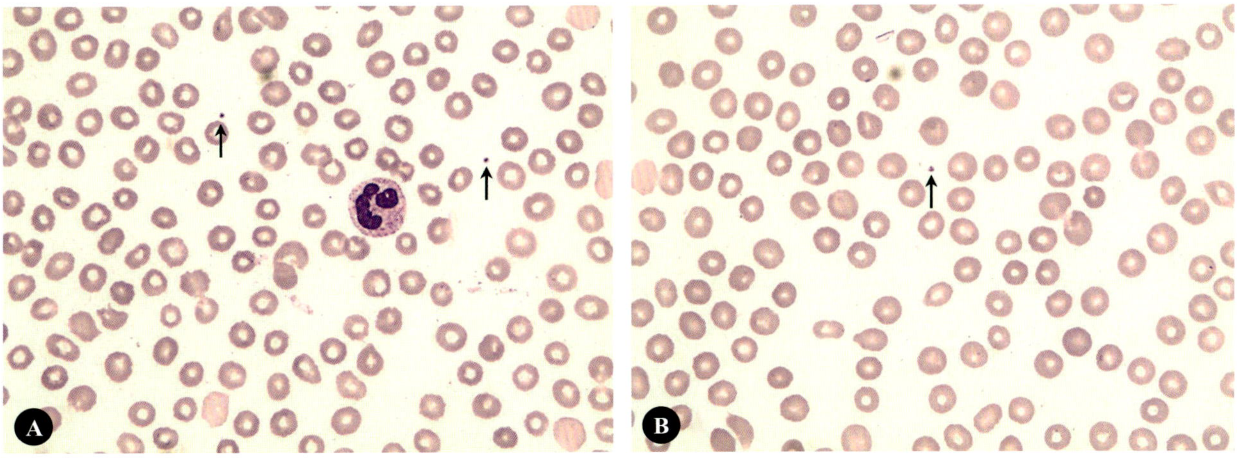

▲ **图 18–2　外周血细胞形态，血小板体积偏小（箭），散在少见**

EDTA 抗凝血镜检：分类 100 个白细胞，中性粒细胞 30%、淋巴细胞 65%、单核细胞 4%、嗜酸性粒细胞 1%；红细胞形态尚可；血小板散在少见，未见聚集，大部分血小板体积偏小

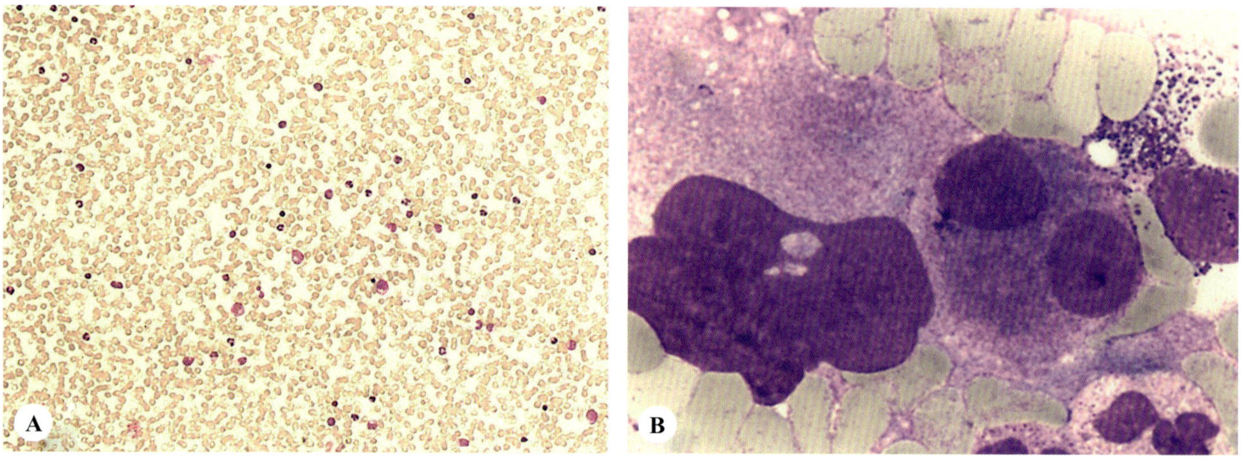

▲ 图 18-3 骨髓细胞形态学检查

细胞形态学检查：

(1) 骨髓取材及涂片尚可，染色满意。

(2) 骨髓有核细胞增生活跃，粒：红 =15.14：1，比例偏高。

(3) 粒系增生活跃，占 53.0%，比例尚可。部分中性粒细胞可见胞质颗粒增多增粗。

(4) 红系增生尚可，占 3.5%，比例偏低。幼红细胞形态尚可。成熟红细胞形态及染色尚可。

(5) 淋巴系增生活跃，占 33.5%，比例及形态尚可。

(6) 巨核系增生活跃，全片共数巨核细胞＞150 个，分类 25 个，幼巨核细胞 1 个、颗粒型巨核细胞 20 个、产板型巨核细胞 4 个。产板型巨核细胞较少见，可见产板不良现象，偶见双圆核巨核细胞。血小板少见，散在分布，大部分血小板体积偏小。

(7) 未见特殊细胞，未见寄生虫

(5) 伴或不伴自身免疫疾病、恶性肿瘤。

(6) 血小板减少，伴血小板平均体积（MPV）减小。

(7) 伴或不伴家族史。

(8) 明确的 *WAS* 基因突变和（或）WAS 蛋白表达异常。

WAS 基因突变可导致不同的疾病谱，包括典型 WAS、X 连锁粒细胞减少症（XLN）、X 连锁血小板减少症（XLT）、间歇性 X 连锁血小板减少症（IXLT），根据患者血小板计数、血小板体积缩小、湿疹、感染及免疫缺陷和恶性肿瘤的发生情况来进行评分，1 分纳入 IXLT，1～2 分归入 XLT，3～4 分为 WAS，若发生自身免疫病和肿瘤均评为 5 分。WAS 存在随病程延长呈加重趋势，故应对患儿进行动态评估。

WAS 是一种罕见基因病，目前最有效的治疗方法为造血干细胞移植，轻中度患者可以通过对症治疗控制病情，但生存质量较差，近年来基因治疗在临床上取得了一定的进展，将来可能会成为有效的替代治疗方案。对于新生儿出现反复血小板减少、血便、湿疹等表现应考虑到 WAS 的可能，尽早完善基因和蛋白检测，尽早明确诊断，规范治疗，以改善患儿预后，提高生存质量。

病例 19　MYH9 相关血小板减少

【病例概况】

1. 一般情况：女，约 2 岁。

2. 主诉：出生后发现血小板减少至今，咳嗽半月余，发热 3 天。

3. 现病史：患儿出生后查血常规示血小板 39×10^9/L，于当地医院住院治疗，期间应用“丙种球蛋白（具体剂量不详）”治疗，出院时血小板 76×10^9/L。出院后定期监测血常规示血小板波动于（39～97）$\times 10^9$/L，未予其他特殊治疗，无皮肤出血点及瘀斑，无鼻衄、齿龈出血，无呕血、血尿、黑便。3 天前，患儿出现发热，体温最高 38.3℃，予物理降温后体温可降至正常，热峰 1～2 次 / 天，伴咳嗽、有痰，予“磷酸奥司他韦、小儿金翘颗粒口服 3 天，头孢地尼口服 7 天”，复查血常规示，白细胞 10.29×10^9/L、血红蛋白 117g/L、血小板 39×10^9/L、C 反应蛋白 10.94mg/L。

4. 体格检查：36.1℃、P100 次 / 分、R23 次 / 分。体重 10kg，疼痛评分：0 分。发育正常，营养中等，神志清，精神反应可，查体合作。皮肤黏膜无皮疹、黄染及出血点。咽充血，双侧扁桃体Ⅰ度肿大，无疱疹及脓栓。双肺呼吸音粗，偶可闻及少量湿啰音。腹平软，未扪及异常包块，肝、脾肋下未触及，肠鸣音正常。脑膜刺激征及病理征阴性。

5. 实验室检查

(1) 血常规（表 19–1，图 19–1）。

(2) 外周血涂片镜检（图 19–2）。

(3) 其他实验室检查：丙氨酸氨基转移酶 13.17U/L、天冬氨酸氨基转移酶 36.21U/L、直接胆红素 9.96μmol/L、

表 19–1　入院当天血常规结果

项目名称	结　果	单　位	参考区间	项目名称	结　果	单　位	参考区间
白细胞计数	5.76	10^9/L	5.5～13.6	嗜酸性粒细胞绝对值	0.26	10^9/L	0.04～0.74
红细胞计数	4.26	10^{12}/L	4.1～5.5	嗜碱性粒细胞绝对值	0.02	10^9/L	0～0.14
血红蛋白浓度	119	g/L	104～143	红细胞压积	36.2	%	32～43
血小板计数	72	10^9/L	191～516	平均红细胞体积	85	fl	71～86
中性粒细胞百分比	34.9	%	13～54	平均红细胞血红蛋白含量	27.9	pg	24～30
淋巴细胞百分比	52.8	%	35～76	平均红细胞血红蛋白浓度	329	g/L	309～359
单核细胞百分比	7.5	%	2～14	红细胞体积分布宽度标准差（RDW-CV）	13.8	%	11～16.5
嗜酸性粒细胞百分比	4.5	%	0.5～9	红细胞体积分布宽度变异系数（RDW-SD）	41.1	fl	35～54
嗜碱性粒细胞百分比	0.3	%	0～1	血小板平均体积	—	fl	5～10
中性粒细胞绝对值	2.01	10^9/L	0.9～5.5	血小板压积	—	%	0.06～0.3
淋巴细胞绝对值	3.04	10^9/L	2.7～9.1	大血小板比值	—	%	15～30
单核细胞绝对值	0.43	10^9/L	0.20～1.14	血小板体积分布宽度	—	%	9～17

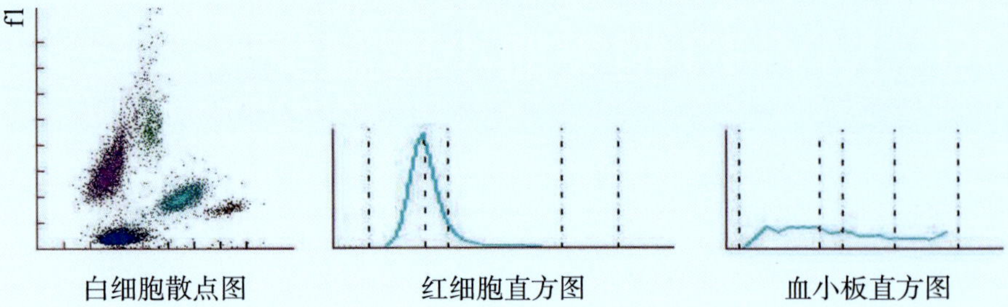

◀ 图 19-1 白细胞散点图、红细胞直方图、血小板直方图

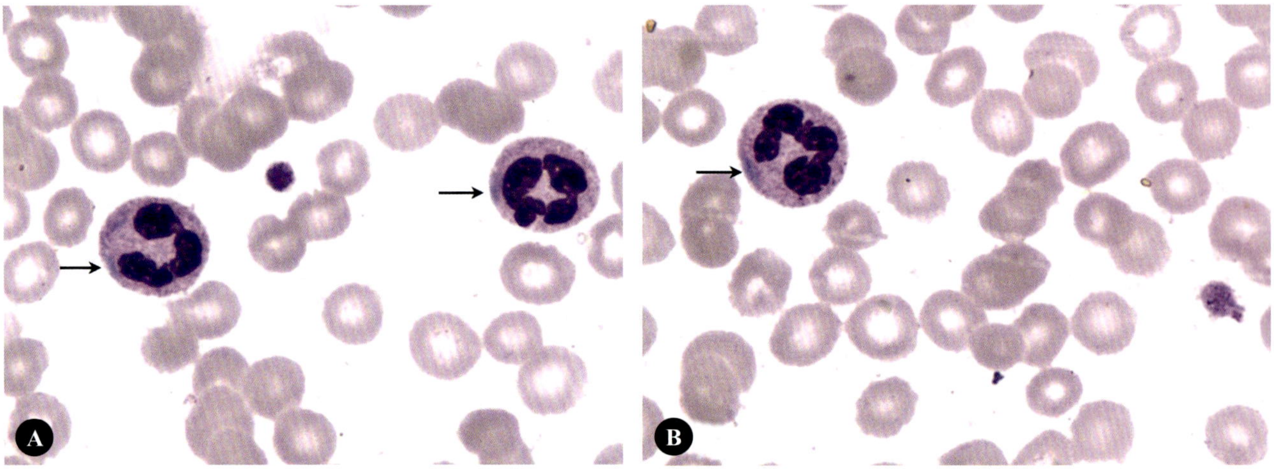

▲ 图 19-2 外周血细胞形态，可见大血小板，中性粒细胞胞质可见蓝色包涵体（箭）

EDTA 抗凝血镜检，分类 100 个白细胞，中性粒细胞 76%、淋巴细胞 18%、单核细胞 5%、嗜酸性粒细胞 1%，部分中性粒细胞、嗜酸性粒细胞及单核细胞胞质中可见蓝色包涵体；红细胞形态尚可；可见较多大血小板，散在分布

直接胆红素 2.86μmol/L、间接胆红素 7.10μmol/L、乳酸脱氢酶 385.91U/L。

(4) 脑电图提示为异常脑电图。

(5) 骨髓细胞学检查（图 19-3）。

(6) 基因染色体等相关检查：全外显子基因测序，发现与疾病表型高度相关的可疑变异［MYH9，c. 5521G＞A（p.E 1841K）］。

【诊断】

MYH9 相关血小板减少。

【讨论】

MYH9 相关性疾病（Myosin heavy chain 9-Related disorders，MYH9-RD）是一类少见的常染色体显性遗传性血小板减少性疾病，由编码非肌性肌球蛋白重链ⅡA（Non-muscle myosin heavy chain ⅡA，NMMHC-ⅡA）的 *MYH9* 基因缺陷引起。NMMHC-ⅡA 是一种运动蛋白，多表达于白细胞、肾和耳蜗，是血小板唯一的非肌性肌球蛋白，在细胞分裂、迁移和形态维持中起重要作用。*MYH9* 基因突变会导致 NMMHC-ⅡA 功能异常，进而引起血小板骨架成分改变和重组，同时促进未成熟血小板释放入血，导致巨大血小板性血小板减少。MYH9-RNA 伴有异常 NMMHC-ⅡA 蛋白的累积导致中性粒等细胞胞质中出现包涵体。*MYH9* 基因突变还可导致患者出现不同程度的凝血障碍、贫血，甚至耳聋、肾炎、白内障。该病发病率较低，约为 1/10 万，其中 20%～40% 为散发病例。此外，其临床表现具有高度的异质性，部分患者仅表型为轻度皮肤瘀点、瘀斑，常被误诊为免疫性或特发性血小板减少症。

根据临床表型不同，MYH9-RD 可分为 May-Hegglin 异常（MHA）、Fechtner 综合征（FTNS）、Epstein 综合征（EPS）和 Sebastain 综合征（SBS）4 种类型（表 19-2）。目前有研究认为上述分型意义不大，因为同一突变位点的家系可以有不同的临床表型，同一个体不同阶段也可有不同的临床表现，以

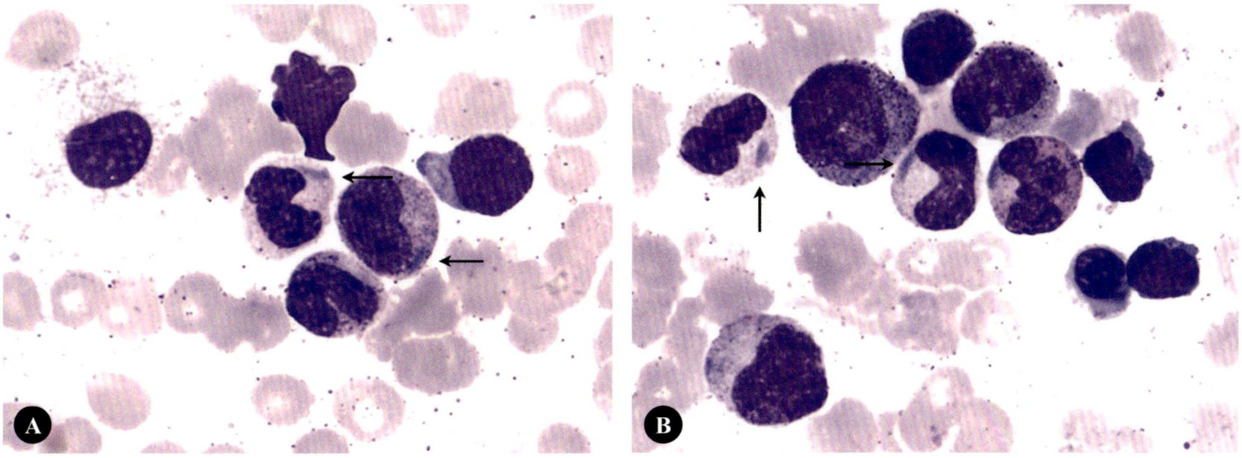

▲ 图 19-3　骨髓细胞形态学检查，中性中幼粒细胞、晚幼粒细胞、杆状核粒细胞和分叶核粒细胞胞质可见蓝色包涵体（箭）

细胞形态学检查：

(1) 骨髓取材及涂片良好，染色满意。

(2) 骨髓有核细胞增生活跃，粒：红 = 5.74：1，比例偏高。

(3) 粒系增生活跃，占 54.5%，比例尚可。中、晚幼粒细胞比例升高，成熟阶段粒细胞比例偏低。部分中性粒细胞、嗜酸性粒细胞及单核细胞胞质中可见呈棒状、梭形、锥形等的蓝色包涵体。

(4) 红系增生尚可，占 9.5%，比例偏低。幼红细胞形态尚可。成熟红细胞形态及染色尚可。

(5) 淋巴系增生活跃，占 31.0%，其中幼稚淋巴细胞占 4%。

(6) 巨核系增生活跃，全片共数巨核细胞＞150 个，分类 25 个，颗粒型巨核细胞 13 个、产板型巨核细胞 11 个、裸核型巨核细胞 1 个。血小板可见，散在或小堆分布，可见大血小板。

(7) 未见寄生虫

上 4 种分型仅代表了同一种疾病的阶梯式发展过程。还有报道称，多数患者临床可见巨血小板减少及中性粒包涵体，而肾脏损害、听力障碍和白内障等表型取决于特定的 *MYH9* 致病变异。

MYH9-RD 的诊断主要依赖于患者的临床表现及实验室检查，其典型特征为血小板减少、巨大血小板、中性粒细胞包涵体“三联征”。在外周血涂片中，血小板体积增大，平均为 12.5fl，25% 的血小板大于红细胞；中性粒细胞、嗜酸性粒细胞、单核细胞内可见到杜勒小体样包涵体，位于胞质周围，呈亮蓝色。如怀疑 MYH9-RD，可行白细胞 NMMHC-ⅡA 免疫荧光检测或基因检测。

目前为止，该病尚无有效治疗方法，首要治疗是预防出血、避免使用影响血小板功能的药物。应定期进行血尿常规、肾功检测及听力和眼科筛查，关注疾病进展，出现相关症状及时就诊。

表 19-2　MYH9 相关疾病 4 种亚型

疾　病	巨大血小板	中性粒包涵体	感音神经性聋	肾　炎	白内障
May-Hegglin 综合征	+	+	–	–	–
Sebastian 综合征	+	+	–	–	–
Fechtner 综合征	+	+	+	+	+
Epstein 综合征	+	–	+	+	–

病例 20　血小板增多症

【病例概况】

1. 一般情况：女，6 月龄。

2. 主诉：右耳流液 5 天，发现血常规结果异常 5 天。

3. 现病史：患儿 5 天前因“右耳流液”于当地医院就诊，无发热，无抽搐，无咳喘，完善血常规检查白细胞 16.58×10^9/L、血红蛋白 94g/L、血小板 1041×10^9/L，诊断“中耳炎、血小板增多症”，建议住院治疗家属拒绝，并至本院急诊就诊，予滴耳及抗感染治疗，并嘱 3 天复查。今日患儿当地医院复查血小板仍高，遂再次于我院就诊。

4. 体格检查：T 36.2℃，P 103 次 / 分，R 26 次 / 分。身长 62cm，体重 7.5kg，疼痛评分：0 分。神志清，反应可。皮肤弹性良好，周身无皮疹及出血点。颈部浅表淋巴结未及肿大。口唇红润，扁桃体无肿大，咽部无充血，无疱疹。颈软无抵抗。胸廓对称，双肺呼吸音粗，未闻及干湿啰音。心腹查体未见异常。

5. 实验室检查

(1) 血常规（表 20–1，图 20–1）。

(2) 外周血细胞形态检查（图 20–2）。

(3) 其他实验室检查：C 反应蛋白 4.62mg/L、ESR 41mm/h ↑。网织红细胞绝对值 0.0982×10^{12}/L ↑、网织红细胞百分比 2.39% ↑，总胆红素 5.31μmol/L、直接胆红素 2.17μmol/L、间接胆红素 3.14μmol/L、丙氨酸转氨酶 24.53U/L、天冬氨酸转氨酶 42.17U/L，转铁蛋白 4.30g/L ↑、血清铁 9.76μmol/L、血清不饱和铁结合力 93.44μmol/L ↑、铁蛋白 33.28ng/ml、叶

表 20–1　入院当天血常规结果

项目名称	结　果	单　位	参考区间	项目名称	结　果	单　位	参考区间
白细胞计数	8.14	109/L	5.0～14.2	嗜酸性粒细胞绝对值	0.12	10^9/L	0.06～1.22
红细胞计数	4.06	1012/L	4.1～5.5	嗜碱性粒细胞绝对值	0.02	10^9/L	0～0.14
血红蛋白浓度	95	g/L	103～138	红细胞压积	28.4	%	32～45
血小板计数	1084	109/L	172～601	平均红细胞体积	69.9	fl	71～86
中性粒细胞百分比	32.3	%	9～53	平均红细胞血红蛋白含量	23.3	pg	24～30
淋巴细胞百分比	60.6	%	37～82	平均红细胞血红蛋白浓度	334	g/L	309～359
单核细胞百分比	5.5	%	2～14	红细胞体积分布宽度标准差（RDW-CV）	15.6	%	11～16.5
嗜酸性粒细胞百分比	1.4	%	0.8～11	红细胞体积分布宽度变异系数（RDW-SD）	41.5	fl	35～54
嗜碱性粒细胞百分比	0.2	%	0～1	血小板平均体积	8	fl	5～10
中性粒细胞绝对值	2.63	10^9/L	0.8～6.1	血小板压积	0.86	%	0.06～0.3
淋巴细胞绝对值	4.92	10^9/L	2.8～10.0	大血小板比值	13.8	%	15～30
单核细胞绝对值	0.45	10^9/L	0.15～1.24	血小板体积分布宽度	15.6	%	9～17

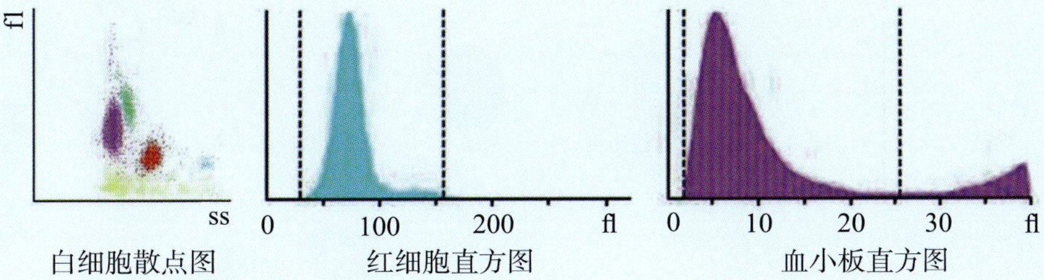

◀ **图 20-1　白细胞散点图、红细胞直方图、血小板直方图**

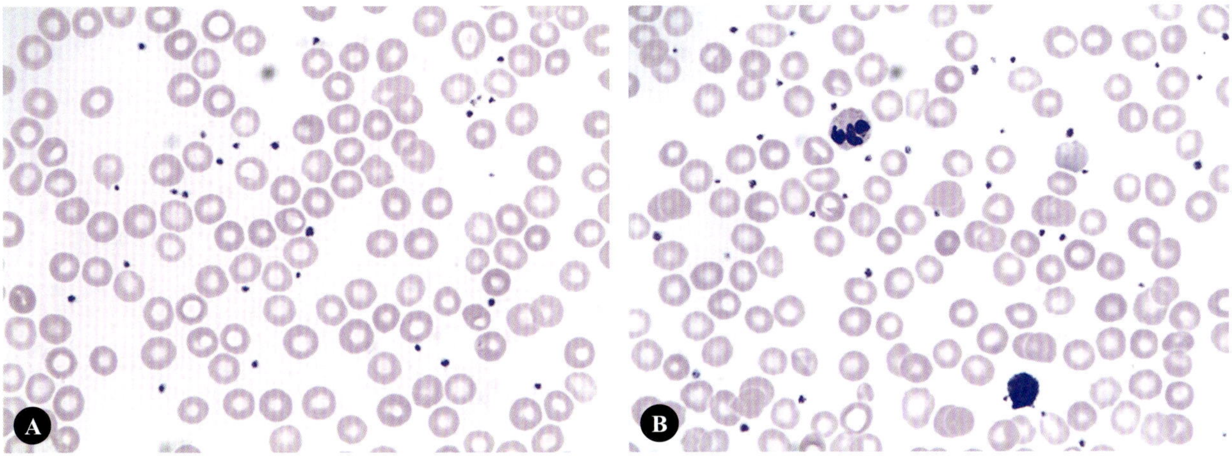

▲ **图 20-2　外周血细胞形态，血小板数量明显增多**

EDTA 抗凝血涂片镜检，分类 100 个白细胞，中性粒细胞 32%、淋巴细胞 61%、单核细胞 6%、嗜酸性粒细胞 1%。红细胞形态尚可。血小板数量明显增多

酸＞20ng/ml、维生素 B_{12} 344.60pg/ml，尿液分析、粪便常规、凝血常规、TORCH、抗核抗体无异常。

(4) 影像学检查：胸部 CT 扫描提示，右肺少许炎性病变可能，双肺透光度不均匀。

(5) 骨髓细胞学检查（图 20-3）。

(6) 基因检测：未送检。

【诊断】

血小板增多症，支气管肺炎，急性化脓性中耳炎（右），轻度贫血。

【讨论】

血小板增多症是指外周血中血小板数量超过正常血小板计数的上限，通常指血小板计数＞450×10^9/L，是儿科的常见疾病，儿童总体发病率为 3%～13%。根据血小板计数多少，血小板增多症可分为轻度增多［（500～700）$\times 10^9$/L］、中度增多［（700～900）$\times 10^9$/L］、重度增多［（900～1000）$\times 10^9$/L］和极重度增多（＞1000×10^9/L）。儿童血小板极重度增多不常见，发病率不足 2%。

血小板生成素（thrombopoietin，TPO）及其受体（C-MPL）是巨核细胞增殖分化和血小板生成的基本调节因子，TPO 可以刺激骨髓早期造血干细胞向巨核祖细胞分化，促进巨核祖细胞增殖、成熟及功能性血小板的形成。对有川崎病、急性感染或手术创伤的患儿进行动态 TPO 水平检测发现，血清 TPO 水平升高的时间早于血小板计数升高。干细胞因子、粒细胞－巨噬细胞集落刺激因子（GM-CSF）、IL-6、IL-8 和 IL-11 等其他细胞因子也在血小板生成中起重要作用。TPO 等参与血小板生成过程的信号转导需依赖于 JAK/STAT 系统，*JAK2* 基因突变可导致血小板生成增多。正常情况下，MPL 在无 TPO 刺激时处于静息状态，基因突变可以使 MPL 不依赖 TPO 而自行活化，也可促使血小板大量生成。由于人体约 1/3 的血小板储存在脾中，脾切除可导致血小板在体内的重新分布，进而导致外周血血小板计数升高。此外，应用肾上腺素药物、剧烈活动、应激状态等也可导致血小板的再分布。

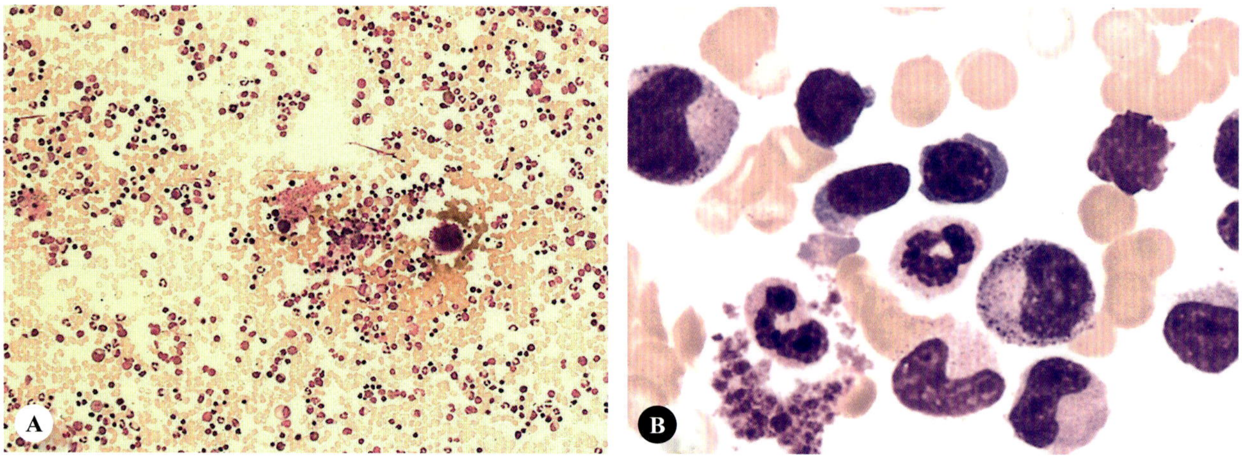

▲ 图 20–3　骨髓细胞形态学检查

细胞形态学检查：
(1) 骨髓取材及涂片良好，染色满意。
(2) 骨髓有核细胞增生明显活跃，粒：红 = 1.98：1，比例稍低。
(3) 粒系增生活跃，占 40.5%，比例尚可。各阶段粒细胞形态尚可。
(4) 红系增生活跃，占 20.5%，比例尚可，以中、晚幼红细胞为主。幼红细胞形态尚可。成熟红细胞部分中心淡染区轻度扩大。
(5) 淋巴系增生活跃，占 38.5%，其中幼稚淋巴细胞占 4.5%。
(6) 巨核系增生活跃，全片共数巨核细胞＞150 个，分类 25 个，颗粒型巨核细胞 8 个、产板型巨核细胞 17 个。血小板数量明显增多，散在或成堆分布。
(7) 未见特殊细胞，未见寄生虫。
(8) 骨髓外铁染色：少量。骨髓内铁染色：铁粒幼红细胞 1%

根据病因不同，血小板增多症可分为遗传性、克隆性、反应性 3 类。遗传性血小板增多有家族史，涉及的突变位点包括 *TPO* 基因的 5’–UTR 或剪切识别位点、*MPL* 基因 *S505N/P106L/W515R/K39N/R102P*、*JAK2* 基因 *R564Q/V617I/R867Q* 等。克隆性血小板增多主要包括 ET、CML、PV、pre-PMF、MDS-5q-、MDS 伴 inv（3）（q21.3; q26.2）或 t（3; 3）（q21.3; q26.2）、MDS/MPN-RS-T 等。反应性血小板增多与感染、创伤、慢性炎症、出血、缺铁、溶血性贫血、肿瘤、药物、血小板减少恢复期反跳现象、脾切除等多种因素有关。

本病例中，患儿血小板计数为 1041×10^9/L，属于血小板极重度增多。以往有研究报道在成人中血小板极重度增多最常见的原因为手术并发症和血液系统肿瘤，而儿童患者最常见原因则是感染和药物。苟琳等通过对 77 例患有极重度血小板增多症儿童资料进行回顾性分析，总结了引起儿童血小板极重度增多的主要病因，具体见表 20–2。

在诊断血小板增多症时，还需注意以下事项。

1. 排除血小板假性增多

(1) 地中海贫血、SIFD 等疾病中的大量小红细胞、异形红细胞、红细胞碎片可干扰血小板计数。

(2) 冷球蛋白结晶也可导致血小板计数明显假性升高。

(3) 错换试剂：在带教实习生过程中，曾遇到实习生错把尿液分析的鞘液当成血常规的鞘液，导致血常规分析仪的血小板计数出现假性升高，在换错试剂后血小板计数在短时间内从正常升高到 7000 多。

2. 血小板增多的定义在儿童中一直存在争议，因为不同年龄儿童的血小板计数存在差异，30% 的新生儿和婴儿可出现较高血小板计数，特别是在低体重婴儿中。根据国家卫生健康委员会颁布的《儿童血细胞分析参考区间》，出生后 28 天至 12 岁以下儿童静脉血血小板参考范围上限均＞450×10^9/L，具体见表 20–3。

表 20-2　77 例极重度血小板增多症的主要病因

病　因	例数（%）	病　因	例数（%）
克隆性血小板增多症	6（7.8）	继发性血小板增多症	71（92.2）
原发性血小板增多症	4（5.2）	感染	39（50.6）
慢性髓性白血病	2（2.6）	药物	12（15.6）
		贫血	9（11.7）
		川崎病	6（7.8）
		无脾	2（2.6）
		非血液系统恶性疾病	2（2.6）
		炎症性疾病	1（1.3）

表 20-3　不同年龄段儿童血小板参考区间

年　龄	静脉血（$\times 10^9$/L）	末梢血（$\times 10^9$/L）
28 天—6 月龄	183～614	203～653
6 月龄—1 岁	190～579	172～601
1 岁—2 岁	190～524	191～516
2 岁—6 岁	188～472	187～475
6 岁—12 岁	167～453	177～446
12 岁—18 岁	150～407	148～399

本病例中，患儿血小板升高可能与感染有关，由于该患儿未行相关基因检测，故不能排除遗传性血小板增多症，亦不能排除原发血小板增多症。该患儿可定期复查，若为暂时性血小板升高则为反应性，若长期血小板升高，建议行基因检测排除遗传性和克隆性因素。

病例 21　中性粒细胞缺乏症

【病例概况】

1. 一般情况：男，26 月龄。

2. 主诉：血常规结果异常 8 个月余，反复肛周肿物 2 个月余。

3. 现病史：患儿自 18 月龄时发现中性粒细胞计数 1.45×10^9/L，无发热，无咳喘，无腹痛、吐泻，无皮疹、眼红及关节肿痛等不适，未予特殊处理。后定期于我院门诊复查血常规示中性粒细胞绝对值最低为 0.25×10^9/L。2 个月余前反复肛周脓肿，于我院门诊行肛周脓肿切开引流术，术中见少量脓液流出，手术过程顺利，患儿无不适。近期肛周脓肿疼痛伴破溃，伴少量脓液流出，有波动感，伴红肿、压痛，今日再次来我院门诊就诊，患儿血常规结果异常伴肛周脓肿，符合血液科收入院指征，收入院。

4. 体格检查：T 36.2℃，P 110 次 / 分，R 25 次 / 分。身长 92cm，体重 14kg，疼痛评分：0 分。神志清醒，状态反应可。皮肤弹性良好，周身无皮疹及出血点。浅表淋巴结未及肿大。口唇红润，扁桃体无肿大，咽无充血，无疱疹。颈软无抵抗。心肺腹查体无异常。膝胸位 12 点方向可见一肿物，大小为 1cm × 0.8cm，伴红肿、压痛，有波动感，按压后可见少许脓性分泌物。

5. 家族史：父母体健，家族中无与患者类似疾病史，无传染病及遗传病等病史。

6. 实验室检查

(1) 血常规（表 21–1，图 21–1）。

(2) 外周血涂片镜检（图 21–2）。

(3) 其他实验室检查：总胆红素 6.14μmol/L、直

表 21–1　入院当天血常规结果

项目名称	结　果	单　位	参考区间	项目名称	结　果	单　位	参考区间
白细胞计数	5.18	10^9/L	4.9～12.7	嗜酸性粒细胞绝对值	0.18	10^9/L	0.04～0.74
红细胞计数	4.46	10^{12}/L	4.1～5.5	嗜碱性粒细胞绝对值	0.01	10^9/L	0～0.1
血红蛋白浓度	122	g/L	115～150	红细胞压积	36.3	%	35～45
血小板计数	197	10^9/L	187～475	平均红细胞体积	81.4	fl	76～88
中性粒细胞百分比	8.3	%	23～64	平均红细胞血红蛋白含量	27.5	pg	24～30
淋巴细胞百分比	77.2	%	26～67	平均红细胞血红蛋白浓度	337	g/L	309～359
单核细胞百分比	10.7	%	2～11	红细胞体积分布宽度标准差（RDW-CV）	13.2	%	11～16.5
嗜酸性粒细胞百分比	3.5	%	0.5～9	红细胞体积分布宽度变异系数（RDW-SD）	39.8	fl	35～54
嗜碱性粒细胞百分比	0.3	%	0～1	血小板平均体积	9.1	fl	5～10
中性粒细胞绝对值	0.43	10^9/L	1.3～6.7	血小板压积	0.18	%	0.06～0.3
淋巴细胞绝对值	4	10^9/L	2.0～6.5	大血小板比值	19.9	%	15～30
单核细胞绝对值	0.56	10^9/L	0.16～0.92	血小板体积分布宽度	15.7	%	9～17

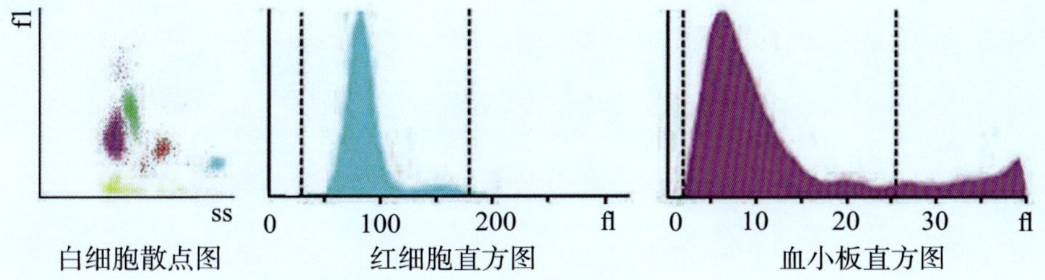

◀ 图 21-1 白细胞散点图、红细胞直方图、血小板直方图

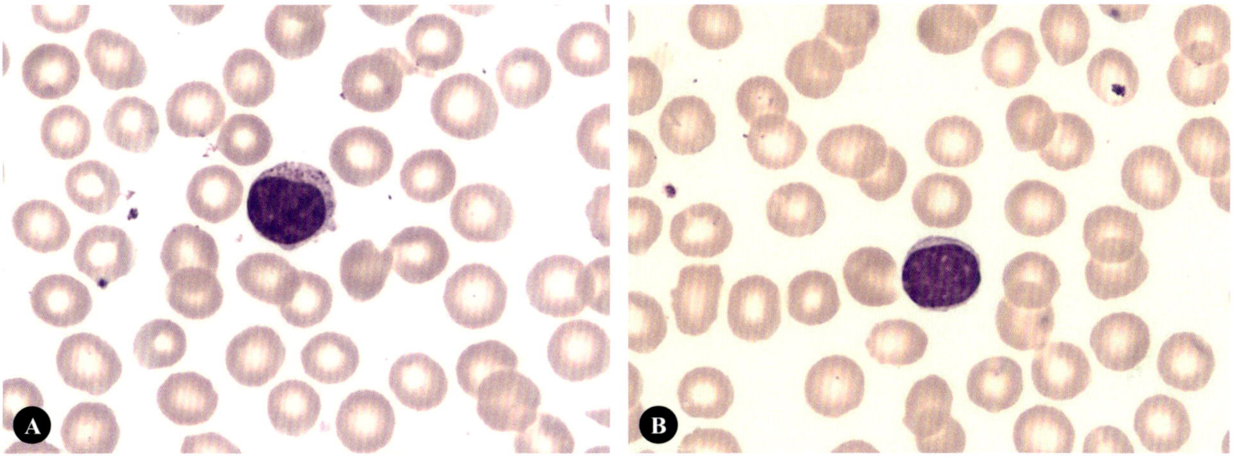

▲ 图 21-2 外周血细胞形态，中性粒细胞比例偏低，余未见明显异常

EDTA 抗凝血镜检，分类 100 个白细胞，中性粒细胞 4%、淋巴细胞 81%、单核细胞 12%、嗜酸性粒细胞 3%；红细胞形态尚可；血小板易见，散在分布

接胆红素 1.95μmol/L、间接胆红素 4.19μmol/L、丙氨酸氨基转移酶 19.61U/L、天冬氨酸氨基转移酶 34.34U/L、乳酸脱氢酶 248.76U/L、尿素 3.39mmol/L、肌酐 21.06μmol/L，免疫球蛋白 G 9.83g/L、免疫球蛋白 A 0.25g/L、免疫球蛋白 M 77g/L、补体 C3 1.24g/L、补体 C4 0.28g/L；ANA（抗核抗体 IgG）阴性。

肛周脓肿分泌物培养：鹑鸡肠球菌，对青霉素、氨苄西林等均敏感。

(4) 影像学检查：体表肿物彩色多普勒超声检查显示，左侧臀部肛周皮下探及不均质回声区，范围为 16mm × 6mm，边界欠清晰，其内探及少许液性暗区，范围为 6mm × 4mm，基底部血供丰富，周边软组织回声增强。右侧臀部皮下探及液性暗区，范围为 7mm × 3mm，周边软组织回声增强。

(5) 骨髓细胞学检查（图 21-3）。

【诊断】

中性粒细胞缺乏症，肛周脓肿。

【讨论】

中性粒细胞减少症是指由多种因素导致的中性粒细胞减少或缺乏，本病异质性强，严重者易合并各类感染。由于中性粒细胞计数受年龄、性别、种族等因素影响，其正常值下限在不同人群中有所不同。因此，粒细胞减少的标准通常按年龄划分。① 成人<2.0×10^9/L、10 岁以上儿童<1.8×10^9/L；② 10 岁以下儿童<1.5×10^9/L。当粒细胞严重减少低于 0.5×10^9/L 时，又称为粒细胞缺乏症，简称粒缺。中性粒细胞减少症有急性和慢性之分。当中性粒细胞被迅速消耗或生成受损时，此后 7～10 天可能出现急性中性粒细胞减少，当 3 个月内至少检出 3 次中性粒细胞减少时则称为慢性中性粒细胞减少症。不同种族间中性粒细胞减少的发病率存在很大差异，一项来自美国的研究发现黑种人发病率为 4.50%、白种人 0.84%、墨西哥裔美国人 0.44%，而来自希腊、丹麦的报道则分别为 1.0%、1.4%。成人男女比例约为 1∶8，儿童男女比例差别较小，但仍以女性为主。

临床表现随中性粒细胞减少的原因、程度和时

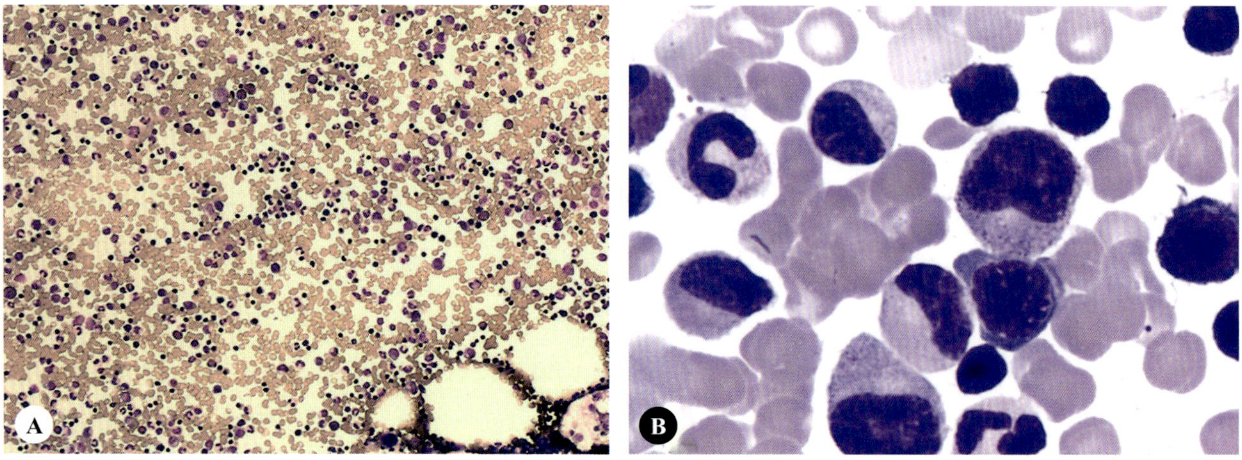

▲ 图 21-3　骨髓细胞形态学检查

细胞形态学检查：

(1) 骨髓取材及涂片良好，染色满意。

(2) 骨髓有核细胞增生明显活跃，粒：红 = 2.85：1，比例正常。

(3) 粒系增生活跃，占 37.0%，比例偏低。成熟阶段粒细胞比例偏低，各阶段粒细胞形态尚可。

(4) 红系增生活跃，占 13.0%，比例尚可，以中、晚幼红细胞为主。幼红细胞形态尚可。成熟红细胞形态及染色尚可。

(5) 淋巴系增生活跃，占 48.5%，比例偏高，形态尚可。

(6) 巨核系增生活跃，全片共数巨核细胞＞150 个，分类 25 个，幼巨核细胞 2 个、颗粒型巨核细胞 8 个、产板型巨核细胞 15 个。血小板易见，散在或成堆分布。

(7) 未见特殊细胞，未见寄生虫

间长短而异。当中性粒细胞计数＞1.0×10^9/L 时，机体的粒细胞吞噬防御功能基本不受影响，患者多表现为原发病症状，一般不出现感染症状。有些严重的先天性粒细胞减少患者可有明显的单核细胞代偿性增多，感染症状亦较轻。当发生急性粒细胞缺乏时，机体发生危及生命、难以控制的重症感染概率将大大增加。常伴有急骤的寒战、高热、乏力、咽痛和全身酸痛等症状。呼吸道、消化道及泌尿生殖道是最为常见的感染部位，有时口腔、咽峡、阴道、直肠及肛门等处黏膜可出现坏死性溃疡。由于感染部位缺乏粒细胞不能形成有效的炎症反应，故感染局部表现可不明显，如严重的肺部感染常无脓痰，X 线检查无炎症浸润阴影或浸润阴影不明显，严重的皮肤软组织感染常无脓液形成，脓肿穿刺可无或仅有少量脓液。患者并发感染后若无积极救治，常迅速播散，病情进展迅速，甚至发展至严重败血症、脓毒血症，病死率极高。

粒缺患者外周血中白细胞计数明显减低，常＜2.0×10^9/L，中性粒细胞计数＜0.5×10^9/L，甚至完全缺如。淋巴细胞百分比明显增高，部分病例也可出现单核细胞百分比增多。中性粒细胞可出现中毒颗粒、胞质空泡，碱性磷酸酶（NAP）积分增高。恢复期外周血可见幼稚粒细胞，呈现明显核左移。血红蛋白和血小板正常或轻度减少，重症感染时可降低。若在粒缺早期即出现血红蛋白和血小板明显降低或伴随病程进展出现进行性下降时，预示病情危重。

对于化疗或药物相关的中性粒细胞减少症，或者有长期轻度至中度孤立性中性粒细胞减少的无症状患者，如血涂片正常，骨髓检查并非必需。当怀疑粒细胞减少为 MDS、AA、肿瘤性疾病所致时，推荐行骨髓穿刺 + 活检、流式、染色体、基因、FISH 等检查。粒缺骨髓象变异较大，陈朝仕将其细胞学变化分为五型。①Ⅰ型（未见明显变化型），骨髓有核细胞增生大致正常，各系细胞数量、百分比和形态未见明显改变。②Ⅱ型（造血轻度减低型），骨髓有核细胞增生轻度减低。③Ⅲ型（粒细胞再生障碍型），骨髓有核细胞增生低下，粒系明显减少甚至消失、易见空泡，幼红细胞和巨核细胞未见明显变化。④Ⅳ型（粒细胞成熟障碍型），骨髓有核细胞增生正常或轻度减低；部分病例粒系成熟停滞在早幼粒细胞阶段，早幼粒细胞比例明显增高，可高达 40%，中幼粒及以下阶段粒细胞明显减少甚至缺如，原始粒细胞可轻度增高，但低于 5%；增多的早幼粒细胞胞体增大，直径可达 40μm，胞核较规则，颗粒多而粗大，弥散分布，不见细颗粒，缺乏瘤状突起和异质性改变，胞质边界清楚，一般无内外胞质之分，无 Auer 小体，明显不同于 APL 的异常早幼粒细胞。此外，骨髓幼红细胞和巨核细胞大致正常或不见明显变化，外周血粒细胞显著减少而血红蛋白和血小板大致正常或轻度减低、罕见幼稚细胞等亦可作为与 APL 的鉴别点。还有部分病例粒系成熟停滞在中幼粒细胞阶段，骨髓中幼粒细胞明显增多，可高达 30%，晚幼粒细胞及其后期阶段粒细胞明显减少或缺如，原始粒细胞和（或）早幼粒细胞正常或轻度增高。⑤Ⅴ型（造血停滞型），骨髓有核细胞增生减低或重度减低，粒系及红、巨两系之一或粒、红、巨三系细胞均显著减少甚至消失，淋巴细胞、浆细胞、网状细胞增多，其血常规结果、骨髓象改变常酷似急性再生障碍性贫血，应注意鉴别。Ⅴ型粒缺外周血粒细胞重度减低，血小板和红细胞正常或减少，恢复期可出现一过性类白血病反应，骨髓涂片油滴少见，三系造血细胞显著减少，粒、红两系可见胞体巨大的原始及早期阶段细胞，中晚期细胞明显减少或消失，单核细胞可见增多。而 AA 外周血三系细胞均显著减低，无类白血病反应，骨髓涂片油滴较多，三系造血细胞显著减少，早期阶段细胞减少或消失，成熟阶段细胞相对增多，非造血细胞增多，淋巴细胞相对明显增多，巨核细胞多消失。

通常粒细胞缺乏症有用药史或重症感染史，有骤然发病的特点，中性粒细胞在较短时间（数天）内急剧下降，其绝对值低于 $0.5 \times 10^9/L$，其诊断并不困难。但需注意的是，在诊断时需行外周血涂片检查以排除白细胞聚集导致的中性粒细胞计数假性减低，行肾上腺素试验以鉴别因中性粒细胞异常分布于边缘池导致的假性粒细胞减少症。在除外其他造血和淋巴组织疾病后，根据血常规结果、临床表现和骨髓检查即可做出诊断。

病例 22　严重先天性中性粒细胞减少症

【病例概况】

1. 一般情况：女，6.5 岁。

2. 主诉：右面部肿物 20 天。

3. 现病史：20 天前患儿家长无意间发现其右面部有一肿物，就诊于我院口腔科门诊，行超声示：腮腺炎，给予“头孢丙烯”等抗感染治疗，效果一般。后再次就诊于我院皮肤科，给予“罗红霉素”口服、外用“多黏菌素”“复方黄柏液涂剂”等对症治疗，后自行破溃，渗出黄白色脓液。今为行进一步治疗，门诊以“软组织感染 右面部”收入院。

4. 体格检查：T 38.5℃，P 110 次 / 分，R 22 次 / 分，BP 110/63mmHg。身高 110cm，体重 19kg，疼痛评分：2 分。右面部红肿明显，范围为 10.0cm × 8.0cm，表面可见轻微脱屑，另可见一处破溃，少量脓液渗出，质硬，活动度差，边界较清，触痛明显。

5. 既往史：4 月龄时发现中性粒细胞缺乏，当时行基因检测示“未见异常”（家属诉未见报告）；后再次复查基因检测示 *SRP54* 基因变异，该基因变异与常染色体显性严重先天性中性粒细胞减少症 8 型发生相关。患儿平时粒细胞波动范围为（0.3～0.6）× 10^9/L，感染后可降至 0 × 10^9/L；平素易患口腔溃疡，不易愈合；有多次中耳炎病史（具体不详）。2021 年 12 月因“脓毒症”于本院住院治疗 8 天，病情好转出院。2022 年 5 月因“严重先天性中性粒细胞减少症 8 型、肺炎”住院治疗 7 天，病情好转出院。

6. 实验室检查

(1) 血常规（表 22–1，图 22–1）。

(2) 外周血涂片镜检（图 22–2）。

表 22–1　入院当天血常规结果

项目名称	结　果	单　位	参考区间	项目名称	结　果	单　位	参考区间
白细胞计数	5.13	10^9/L	4.6～11.9	嗜酸性粒细胞绝对值	0.68	10^9/L	0.04～0.74
红细胞计数	3.57	10^{12}/L	4.3～5.7	嗜碱性粒细胞绝对值	0.05	10^9/L	0～0.1
血红蛋白浓度	91	g/L	121～158	红细胞压积	28.8	%	37～47
血小板计数	374	10^9/L	177～446	平均红细胞体积	80.7	fl	77～92
中性粒细胞百分比	11.8	%	32～71	平均红细胞血红蛋白含量	25.6	pg	26～34
淋巴细胞百分比	30.3	%	22～57	平均红细胞血红蛋白浓度	316	g/L	309～359
单核细胞百分比	43.8	%	2～11	红细胞体积分布宽度标准差（RDW-CV）	16.6	%	11～16.5
嗜酸性粒细胞百分比	13.2	%	0.5～9	红细胞体积分布宽度变异系数（RDW-SD）	50.9	fl	35～54
嗜碱性粒细胞百分比	0.9	%	0～1	血小板平均体积	8.5	fl	5～10
中性粒细胞绝对值	0.61	10^9/L	1.7～7.4	血小板压积	0.32	%	0.06～0.3
淋巴细胞绝对值	1.54	10^9/L	1.7～4.7	大血小板比值	16.6	%	15～30
单核细胞绝对值	2.25	10^9/L	0.15～0.86	血小板体积分布宽度	15.8	%	9～17

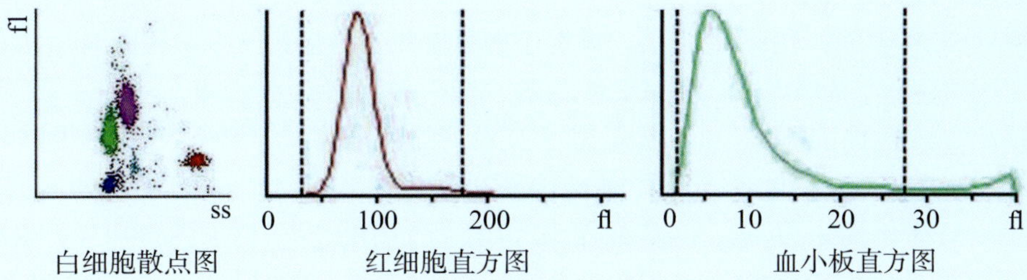

◀ 图 22-1　白细胞散点图、红细胞直方图、血小板直方图

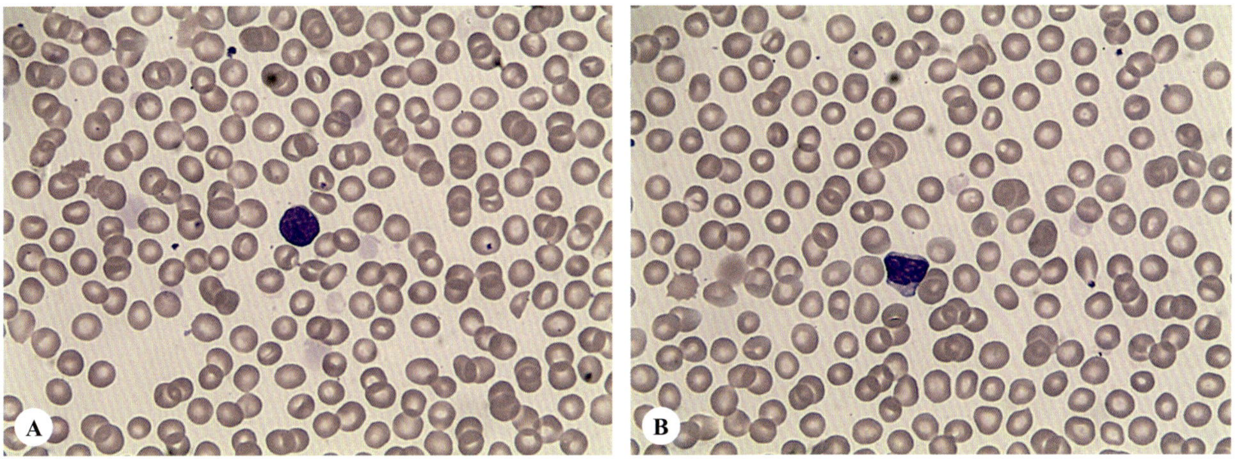

▲ 图 22-2　外周血细胞形态，中性粒细胞比例偏低，余未见明显异常

EDTA 抗凝血镜检，分类 100 个白细胞，中性粒细胞 1%、淋巴细胞 39%、单核细胞 47%、嗜酸性粒细胞 13%；红细胞形态尚可；血小板易见，散在分布

(3) 其他实验室检查：C 反应蛋白 92.67mg/L↑，红细胞沉降率 42mm/h↑，降钙素原 0.17ng/ml，总胆红素 8.47μmol/L、直接胆红素 4.14μmol/L、间接胆红素 4.33μmol/L、丙氨酸氨基转移酶 11.63U/L、天冬氨酸氨基转移酶 21.11U/L、尿素 4.32mmol/L、肌酐 27.07μmol/L，EB 病毒早期抗原 IgG 抗体＜5U/ml、EB 病毒核抗原 IgG 抗体＜3U/ml、EB 病毒衣壳抗原 IgM 抗体 30.2U/ml。

(4) 影像学检查：体表肿物彩色多普勒超声检查提示，左侧腮腺增大，大小为 33mm×20mm，右侧腮腺增大，大小为 35mm×27mm，内回声增强、欠均匀，血供丰富，周边探及多个肿大淋巴结。提示腮腺炎。右面部皮下软组织增厚，回声增强，其内探及不均质回声区（向深方组织间隙延伸），范围为 40mm×28mm，边界不清，形态欠规则，部分血供丰富，内探及不规则液性暗区，范围为 18mm×10mm，内透声差；颈部可见数枚增大的淋巴结回声。提示炎性包块可能（部分液化）。

(5) 骨髓细胞学检查：无。

【诊断】

软组织感染（右面部），严重先天性中性粒细胞减少症。

【讨论】

严重先天性中性粒细胞减少症（SCN）包含了一组异质性遗传病，以外周血中性粒细胞绝对值＜0.5×10^9/L、反复严重感染为特征，属于原发性免疫缺陷病。男女均可患病，患病率约为 8.5/100 万，通常于婴儿期获得诊断。

SCN 患者自出生后即出现持续的循环中性粒细胞缺乏，骨髓细胞学分析显示中性粒细胞发育停滞于早幼粒细胞阶段，同时早幼粒细胞可有胞质空泡化和嗜天青颗粒异常。中性粒细胞趋化和杀菌功能缺陷，凋亡增加。临床上侵袭性细菌感染常见，如脐炎、皮肤脓肿、肺炎或脓毒症。由于中性粒细胞缺乏感染部位脓液形成相对较少。长期中性粒细胞缺乏可致侵袭性真菌感染。即使经 G-CSF 治疗后中性粒细胞达 1×10^9/L，一些患者仍出现慢性牙龈炎、龋齿。

目前，已发现 20 多个基因与 SCN 有关，包括 *ELANE*、*GFI1*、*HAX1*、*G6PC3*、*VPS45A*、*JANG1*、*CSF3R* 及 *SRP54* 等。其中 *ELANE* 的致病性变异最为常见，约占全部 SCN 病例的 50%，其他已知突变在 SCN 中约占 20%，还有 30% 的病例尚未发现致病突变。SCN 既可以表现为孤立性的中性粒细胞减少，也可以综合征形式存在。如 SRP54 蛋白是一种 54kDa 的信号识别颗粒 GTPase 蛋白，其致病突变可影响与 GTP 的结合，导致蛋白分泌缺陷，进而影响粒细胞分化。有研究发现，*SRP54* 基因致病性突变不仅可以导致中性粒细胞减少，还可以表现为 Shwachman-Diamond 综合征（SDS）样疾病，其临床表型包括胰腺外分泌功能不全、神经发育迟缓及骨骼发育不良等。据 Elaine M Fan 等报道，在 39 例 SRP54 相关的 SCN 中，32 例（82%）有严重或反复感染史，而在 7 例无感染史的患者中有 4 例是在先证者检查时确诊的家庭成员。经大剂量 G-CSF 2～30 μg/(kg·d) 治疗后，87% 的患者显示有反应，但仍有 7 例由于难治性中性粒细胞减少、2 例进展为白血病而需要 HSCT，接受 HSCT 治疗后大多数患者存活，仅有 1 例患者死于移植相关并发症。同时 Elaine M Fan 等还发现一些患者存在 SDS 样特征，但又与经典 SDS 有显著的临床差异。如绝大多数 SRP54 相关 SCN 诊断更早，平均为 4.2—6 月龄，而 SDS 诊断的平均年龄为 1—1.3 岁。23%（9/39）的 SRP54 相关 SCN 患者有胰腺外分泌功能不全，SDS 患者中胰腺外分泌功能不全者约占 90%；仅有 5%（2/39）的 SRP54 相关 SCN 患者存在骨骼发育不良，SDS 患者中约有 50%。此外，SDS 患者中常见神经认知延迟，而 SRP54 相关 SCN 患者中较少。

本病例中，患儿 4 月龄时即发现中性粒细胞缺乏，当时行基因检测示“未见异常”，后再次复查基因检测示 *SRP54* 基因突变，该基因突变与常染色体显性严重先天性中性粒细胞减少症 8 型发生相关。这可能是因为 *SRP54* 是近几年新发现的 SCN 致病基因，患儿初次行基因检测时，尚不能确定 *SRP54* 突变为中性粒细胞减少的致病突变。患儿平时粒细胞波动于（0.3～0.6）×10^9/L，易患口腔溃疡、反复感染，均与严重先天性中性粒细胞减少症相符。

病例23 骨髓涂片中的吞噬细菌现象

【病例概况】

1. 一般情况：女，8月龄。

2. 主诉：间断发热6天，精神差3天，加重伴抽搐8～9次。

3. 现病史：患儿6天前无明显诱因出现反复发热，体温高达39℃，伴烦躁、哭闹，不易安抚，无咳喘，无吐泻，无发绀，无抽搐，自服头孢类抗菌药(不详)，次日后未再发热。3天前患儿出现精神差，未予处理。2天前患儿症状加重，多睡，可唤醒，易惊、有恐惧感，频繁干呕，当夜患儿出现抽搐，发作8～9次，每次间隔约1h，均表现为双眼上翻、四肢强直，余不详，持续时间约1min缓解。今就诊于我院急诊，查血常规提示白细胞6.72×10^9/L、中性粒细胞1.0%、淋巴细胞97.0%、CRP141.27mg/L。患儿自发病来，饮食少，二便可。

4. 体格检查：T 37.1℃，P 176次/分，R 56次/分，BP 79/38mmHg。体重8kg，SPO_2 95%（鼻导管吸氧情况下0.5L/min）。发育正常，营养中等，自主体位，精神萎靡，反应差。全身皮肤黏膜无黄染及出血点。周身浅表淋巴结未触及肿大。头颅无畸形，前囟略凹，张力不高，眼睑无水肿，眼窝略凹，结膜无充血，巩膜无黄染，两侧瞳孔正大等圆，对光反射灵敏。鼻塞。口周微绀，伸舌居中，咽充血，扁桃体不大，未见疱疹，口腔内白色膜样物。颈对称，无颈静脉怒张及颈动脉异常搏动，颈软无抵抗。胸廓对称无畸形，呼吸动度一致，呼吸略促，三凹征（+），双肺呼吸音粗，可闻及痰鸣音。心前区无隆起，心尖冲动无弥散，心前区未及震颤，心率快，律齐，周围血管征阴性。腹软，肝肋下约2cm，质软，脾不大。脊柱四肢无畸形，关节活动无受限，双下肢无水肿。四肢温，CRT 3～4s。双侧膝腱反射均存在，活跃。双侧Babinski征、Kernig征均阴性。

5. 诊疗转归：患儿病情危重，最终抢救无效。

6. 实验室检查

(1) 血常规（表23-1）。

(2) 外周血涂片镜检（图23-1）。

(3) 其他实验室检查：C反应蛋白141.27mg/L↑，总胆红素18.3μmol/L、直接胆红素11.2μmol/L、总蛋白45.4g/L↓、白蛋白27.6g/L↓、丙氨酸氨基转移酶1140U/L↑、天冬氨酸氨基转移酶217U/L↑、乳酸脱氢酶3413U/L↑、肌酸激酶495U/L↑、肌酸激酶同工酶372U/L↑，凝血酶原时间18.7S↑、活化部分凝血活酶时间47.4s↑、凝血酶时间38s↑、纤维蛋白原1.14g/L↓、血浆纤维蛋白（原）降解产物70.6μg/ml↑、D-二聚体28.58mg/L↑。

血气分析pH 7.31↓、二氧化碳分压17mmHg↓、氧分压104mmHg、氧饱和度97.7%、碳酸氢根8.5mmol/L↓、实际碱剩余-16.7mmol/L↓、标准碱剩余-16.8mmol/L↓，提示代谢性酸中毒合并呼吸性碱中毒。

(4) 影像学检查：头颅CT扫描提示，脑外间隙增宽，请结合临床。肺CT扫描提示，右侧胸腔积液，双肺纹理增多，请结合临床。腹部CT扫描提示，肝脏大小、形态可，肝内密度减低，未见局灶性密度异常，肝内胆管影显示欠佳，肝门区胆管显示较扩张，肝门区软组织影显示欠佳，脾不大，胆囊影较小，胆囊窝可见液体密度影，胰腺大小形态及密度正常，双侧肾脏对称，大小及形态正常，未见局灶性密度异常。以上征象请结合临床，建议B超检查。

(5) 骨髓细胞学检查（图23-2）。

(6) 血培养结果提示，耐甲氧西林敏感的金黄色葡萄球菌。

【诊断】

脓毒症，感染性休克，多脏器功能障碍，胸腔积液。

表 23-1 入院当天血常规结果

项目名称	结　果	单　位	参考区间	项目名称	结　果	单　位	参考区间
白细胞计数	6.72	10^9/L	5.0～14.2	嗜酸性粒细胞绝对值	0	10^9/L	0.06～1.22
红细胞计数	3.61	10^{12}/L	4.1～5.5	嗜碱性粒细胞绝对值	0	10^9/L	0～0.14
血红蛋白浓度	98	g/L	103～138	红细胞压积	35	%	32～45
血小板计数	256	10^9/L	172～601	平均红细胞体积	100	fl	71～86
中性粒细胞百分比	1	%	9～53	平均红细胞血红蛋白含量	25	pg	24～30
淋巴细胞百分比	97	%	37～82	平均红细胞血红蛋白浓度	312	g/L	309～359
单核细胞百分比	2	%	2～14	红细胞体积分布宽度标准差（RDW-CV）	15.1	%	11～16.5
嗜酸性粒细胞百分比	0	%	0.8～11	红细胞体积分布宽度变异系数（RDW-SD）	48.1	fl	35～54
嗜碱性粒细胞百分比	0	%	0～1	血小板平均体积	9.1	fl	5～10
中性粒细胞绝对值	0.07	10^9/L	0.8～6.1	血小板压积	15.8	%	0.06～0.3
淋巴细胞绝对值	6.51	10^9/L	2.8～10.0	大血小板比值	20	%	15～30
单核细胞绝对值	0.14	10^9/L	0.15～1.24	血小板体积分布宽度	0.16	%	9～17

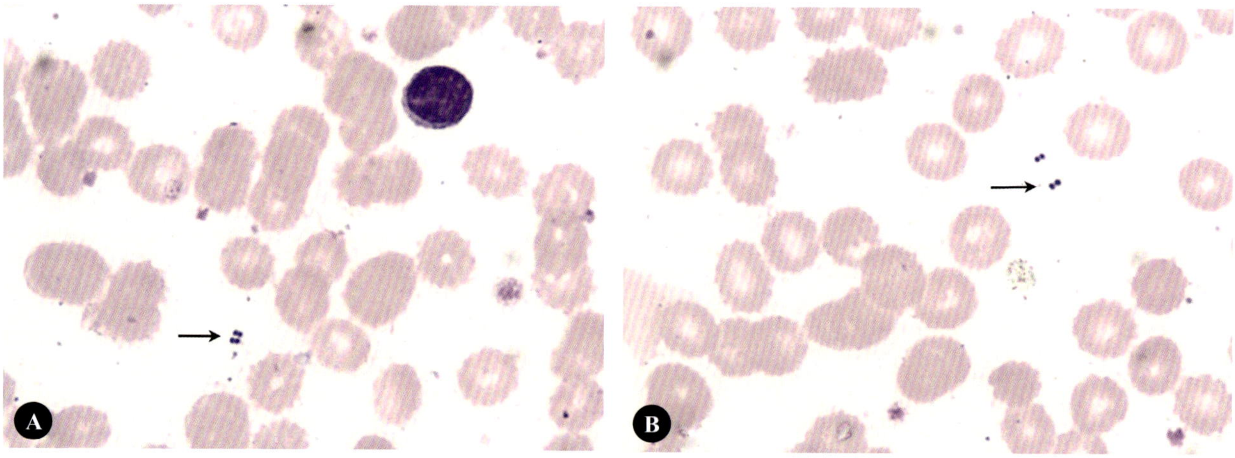

▲ 图 23-1　外周血涂片镜检，可见单个散在、成对或四联排列的球菌（箭）

EDTA 抗凝血镜检：分类 100 个白细胞，中性粒细胞未见、淋巴细胞 99%、单核细胞 1%，偶见有核红细胞，白细胞：有核红细胞为 100∶3。此外，涂片中可见单个、成对或四联排列的球菌

【讨论】

感染性疾病是儿童最常见的一类疾病，也是造成儿童死亡的重要原因，严重威胁着儿童的生命健康。感染性疾病的病原体复杂多样，包括病毒、细菌、真菌、非典型病原体、寄生虫等。其中，有些病原体在病程中可能会累及骨髓，一般经骨髓培养可以证实，少数病例在瑞氏 – 吉姆萨染色的骨髓涂片中能够观察到病原体。

可侵犯骨髓的病原体种类较多，包括伤寒沙门菌、布鲁杆菌、鸟 – 胞内分枝杆菌、麻风杆菌、结核分枝杆菌、马红球菌、金黄色葡萄球菌、溶糖葡萄球菌、组织胞质菌、利杜体、马尔尼菲青霉菌、

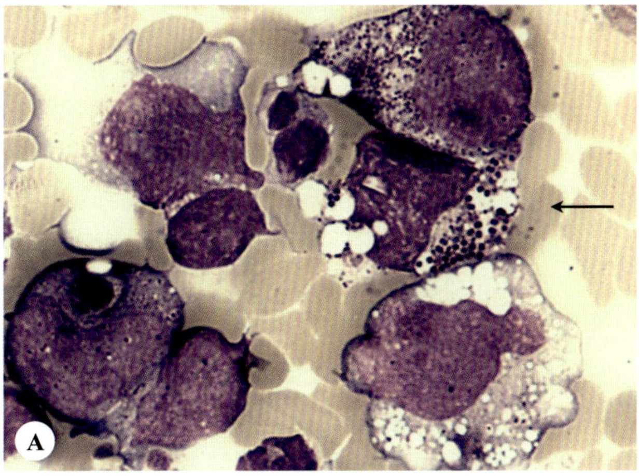

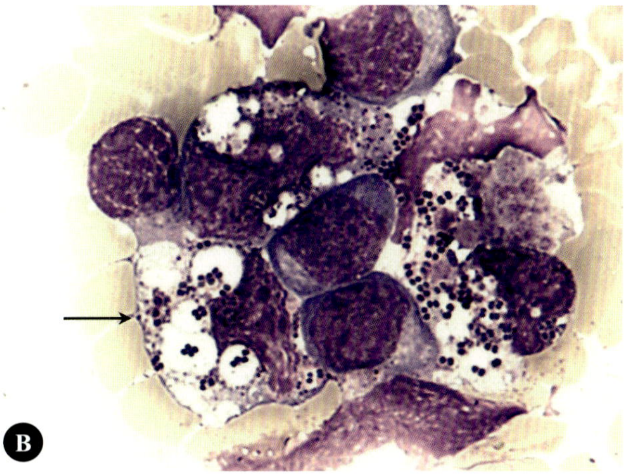

▲ 图 23-2　骨髓细胞形态学检查，可见粒细胞吞噬细菌现象（箭）

细胞形态学检查：
(1) 骨髓取材尚可，涂片欠佳，染色满意。
(2) 骨髓有核细胞增生活跃，粒：红 = 1.87：1，比例偏低。
(3) 粒系增生活跃，占 43.0%，核左移，早、中幼粒细胞比例升高，成熟阶段粒细胞比例明显降低。粒细胞胞质颗粒增多增粗。部分粒细胞可见大量空泡及吞噬细菌现象。
(4) 红系增生活跃，占 23.0%，以中、晚幼红细胞为主，晚幼红细胞可见核畸形。成熟红细胞形态尚可。
(5) 淋巴系增生活跃，占 27.0%，比例及形态尚可。
(6) 巨核系增生活跃，全片共数巨核细胞 84 个，分类 25 个，颗粒型巨核细胞 21 个、产板型巨核细胞 2 个、裸核型巨核细胞 2 个。血小板常见，散在或成堆分布。
(7) 视野中可见大量破碎细胞；分裂象易见；凋亡细胞易见，视野中可见散落的大小不一的紫红色圆形小体，疑为细胞凋亡产物，有的可被中性粒细胞吞噬；视野中可见散落分布细菌，可见中性粒细胞及巨噬细胞吞噬细菌现象

弓形虫等。

不同的病原体有不同的形态特点或感染骨髓后形成不同的特殊细胞。

1. 伤寒沙门菌侵入骨髓后，被激活的巨噬细胞吞噬伤寒沙门菌、红细胞、淋巴细胞及细胞碎片等，称为“伤寒细胞”。伤寒细胞也被描述为印戒样组织细胞，直径为 20～50μm，细胞核呈类圆形、豆形或肾形、花生形，明显偏位，染色质较单核细胞疏松；胞质丰富，呈裙边样或泡状突起，常有许多空泡环胞膜存在，靠近胞核的中央部分胞质常含有细小紫红色颗粒和吞噬的少量血小板及红细胞，颗粒区着色（浅）紫红色，胞质边缘部分常被染成（浅）蓝色。具有上述形态特征的巨噬细胞除了伤寒外，也可见于其他细菌感染，如布鲁杆菌感染时亦可见，因此在评估时需要结合其他信息。

2. 非结核分枝杆菌感染是 AIDS 患者的常见并发症，累及骨髓时在骨髓巨噬细胞胞质中可检出不被瑞氏 – 吉姆萨染液染色的细长杆状体，数量多少不一，有的充满胞质，细长略带弯曲或直的杆状，外观似蜂窝状、线团状、条索状或束状，由于不被着色而显示为透亮的蜡样条状物质。行骨髓涂片抗酸染色，可见巨噬细胞胞质内和散在于细胞外的抗酸染色阳性分枝杆菌。部分病例的外周血涂片中，偶尔可见到中性粒细胞胞质内同样含有不被着色的细长杆状物质。国外也有学者介绍骨髓涂片中非结核性杆菌感染的组织细胞胞质中有“足迹样”特殊条纹（Romanowsky 染色阴性的杆状），似假性戈谢细胞。因瘤型麻风也有类似形态，所以建议检测到这类细胞需做骨髓细菌培养。个别结核患者骨髓中也可见到类似形态，但数量罕见。

3. 组织胞质菌在骨髓巨噬细胞中呈现为数量不等、大小较为一致的圆形或卵圆形孢子。直径 3～5μm，一端稍圆，一端稍尖，胞核染成紫红色、圆形或半圆形，占胞体的 1/3～1/2，孢子外围绕一圈未染色的空晕，形似荚膜。由于是芽孢繁殖，在菌体一端形成一个逐渐膨大的芽孢，与母体相连处狭窄似瓶颈。

4. 马尔尼菲青霉菌大小较为不一致，呈长圆形或腊肠形，2～8μm，胞核紫红色，1～2 个，胞质淡蓝色；当分裂繁殖时，分裂前菌体常变长，两端钝圆，

形似腊肠，分裂时中部形成横膈。这种腊肠外形和横膈是其特征。

5. 利杜体，圆形或椭圆形，直径为 2.9～4.0μm，胞质淡蓝色，胞膜薄，一个核较大、圆形团块状，染紫红色，位于虫体的一侧，另一侧有一细小棒状紫红色动基体是其特征，还可见细胞前端颗粒状的基体和一单根丝体。

6. 弓形虫的滋养体虫体较大，呈新月形或香蕉形，一端较尖，一端钝圆，长 4～7μm，最宽处 2～4μm，胞质呈蓝色，胞核呈紫红色，位于虫体中央，在核与尖端之间可见染成浅红色的颗粒称为副核体。

7. 新型隐球菌呈椭圆形或圆形，壁厚，大小为 5～20μm，菌体周围有宽阔折光的胶样荚膜，无菌丝。在常规染色形态鉴别有难度时可采用 PAS 染色。真菌菌体胞壁含有 β 链多糖，经 PAS 染成红色，胞壁清晰而连续，胞内容物不易着色，易于显示马尔尼菲青霉菌的腊肠形细胞和横膈及组织胞质菌的窄颈芽孢；而利杜体经 PAS 染色，胞壁不着色或着色浅而不连续，胞内容物染成红色，易与真菌鉴别。墨汁染色利于显示新型隐球菌的荚膜，将视野调暗则荚膜清晰可见。此外用黏蛋白胭脂红染色荚膜物质呈红色，此系隐球菌具有特征性的着色特点。可与利杜小体、弓形虫病及其他酵母菌相鉴别。

本病例中，患儿年龄小、严重粒缺，外周血涂片中可见单个、成对和四联排列的球菌，骨髓涂片中也可见到白细胞吞噬细菌现象，最终因病情危重，抢救无效。这个病例再次提醒检验工作者，在外周血镜检发现细菌，尤其是中性粒细胞吞噬细菌时，应作为形态学危急值及时与临床沟通。

病例 24　布鲁菌病

【病例概况】

1. 一般情况：女，11 岁。

2. 主诉：间断发热 2 个月。

3. 现病史：患儿 2 个月前无明显诱因出现发热，于当地卫生室抗感染治疗 5～6 天后体温恢复正常，10 天后再次反复，热时体温 38.0～38.8℃，热峰约 2 次 / 天。近 2 个月病情反复 3 次，自诉病程中伴头痛、头晕，伴腹痛，以脐周为主，可自行缓解，伴食欲缺乏，偶有恶心、呕吐。5 天前患儿再次出现发热，性质同前，自服“头孢类药物”4 天，无效，为进一步诊治收住院。

4. 体格检查：T 36.7℃，P 104 次 / 分，R 20 次 / 分，BP 93/59mmHg。体重 43kg，神志清，精神反应可，呼吸平稳，三凹征（-）。右下肢及右足可见不规则红色胎记。浅表淋巴结未触及肿大。咽部稍充血，扁桃体Ⅱ～Ⅲ度肿大，未见疱疹及脓栓。双肺呼吸音粗，未闻及明显啰音。心音有力，律齐，各瓣膜听诊区未闻及明显杂音。腹平坦，未触及异常包块，肝肋下约 2cm，质韧，脾肋下未触及，肠鸣音正常。双下肢无水肿，肢端暖。双侧膝腱反射均存在，不亢进，双侧 Babinski 征阴性。

5. 实验室检查

(1) 血常规（表 24-1，图 24-1）。

(2) 外周血涂片镜检（图 24-2）。

(3) 其他实验室检查：总胆红素 9.6μmol/L、直接胆红素 4.21μmol/L、间接胆红素 5.39μmol/L、丙氨酸氨基转移酶 232.4U/L ↑、天冬氨酸氨基转移酶 152.3U/L ↑、γ 谷氨酰基转移酶 232.86U/L ↑、腺苷脱

表 24-1　入院当天血常规结果

项目名称	结　果	单　位	参考区间	项目名称	结　果	单　位	参考区间
白细胞计数	3.08	10^9/L	4.6～11.9	嗜酸性粒细胞绝对值	0.01	10^9/L	0.04～0.74
红细胞计数	4.23	10^{12}/L	4.3～5.7	嗜碱性粒细胞绝对值	0.01	10^9/L	0～0.1
血红蛋白浓度	122	g/L	121～158	红细胞压积	35.2	%	37～47
血小板计数	204	10^9/L	177～446	平均红细胞体积	83.2	fl	77～92
中性粒细胞百分比	32.5	%	32～71	平均红细胞血红蛋白含量	28.8	pg	26～34
淋巴细胞百分比	58.1	%	22～57	平均红细胞血红蛋白浓度	347	g/L	309～359
单核细胞百分比	8.8	%	2～11	红细胞体积分布宽度标准差（RDW-CV）	12.7	%	11～16.5
嗜酸性粒细胞百分比	0.3	%	0.5～9	红细胞体积分布宽度变异系数（RDW-SD）	38.1	fl	35～54
嗜碱性粒细胞百分比	0.3	%	0～1	血小板平均体积	9	fl	5～10
中性粒细胞绝对值	1	10^9/L	1.7～7.4	血小板压积	0.18	%	0.06～0.3
淋巴细胞绝对值	1.79	10^9/L	1.7～4.7	大血小板比值	16.2	%	15～30
单核细胞绝对值	0.27	10^9/L	0.15～0.86	血小板体积分布宽度	9.8	%	9～17

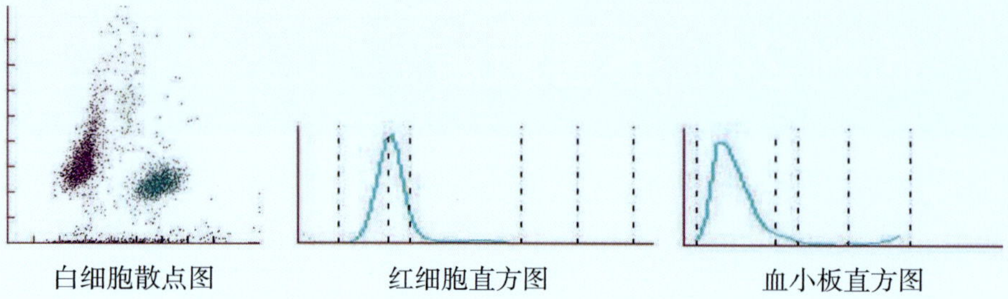

◀ 图 24–1　白细胞散点图、红细胞直方图、血小板直方图

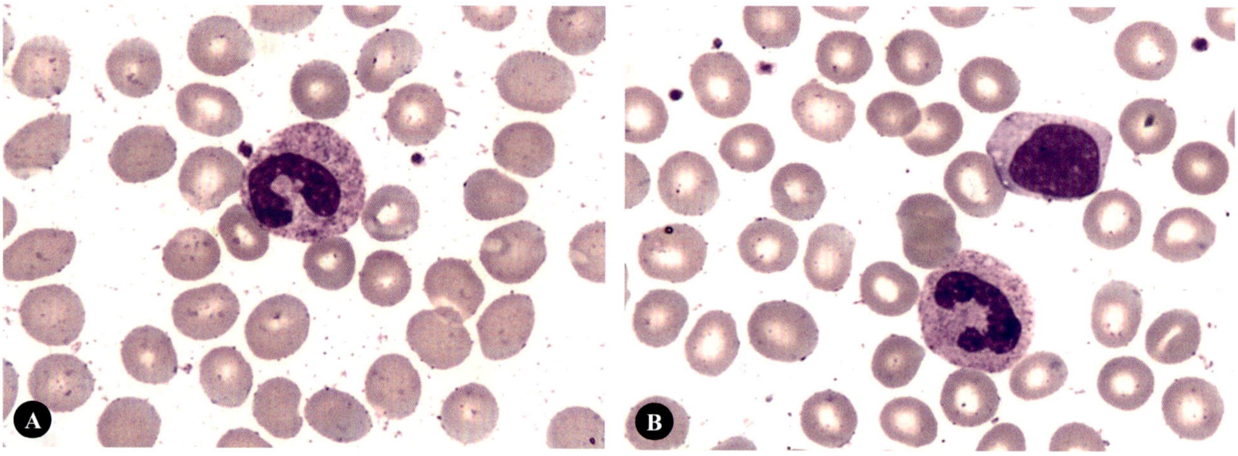

▲ 图 24–2　外周血细胞形态

EDTA 抗凝血镜检，分类 100 个白细胞，中性杆状核粒细胞 7%、中性分叶核粒细胞 28%、淋巴细胞 56%、单核细胞 8%、嗜酸性粒细胞 1%，中性粒细胞轻度核左移；红细胞形态尚可；血小板易见，散在分布

氨酶 91.4U/L ↑、乳酸脱氢酶 437.76U/L ↑、总胆汁酸 13.3μmol/L ↑、尿素 3.88mmol/L、肌酐 35.34μmol/L ↓，结核杆菌抗体阴性、PPD 试验阴性，血清 EB 病毒 DNA 小于最低检出限，抗核抗体 IgG（IIFA）阴性、抗双链 DNA 抗体 IgG（IIFA）阴性、ENA 抗体谱阴性；免疫球蛋白 G 13.2g/L、免疫球蛋白 A 2.86g/L ↑、免疫球蛋白 M 1.15g/L、抗链球菌溶血素“O” 89U/ml ↑；红细胞沉降率 17mm/h；铁蛋白 372.5ng/ml ↑、甘油三酯 1.42mmol/L、纤维蛋白原 2.31g/L。

(4) 影像学检查：腹部超声提示，肝稍大、脾形态饱满。胸部 CT 扫描提示，双肺纹理增多、增粗、紊乱，右肺上叶及左肺下叶见少许片状密度增高影，边缘模糊不清，左肺下叶可见少许小斑片影，考虑炎性病变。

(5) 骨髓细胞学检查（图 24–3）。

(6) 外送检查：布鲁菌免疫学试验示，虎红平板法阳性，布氏试管法阳性（1：400 ++++）。

【诊断】

布鲁菌病，肺炎，肝功能损害。

【讨论】

布鲁菌病又称波状热，是由布鲁菌感染引起的一种人畜共患传染病，属自然疫源性疾病，可感染人及牛、羊、猪、犬等动物。在我国属于《传染病防治法》规定的乙类传染病，急性期主要表现为发热、乏力、多汗、肌肉关节疼痛和肝大、脾大、淋巴结肿大，慢性期则多表现为关节损害等。

布鲁菌是一组革兰阴性的球状、球杆状、短杆状细菌，无鞭毛，不形成芽胞和荚膜，共有 12 个种，包括羊、牛、猪、犬、沙林鼠、绵阳附睾、鲸、鳍、田鼠、人源和赤狐种，其中羊、牛、猪、犬种布鲁菌可造成人感染。对光、热、酸及常用化学消毒剂等均很敏感，加热 60°C 或日光下暴晒 10～20min、3% 含氯消毒液等数分钟即可将其杀灭。在外界环境

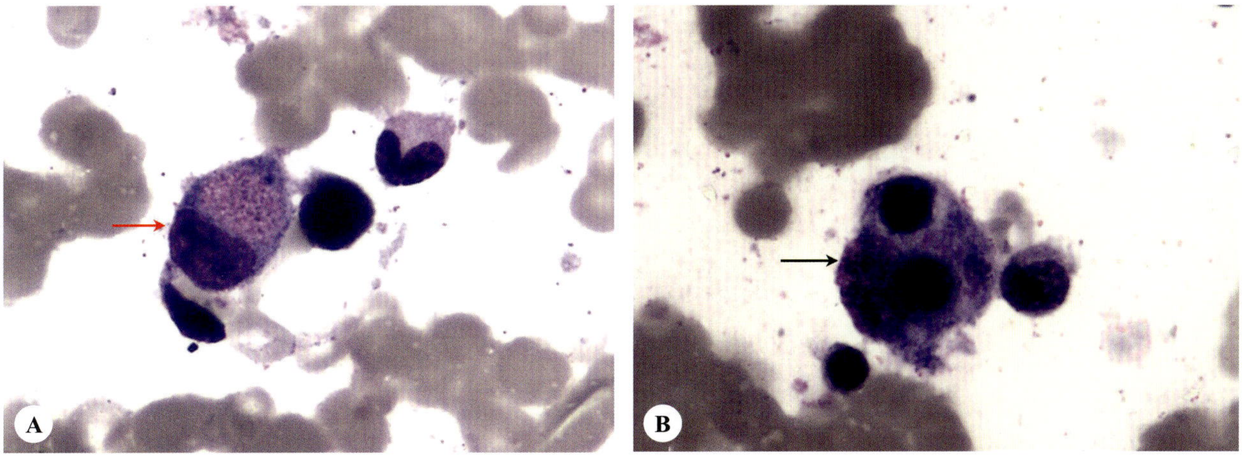

▲ 图 24-3　骨髓细胞形态学检查，可见伤寒细胞（红箭）及噬血细胞（黑箭）

细胞形态学检查：
(1) 骨髓取材及涂片良好，染色满意。
(2) 骨髓有核细胞增生活跃，粒：红 = 3：1，比例正常。
(3) 粒系增生活跃，占 61.5%，中、晚幼粒细胞比例升高，分叶核粒细胞比例降低。部分粒细胞胞质颗粒增多增粗。
(4) 红系增生活跃，占 20.5%，比例尚可，以中、晚幼红细胞为主。幼红细胞形态尚可。成熟红细胞形态及染色尚可。
(5) 淋巴系增生活跃，占 16.0%，比例及形态尚可。
(6) 巨核系增生活跃，全片共数巨核细胞＞150 个，分类 25 个，颗粒型巨核细胞 19 个、产板型巨核细胞 6 个。血小板易见，散在或成堆分布。
(7) 可见组织细胞吞噬血细胞及红色颗粒状物质。未见寄生虫

中生存力较强，在 4℃奶油中可存活 6 周、冰冻奶制品中 30 天、新鲜奶酪中 50～100 天，在干燥土壤、皮毛和乳类制品中可生存数周至数月，在水中可生存 5 天至 4 个月。

目前已知布鲁菌的宿主有 60 多种，与人类有关的传染源主要是羊、牛、猪，其次是犬、麋鹿、骆驼、马等。人群普遍易感，可经直接接触病畜或其排泄物、阴道分泌物、娩出物或间接接触病畜污染的环境及物品而感染；也可因食用含菌的乳类、水和食物而感染。此外，吸入病菌污染环境后形成的气溶胶，蜱叮咬亦可造成感染。

布鲁菌进入人体后随淋巴液到达局部淋巴结，根据人体免疫力、菌体数量及毒力的不同，可在局部被消灭或在淋巴结中繁殖生长并形成感染灶，增殖达到一定数量后，即突破淋巴结屏障而侵入血液循环，引起菌血症、毒血症等急性症状。进入血液循环的病菌易在肝、脾、骨髓、淋巴结等处的单核 – 吞噬细胞系统中形成新的感染灶，新感染灶中的病菌又可多次进入血液循环，使发热呈波浪状。布鲁菌为胞内寄生菌，感染细胞后可抑制自噬和凋亡，以避免免疫系统的清除，造成病程慢性化。疾病慢性期以迟发型变态反应为主，在肝、脾、淋巴结和骨髓中均可出现由上皮样细胞、巨噬细胞、浆细胞、淋巴细胞等组成的肉芽肿；还可波及肝、脾、脑、肾等的小血管及毛细血管，导致血管内膜炎、血栓性脉管炎、脏器的浆液性炎性反应和坏死等。

人布鲁菌病临床表现多样，因感染的病原体、病程的阶段和累及器官不同而异。羊型和猪型布鲁菌病大多症状较重，牛型较轻。感染后潜伏期一般为 1～4 周，平均为 2 周，但少数患者可在感染后数月或 1 年以上才发病。

1. 急性期

指病程 6 个月以内的感染。起病相对急，表现为发热、多汗、厌食、乏力、头痛、肌痛，以及肝大、脾大和淋巴结肿大等，热型以弛张热最多，波浪热虽仅占 5%～20%，但最具特征性。多汗常见于深夜或凌晨，当体温急剧下降时出现大汗淋漓，且常伴特殊气味。肌肉疼痛多见于两侧大腿和臀部，可见痉挛性疼痛。体检常无特异性，部分患者可出现肝大、脾大。

约 30% 的患者会出现局部感染灶，可累及全身

任意器官或系统，以骨关节受累最为常见，特别是骶髂关节。骶髂、髋、膝、肩等大关节常发生疼痛，呈游走性刺痛，部分患者还可出现脊椎炎、周围关节炎、骨髓炎等。2%～20%的病例可累及生殖泌尿系统，发生睾丸炎、附睾炎、卵巢炎、肾小球肾炎、肾脓肿等。2%～7%可累及中枢神经系统，包括周围神经病、脑膜脑炎、精神症状、颅神经、舞蹈症等。此外，还可累及皮肤、血液系统、心血管系统等，并出现相应临床表现。

2. 慢性感染

慢性感染指病程超过6个月仍未痊愈的感染，主要表现为疲乏无力，有固定或反复发作的关节和肌肉疼痛，还可有抑郁、失眠等精神症状。病情可有活动，伴临床表现的反复发作或加重。因为抗感染治疗不规律所致的复发和持续性深部局灶感染（如骨关节、脏器脓肿等）都是造成慢性感染的原因。此外，还有一部分患者血清抗体效价已经下降甚至消失，无发热等客观感染依据，症状仍持续，有类似疲劳综合征样表现。

本病的诊断应结合流行病学史、临床表现和实验室检查综合分析，见表24-2。

患者病程中白细胞计数多正常或偏低，淋巴细胞相对增多，有时可出现异型淋巴细胞，少数出现贫血、血小板减少。临床上部分患儿可因血细胞减少、关节疼痛行骨髓细胞学分析。骨髓肉芽肿浸润是布鲁菌病的一个重要血液学表现，有文献报道约30%（10/30）的患者骨髓中可检出非干酪样肉芽肿。刘立峰等总结分析了12例在血液科初诊并接受骨髓细胞学检查患者的资料，发现所有患者的骨髓涂片均表现为有核细胞增生活跃，其中10例存在粒系成熟障碍，表现为中性杆状核、分叶核粒细胞减少；11例组织细胞增多，其形态学特征为胞体大小不等，核形不规则，核染色质多较疏松，不见核仁，胞质量丰富，灰蓝色不透明，多数细胞含数量不等的粉红色颗粒，易见噬血细胞，以吞噬血小板和红细胞为主。1975年Lancet杂志曾报道在伤寒患者骨髓涂片中检出了上述组织细胞，并命名为伤寒细胞（typhoidal cell），浙江大学医学院第二医院陈朝仕在20世纪70年代也在伤寒患者骨髓中发现了此类细胞，并于1981年率先在国内报道。在《骨髓细胞学和病理学》中伤寒细胞也被描述为印戒样组织细胞。具有上述形态特征的巨噬细胞除了伤寒感染外，也可见于其他细菌感染，在意义评估时需要结合其他信息。此外，我们实验室在儿童淋巴瘤、尤因肉瘤骨髓中也检出过此类组织细胞。

在本病例中，患儿因发热时间长伴肝大，为排除血液系统相关疾病，行骨髓细胞学分析，骨髓有核细胞增生活跃，易见吞噬粉红色颗粒的巨噬细胞，同时可见噬血细胞。联系临床追问病史，发现患儿于2月前饮用过鲜羊奶提示存在布鲁菌感染可能。外送血清学检测显示，虎红平板法阳性、布氏试管法阳性（1∶400++++）。后转传染病医院布鲁杆菌细菌培养阳性，确诊为布鲁菌病。经规范治疗后，痊愈出院。

表24-2　布鲁菌病的诊断标准

①符合下列标准者为疑似病例
- 流行病学史：发病前与家畜或畜产品、布鲁菌培养物等有密切接触史，或者生活在布病流行区的居民等
- 临床表现：发热、乏力、多汗、肌肉和关节疼痛，或者伴有肝大、脾大、淋巴结肿大和睾丸肿大等

②临床诊断病例
- 疑似病例虎红平板或平板凝集试验阳性者

③确诊病例
- 疑似或临床诊断病例分离出布鲁菌者或以下免疫学检查中1项及以上阳性（注意不应以抗体检测滴度的变化作为疗效评价指标）
  - 试管凝集试验（SAT）：滴度为1∶100 ++及以上或病程1年以上滴度1∶50++及以上，或者半年内有布鲁菌疫苗接种史，滴度达1∶100++及以上者
  - 补体结合试验（CFT）：滴度1∶10++及以上
  - 布病抗-人免疫球蛋白试验（Coomb›s）：滴度1∶400++及以上
  - 隐性感染病例：有流行病学史，符合确诊病例免疫学和病原学检查标准，但无临床表现

病例 25　传染性单核细胞增多症

【病例概况】

1. 一般情况：男，6 岁。

2. 主诉：发热、呕吐 4 天。

3. 现病史：患儿反复发热、呕吐。4 天前出现发热，最高体温 38.9°C，发热频率 1～2 次 / 日，伴上眼睑水肿，无寒战、抽搐，伴呕吐，为胃内容物，多为饮食、饮水后呕吐，非喷射性，量不多，无咖啡样呕吐物，无腹痛、腹泻。3 天前来我院完善血常规检查，显示淋巴细胞百分比升高，予口服药物治疗 2 天，仍反复发热，无皮疹，无球结膜充血，仍伴呕吐。为求进一步诊治收入院。

4. 体格检查：T 36.8°C，P 88 次 / 分，R 24 次 / 分，BP 115/72mmHg。身高 118cm，体重 21kg，疼痛评分：0 分。神志清，精神可，上眼睑水肿，颈部可扪及多个肿大淋巴结，大者为 1.5cm × 1cm，质韧，无压痛，活动度可，余浅表淋巴结未及肿大；咽充血，双侧扁桃体 I 度肿大，可见少许白色分泌物，未见脓栓；双肺呼吸音粗，未闻及干湿啰音，心音有力，律齐，未及杂音，腹软，脾肋下未触及，双下肢无水肿，肢端暖。

5. 实验室检查

(1) 血常规（表 25–1，图 25–1）。

(2) 外周血涂片镜检（图 25–2）。

(3) 其他实验室检查：C 反应蛋白 2.50mg/L，丙氨酸氨基转移酶 191.87U/L ↑、天冬氨酸氨基转移酶 148.37U/L ↑、乳酸脱氢酶 519.43U/L ↑；EB 病毒早期抗原 IgG 抗体＜5U/ml、EB 病毒核抗原 IgG 抗体＜3U/ml、EB 病毒衣壳抗原 IgM 抗体 68.1U/ml ↑、血

表 25–1　入院当天血常规结果

项目名称	结　果	单　位	参考区间	项目名称	结　果	单　位	参考区间
白细胞计数	18.98	10^9/L	4.6～11.9	嗜酸性粒细胞绝对值	0.11	10^9/L	0.04～0.74
红细胞计数	5.13	10^{12}/L	4.3～5.7	嗜碱性粒细胞绝对值	0.01	10^9/L	0～0.1
血红蛋白浓度	137	g/L	121～158	红细胞压积	42.1	%	37～47
血小板计数	158	10^9/L	177～446	平均红细胞体积	82.1	fl	77～92
中性粒细胞百分比	13.1	%	32～71	平均红细胞血红蛋白含量	26.8	pg	26～34
淋巴细胞百分比	83.9	%	22～57	平均红细胞血红蛋白浓度	326	g/L	309～359
单核细胞百分比	2.3	%	2～11	红细胞体积分布宽度标准差（RDW-CV）	13.4	%	11～16.5
嗜酸性粒细胞百分比	0.6	%	0.5～9	红细胞体积分布宽度变异系数（RDW-SD）	41.4	fl	35～54
嗜碱性粒细胞百分比	0.1	%	0～1	血小板平均体积	10.7	fl	5～10
中性粒细胞绝对值	2.49	10^9/L	1.7～7.4	血小板压积	0.17	%	0.06～0.3
淋巴细胞绝对值	15.94	10^9/L	1.7～4.7	大血小板比值	16.3	%	15～30
单核细胞绝对值	0.43	10^9/L	0.15～0.86	血小板体积分布宽度	30	%	9～17

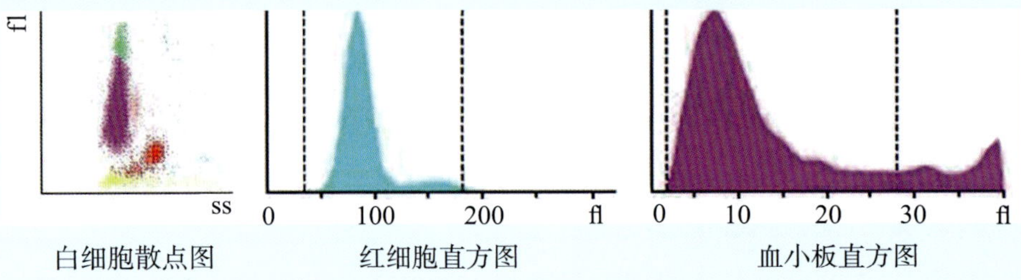

◀ **图 25-1　白细胞散点图、红细胞直方图、血小板直方图**

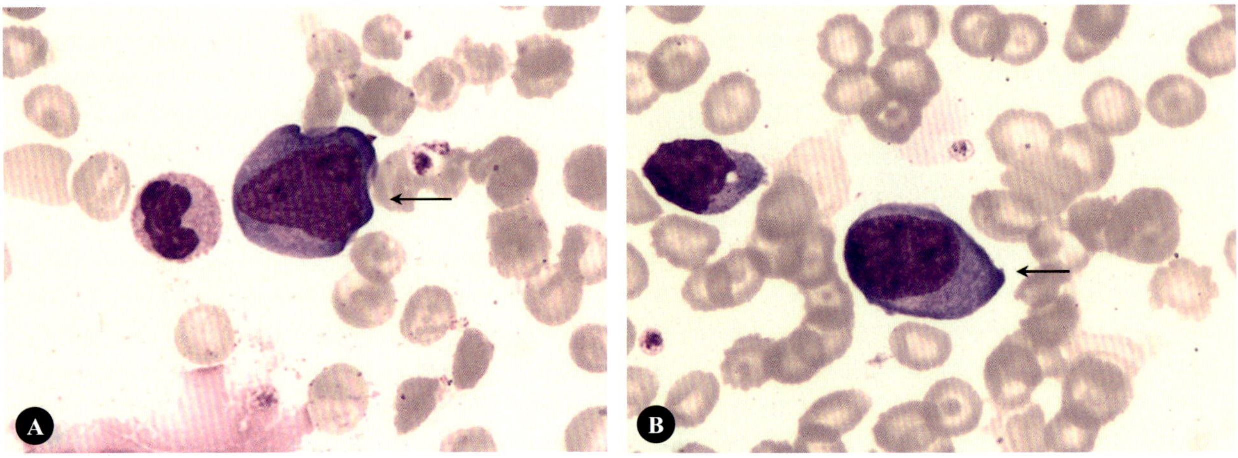

▲ **图 25-2　外周血细胞形态，可见较多异型淋巴细胞（箭）**

EDTA 抗凝血镜检，分类 100 个白细胞，中性粒细胞 13%、淋巴细胞 86%、单核细胞 1%，其中异型淋巴细胞占 15%；红细胞形态尚可；血小板易见，散在分布

清 EB 病毒 DNA1.3E+04copies/ml ↑。

(4) 影像学检查：腹部彩超提示，脾大、右髂窝积液。颈部淋巴结彩超提示，颈部探及多个淋巴结，较大者 19mm × 9mm。

(5) 骨髓细胞学检查（图 25-3）。

【诊断】

传染性单核细胞增多症。

【讨论】

传染性单核细胞增多症（infectious mononuc-leosis, IM）是一种由 EB 病毒感染所致的临床综合征，其典型临床表现为发热、咽峡炎和颈部淋巴结肿大“三联征”，可伴有肝大、脾大，外周血淋巴细胞和异型淋巴细胞增多。不同年龄段患者的临床表现各异，婴幼儿 EB 病毒感染常无明显症状，或仅有轻微的不典型表现；儿童和成人患者则可有典型的临床表现。我国儿童 IM 发病的高峰年龄为 4—6 岁，其潜伏期不定，大多经 9 天（5～15 天）发病。外周血白细胞总数增高，一般在病程的第 2～3 周达高峰（10～20）× 10^9/L，分类中淋巴细胞比例升高可占 60%～70%，并且可出现较多异型淋巴细胞，达 10%～30%。值得注意的是，异型淋巴细胞一般在感染后的 3 天出现，然后逐步增高，至感染 2～3 周后达峰值，最高可达 40%。

IM 的诊断依据包括临床表现、原发性 EBV 感染的实验室证据和非特异性实验室检查。临床诊断病例需满足临床表现中任意 3 项及非特异性实验室检查中任意 1 项，确诊病例需满足临床表现中任意 3 项及原发性 EBV 感染的实验室证据中任意 1 项。

1. 临床表现：包括发热、咽峡炎、颈部淋巴结肿大、肝大、脾大、眼睑水肿。

2. 原发性 EBV 感染的实验室证据：抗 EBV-CA-IgM 和抗 EBV-CA-IgG 抗体阳性且抗 EBV-NA-IgG 阴性、单一抗 EBV-CA-IgG 抗体阳性且 EBV-CA-IgG 为低亲和力抗体、血清 EBV-DNA 阳性。

3. 非特异性实验室检查：外周血异型淋巴细胞比例≥10%、6 岁以上儿童外周血淋巴细胞比例＞50%

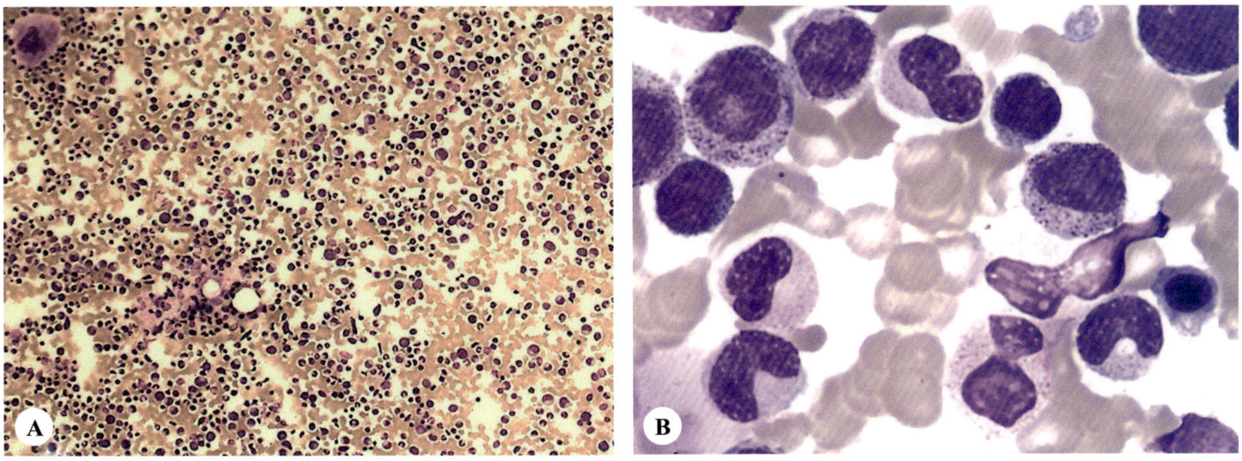

▲ 图 25–3　骨髓细胞形态学检查

细胞形态学检查：

(1) 骨髓取材及涂片良好，染色满意。

(2) 骨髓有核细胞增生活跃，粒 : 红 = 4.46 : 1，比例偏高。

(3) 粒系增生活跃，占 53.5%，比例尚可。中、晚幼粒细胞比例升高，各阶段粒细胞形态尚可。

(4) 红系增生活跃，占 12.0%，比例尚可，以中、晚幼红细胞为主。幼红细胞形态尚可。成熟红细胞形态及染色尚可。

(5) 淋巴系增生活跃，占 32.0%，比例及形态尚可。

(6) 巨核系增生活跃，全片共数巨核细胞＞150 个，分类 25 个，颗粒型巨核细胞 9 个、产板型巨核细胞 16 个。血小板易见，散在或成堆分布。

(7) 未见特殊细胞，未见寄生虫

或淋巴细胞绝对值＞$5.0 \times 10^9/L$。

IM 是一种良性自限性疾病，多数预后良好，但也可发生如上气道梗阻、脑炎、脑膜炎、心肌炎、溶血性贫血、血小板减少性紫癜等并发症，少数可出现噬血细胞综合征等严重并发症，需要仔细评估和随访。

本病例中，患儿 6 岁，反复发热 4 天，查体上眼睑水肿、颈部可扪及多个肿大淋巴结，血常规显示白细胞计数为 $18.98 \times 10^9/L$、淋巴细胞占 83.90%、白细胞散点图明显异常，经推片镜检发现异型淋巴细胞占 15%。虽然非典型淋巴细胞增多与水痘、新型冠状病毒感染、流行性出血热等多种疾病相关，然而在儿童患者中最常见于 IM 病例中。实验室检查显示患儿 EB 病毒衣壳抗原 IgM 抗体 68.10U/ml、血清 EB 病毒 DNA1.3E+04copies/ml，证实存在原发性 EBV 感染，最终诊断为传染性单核细胞增多症。

病例 26　百日咳

【病例概况】

1. 一般情况：女，3 月龄。

2. 主诉：咳嗽 20 余天，间断发热 14 天。

3. 现病史：20 余天前接触“呼吸道感染”家人后出现咳嗽，呈阵发性非痉挛性咳嗽，伴鼻塞、流涕，咳嗽时伴吐奶，病初无发热，无喘憋，无声嘶。14 天前出现发热，咳嗽加重，伴憋气，咳喘严重时伴面色发绀、双目上视、四肢强直，持续时间不详。血常规结果显示，白细胞 75.99 × 10^9/L、血红蛋白 88g/L、血小板 653 × 10^9/L，外院予抗感染、抗炎、强心、利尿、免疫支持等治疗，咳喘减轻，中间体温正常近 1 周，2 天前体温反复，心率偏快，安静状态下心率 130～150 次 / 分，哭闹时心率 220 次 / 分左右。考虑患儿病情较重，今家长要求转入本院。

4. 体格检查：T 39.1℃，P 178 次 / 分，R 45 次 / 分，BP 95/69mmHg。身长 57cm，体重 4.6kg，疼痛评分：0 分。神志清醒，精神欠佳，呼吸稍促，三凹征阴性。皮肤及黏膜未见黄染。浅表淋巴结未及肿大，无压痛。头颅无畸形，前囟平软，眼睑正常。巩膜无黄染，角膜正常，眼球运动自如，双侧瞳孔等大等圆，直径约 2mm，对光反射灵敏。双肺呼吸音粗，未闻及干湿啰音。心律齐、心音有力，各瓣膜听诊区未闻及杂音。腹软，无压痛，腹部未触及包块，肝脾肋下未触及。

5. 实验室检查

(1) 血常规（表 26–1，图 26–1）。

(2) 外周血涂片镜检（图 26–2）。

(3) 其他实验室检查：动脉血气分析结果显

表 26–1　入院当天血常规结果

项目名称	结　果	单　位	参考区间	项目名称	结　果	单　位	参考区间
白细胞计数	26.86	10^9/L	5.6～14.5	嗜酸性粒细胞绝对值	0.11	10^9/L	0.06～1.22
红细胞计数	2.79	10^{12}/L	3.5～5.6	嗜碱性粒细胞绝对值	0	10^9/L	0～0.14
血红蛋白浓度	81	g/L	99～196	红细胞压积	25	%	29～57
血小板计数	562	10^9/L	203～653	平均红细胞体积	89.5	fl	73～105
中性粒细胞百分比	24.2	%	7～51	平均红细胞血红蛋白含量	29.1	pg	24～37
淋巴细胞百分比	71	%	34～81	平均红细胞血红蛋白浓度	324	g/L	305～361
单核细胞百分比	4.4	%	3～18	红细胞体积分布宽度标准差（RDW-CV）	15.6	%	11～16.5
嗜酸性粒细胞百分比	0.4	%	0.8～11	红细胞体积分布宽度变异系数（RDW-SD）	51.8	fl	35～54
嗜碱性粒细胞百分比	0	%	0～1	血小板平均体积	6.8	fl	5～10
中性粒细胞绝对值	6.5	10^9/L	0.6～7.1	血小板压积	0.38	%	0.06～0.3
淋巴细胞绝对值	19.07	10^9/L	3.2～10.7	大血小板比值	7.1	%	15～30
单核细胞绝对值	1.18	10^9/L	0.25～1.89	血小板体积分布宽度	15.3	%	9～17

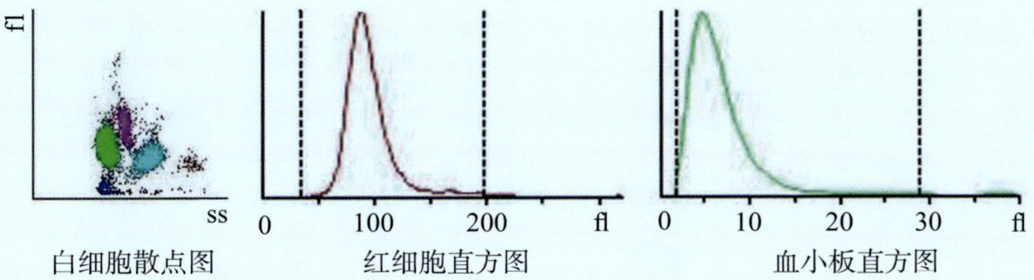

◀ 图 26-1　白细胞散点图、红细胞直方图、血小板直方图

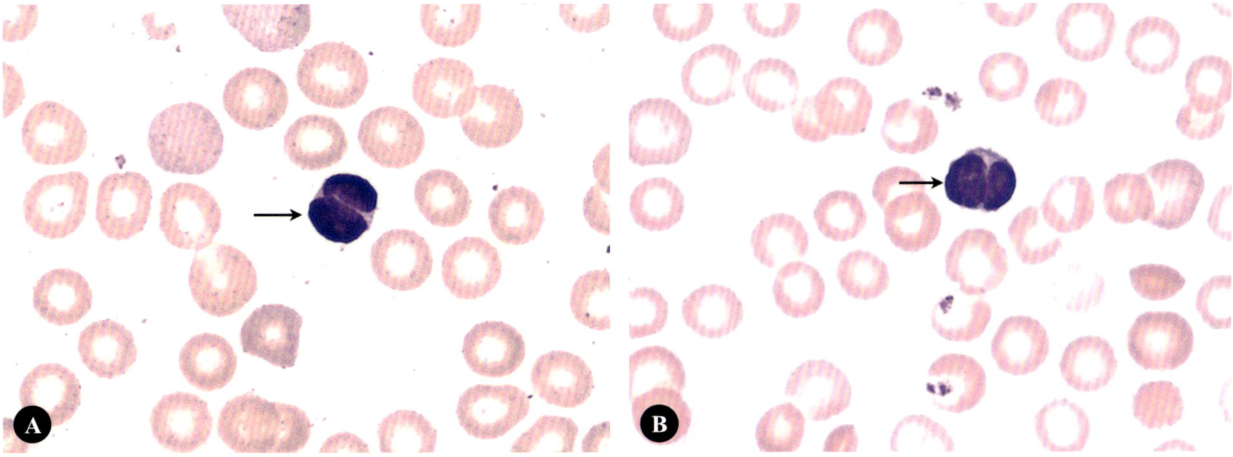

▲ 图 26-2　外周血细胞形态，可见裂隙淋巴细胞（箭）

EDTA 抗凝血镜检，白细胞数量增多，分类 100 个白细胞，中性粒细胞 23%、淋巴细胞 75%、单核细胞 2%，其中裂隙淋巴细胞占 8%；红细胞轻度大小不均，偶见嗜多色性红细胞；血小板数量明显增多。建议排除百日咳

示，pH 7.43，二氧化碳分压 46.2mmHg↑，血氧饱和度 95.5%，钾 3.59mmol/L，钠 127mmol/L，乳酸 1.9mmol/L。C 反应蛋白＜0.2mg/L、红细胞沉降率 4mm/h、降钙素原 0.403ng/ml↑、铁蛋白 606.1ng/ml↑。EB 病毒早期抗原 IgG 抗体 5.22U/ml、EB 病毒核抗原 IgG 抗体 400U/ml↑、EB 病毒衣壳抗原 IgM 抗体＜10U/ml，细菌内毒素鲎定量测定阴性，副流感病毒、衣原体、柯萨奇病毒、嗜肺军团菌、埃可病毒抗体均阴性，甲流、乙流、呼吸道合胞病毒、腺病毒、人鼻病毒、肺炎支原体核酸阴性。

(4) 影像学检查：胸部正位 X 线片提示两侧胸廓对称、无畸形；气管纵隔居中；双肺纹理增多，肺内未见实质性病变；双肺门不大；双膈面光整，肋膈角清晰锐利，心膈角无异常；心影大小、形态正常。

(5) 骨髓细胞学检查（图 26-3）。

(6) 其他检查：百日咳杆菌核酸阳性。

【诊断】

重症肺炎，百日咳（pertussis），类白血病反应，血小板增多，中度贫血。

【讨论】

百日咳是由百日咳鲍特菌感染引起的急性呼吸道传染病，病程较长，如不治疗咳嗽症状可持续 2～3 个月，故名“百日咳”。临床特点为阵发性、痉挛性咳嗽，以及咳嗽终止时伴有鸡鸣样吸气吼声为特征。本病在不同年龄组均有发病，但多发生于儿童，尤其是 5 岁以下的小儿，是全球婴幼儿疾病和死亡的重要原因之一。自 1974 年全球实施百日咳免疫计划以来，其发病率得到了有效控制；但是，近年来尤其是疫苗覆盖率很高的发达国家，有局部暴发或流行趋势。我国上海、重庆、昆明等地的调查数据也显示有明显上升趋势。

百日咳鲍特菌，又称百日咳杆菌，是需氧革兰阴性短杆菌，最适生长温度为 35～37℃，最适 pH 为 6.8～7.0。初次分离时，常需用含甘油、马铃薯和新鲜血液的鲍 - 金培养基。百日咳鲍特菌能够产生外膜蛋白中的凝集抗原、百日咳鲍特菌黏附素，其他

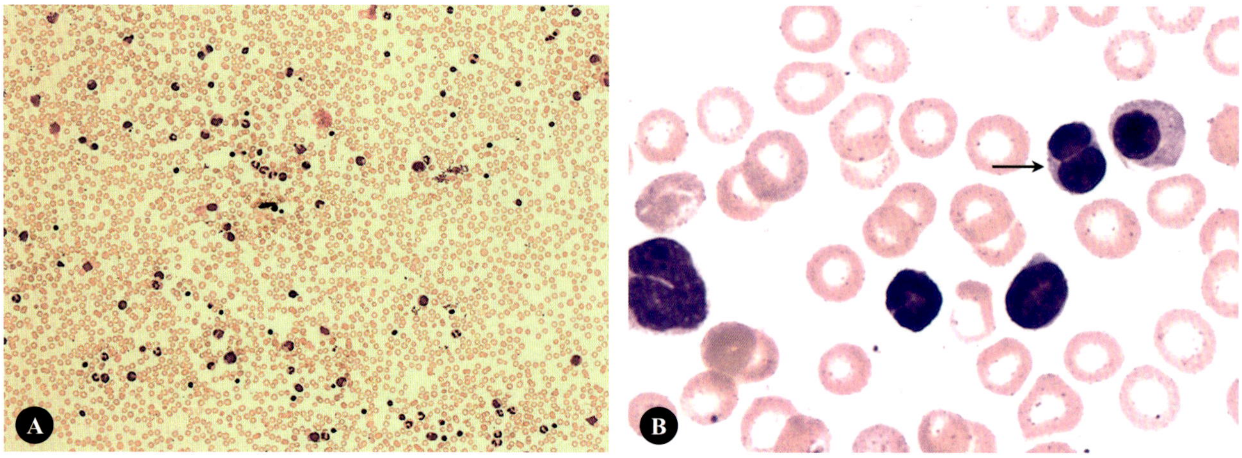

▲ 图 26–3　骨髓细胞形态学检查，可见裂隙淋巴细胞（箭）

细胞形态学检查：

(1) 骨髓取材及涂片良好，染色满意。

(2) 骨髓有核细胞增生活跃，粒：红 = 1.71：1，比例偏低。

(3) 粒系增生活跃，占 38.5%，比例偏低。各阶段粒细胞形态尚可。

(4) 红系增生活跃，占 22.5%，比例尚可，以中、晚幼红细胞为主。幼红细胞形态尚可。成熟红细胞轻度大小不均，偶见嗜多色性红细胞及红细胞碎片。

(5) 淋巴系增生活跃，占 32.0%，比例偏高，其中裂隙淋巴细胞占 4.5%。

(6) 巨核系增生活跃，全片共数巨核细胞＞150 个，分类 25 个，颗粒型巨核细胞 8 个、产板型巨核细胞 17 个。血小板多见，散在或成堆分布。

(7) 未见寄生虫。

(8) 骨髓外铁染色：少量。骨髓内铁染色：铁粒幼红细胞 15%

毒性物质还包括百日咳外毒素（PT）、内毒素（ET）、不耐热毒素（HLT）、腺苷酸环化酶毒素（ACT）、气管细胞毒素（TCT）和皮肤坏死毒素（DNT）等。目前认为，外膜蛋白中的凝集抗原、黏附素与外毒素等具有诱导宿主产生保护性抗体的作用。

百日咳无明显季节性，全年均可发病，但以冬春季节多见。地理分布以温带、寒带为主。传染源包括百日咳患者、隐性感染者及带菌者，从潜伏期开始至发病后 6 周均有传染性，尤以潜伏期末至卡他期 2～3 周内传染性最强。主要由咳嗽、说话、打喷嚏时形成的气溶胶经呼吸道传播。人群对百日咳普遍易感，5 岁以下小儿易感性最高。由于母体缺乏足够的保护性抗体传递给胎儿，所以 6 个月以下婴儿也可以发病。疫苗接种超过 12 年后，体内抗体水平下降，因此亦有为数不少的成人百日咳患者。本病一般为散发，在儿童集体机构、托儿所、幼儿园等亦可引起流行。

百日咳典型的临床表现一般可分为 3 个阶段，即卡他期、痉咳期和恢复期。卡他期一般持续 1～2 周，临床症状类似感冒，主要表现为流清涕，有痰者也为非脓性，没有明显的特异性。痉咳期一般持续 2～6 周，亦可长达 2 个月以上，咳嗽加重并出现明显的阵发性、痉挛性咳嗽，伴吸气性回声、咳嗽后呕吐，咳嗽在夜间表现更为明显。恢复期咳嗽频次及程度逐渐减轻，此期持续 1～2 周，少数持续更长时间。百日咳临床表现受到患者年龄、疾病进程和疫苗接种等多种因素影响，导致症状不典型，为临床诊断带来困难。婴儿非典型百日咳的主要表现为呼吸暂停、发绀和心动过缓等。大多数青少年和成年人的症状比儿童症状轻，约 1/3 的患者仅存在长期咳嗽，成人患者痉咳期通常没有咳末鸡鸣样回声。

实验室检查包括核酸检测、培养、血清学检查等，具体有以下 4 点。

1. 核酸检测是诊断百日咳非常敏感的方法。百日咳鲍特菌主要定植在上呼吸道，特别是鼻咽部，最好在发病 3 周内采集标本。需要注意，PCR 阳性结果并非总是与临床表现相关，因为 PCR 不能区分有无活的细菌生长。

2. 培养：细菌培养法具有较高的特异性，但其敏感性受到病程、抗菌药物使用、标本质量、标本转运条件及培养方法等多种因素的影响。

3. 血清学检查：①急性期和恢复期的双份血清标本中特异性抗体滴度，主要用于回顾性诊断或不典型病例的辅助诊断；②单份血清中百日咳特异性 PT-IgG 抗体检测，可以作为早期诊断的参考，但需要充分考虑患儿年龄和免疫状态。

4. 血常规和外周血涂片检查：由于百日咳毒素可促使外周血储备池淋巴细胞释放到循环池，发病早期外周血白细胞计数即明显升高，痉咳期最为明显，白细胞数可达（20～50）$\times 10^9$/L，甚至 70×10^9/L 以上，以淋巴细胞为主占 60%～90%。此种淋巴细胞增多症在未免疫的儿童中更为常见，而在年长儿及接种过疫苗的百日咳患儿中相对少见，其外周血白细胞和淋巴细胞往往正常或很少升高。外周血涂片有时可见特异性的裂隙淋巴细胞。

中华医学会儿科学分会感染学组建议百日咳的临床诊断标准和实验室诊断标准见表 26-2。

百日咳的治疗包括抗菌治疗、一般治疗和对症治疗等。其中，抗菌治疗首选大环内酯类抗菌药，如红霉素、阿奇霉素、罗红霉素或克拉霉素等，疗效与用药早晚有关，卡他期应用抗菌药可以减轻甚至不发生痉咳，进入痉咳期后应用，虽不能缩短百日咳的临床过程，但可以缩短排菌期及预防继发感染。

本病例中，患儿白细胞总数≥20×10^9/L、淋巴细胞比例≥60%、外周血涂片镜检可见裂隙淋巴细胞≥5%，结合临床症状提示存在百日咳可能。但需注意的是，外周血检出裂隙淋巴细胞的诊断价值及意义尚不明确，因为裂隙淋巴细胞不仅存在于百日咳患者，在某些非百日咳患儿外周血涂片中也可少量存在。伍金倩等报道当裂隙淋巴细胞百分比取 4% 为临界点时，诊断百日咳的准确性最高，其诊断灵敏度、特异度分别为 0.595 和 0.942，若把裂隙淋巴

表 26-2　百日咳临床及实验室诊断标准（中华医学会儿科学分会感染学组建议）
1. 临床诊断标准
0—3 月龄 无热或低热，频率和严重度均进行性增加的咳嗽，加上鸡鸣样回声、呼吸暂停或咳嗽后呕吐、发绀、抽搐、肺炎、密切接触长期无热咳嗽的患者（多为家庭成员）中的 1 项即可诊断；也可不出现咳嗽，仅表现为阵发性呼吸暂停、发绀和抽搐
4 月龄—9 岁 无热、低热，阵发性咳嗽≥7d，非脓性鼻炎，加上鸡鸣样回声、咳嗽后呕吐、呼吸暂停、抽搐、肺炎、症状夜间加重、密切接触长期无热咳嗽的患者（多为家庭成员）中 1 项即可诊断
≥10 岁 阵发性干咳≥2 周，非脓性鼻炎，无热加上鸡鸣样回声、呼吸暂停、发作间期阵发性多汗、咳嗽后呕吐、症状夜间加重中的 1 项即可诊断
2. 实验室确诊标准：符合临床诊断标准，实验室检查有以下之一即可确诊
0—3 月龄 ①血常规检查提示白细胞计数升高（≥20×10^9/L）伴淋巴细胞增多症（淋巴细胞比例≥60%）；② PCR 检出百日咳鲍特菌核酸；③培养检出百日咳鲍特菌；④发病初期与恢复期双份血清 PT-IgG 滴度出现显著升高（超过 2～4 倍）。单次 ELISA 检测 PT-IgG 不推荐本年龄段儿童使用
4 月龄—9 岁 ① PCR 检出百日咳鲍特菌核酸；②培养检出百日咳鲍特菌；③免疫接种超过 1 年后单次 ELISA 检测 PT-IgG 滴度出现明显升高（>80～100U/ml）；④发病初期与恢复期双份血清 PT-IgG 滴度出现显著升高（超过 2～4 倍）
≥10 岁 ① PCR 检出百日咳鲍特菌核酸；②培养检出百日咳鲍特菌；③单次 ELISA 检测 PT-IgG 滴度出现明显升高（>80～100U/ml）；④发病初期与恢复期双份血清 PT-IgG 滴度出现显著升高（超过 2～4 倍）

细胞百分比、白细胞数及淋巴细胞比例三项指标进行联合诊断，则准确性优于裂隙淋巴细胞百分比单一指标及白细胞数和淋巴细胞比例的联合指标。此外，部分淋巴瘤患者，尤其是成人滤泡性淋巴瘤患者外周血也可出现以淋巴细胞为主的白细胞增多，且存在类似形态的淋巴细胞。因此，临床在诊断百日咳时，需根据患者的年龄、症状、体征，同时结合裂隙淋巴细胞百分比、白细胞数及淋巴细胞比例，会更加准确可靠，对不典型病例可加做免疫分型、百日咳杆菌 PCR 等予以鉴别。

病例 27　激素相关的白细胞计数升高

【病例概况】

1. 一般情况：男，约 4 岁。

2. 现病史：确诊幼年特发性关节炎（juvenile idiopathic arthritis，JIA）（全身型）2 个月余，回院序贯治疗，确诊此病前体健。患儿 2 个月前因“左膝疼痛 23 天，发热、皮疹 18 天”于我院治疗，结合临床及实验室检查考虑幼年特发性关节炎（全身型），存在巨噬细胞活化，予糖皮质激素冲击、托珠单抗拮抗白细胞介素 6、丙球支持、抗菌药抗感染等治疗 40 余天好转出院。院外规律用药（包括泼尼松、环孢素），定期住院治疗。1 个月前于外院就诊，完善血常规检查提示，白细胞稍高，以中性粒细胞为主，外周血细胞形态正常。近 2 周患儿反复出现躯干部皮疹，偶伴膝关节疼痛，均为一过性症状，可当天缓解。

3. 体格检查：T 36.5°C，P 120 次 / 分，R 23 次 / 分，BP 117/62mmHg。身高 98cm，体重 15kg。神志清，精神好，柯兴貌，皮肤弹性良好，皮肤及黏膜未见黄染，未见瘀点及瘀斑。浅表淋巴结无肿大，肝脾肋下未触及。双下肢无水肿。神经系统查体无异常。

4. 实验室检查

(1) 血常规（表 27–1，图 27–1）。

(2) 外周血涂片镜检（图 27–2）。

(3) 其他实验室检查：C 反应蛋白＜0.2mg/L，红细胞沉降率 6mm/h，丙氨酸氨基转移酶 16.49U/L、天冬氨酸氨基转移酶 35.55U/L、乳酸脱氢酶 519.13U/L ↑，血清铁蛋白 26.9U/L，甘油三酯 1.43mmol/L，环孢素 A 血药浓度谷浓度 31.9ng/ml，抗核抗体及 dsDNA 抗体大致正常。

表 27–1　入院当天血常规结果

项目名称	结　果	单　位	参考区间	项目名称	结　果	单　位	参考区间
白细胞计数	35.19	10^9/L	4.9～12.7	嗜酸性粒细胞绝对值	0.01	10^9/L	0.04～0.74
红细胞计数	5.18	10^{12}/L	4.1～5.5	嗜碱性粒细胞绝对值	0.03	10^9/L	0～0.1
血红蛋白浓度	140	g/L	115～150	红细胞压积	44.3	%	35～45
血小板计数	379	10^9/L	187～475	平均红细胞体积	85.7	fl	76～88
中性粒细胞百分比	93.5	%	23～64	平均红细胞血红蛋白含量	27.1	pg	24～30
淋巴细胞百分比	5.3	%	26～67	平均红细胞血红蛋白浓度	317	g/L	309～359
单核细胞百分比	1.1	%	2～11	红细胞体积分布宽度标准差（RDW-CV）	14.5	%	11～16.5
嗜酸性粒细胞百分比	0	%	0.5～9	红细胞体积分布宽度变异系数（RDW-SD）	46.3	fl	35～54
嗜碱性粒细胞百分比	0.1	%	0～1	血小板平均体积	8.3	fl	5～10
中性粒细胞绝对值	32.91	10^9/L	1.3～6.7	血小板压积	0.32	%	0.06～0.3
淋巴细胞绝对值	1.86	10^9/L	2.0～6.5	大血小板比值	16.2	%	15～30
单核细胞绝对值	0.38	10^9/L	0.16～0.92	血小板体积分布宽度	15.8	%	9～17

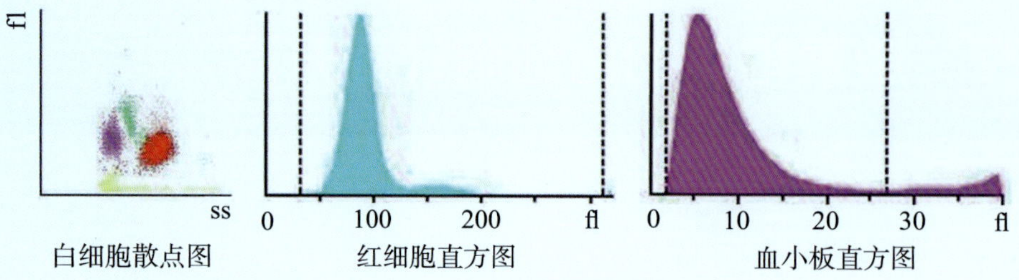

◀ 图 27-1 白细胞散点图、红细胞直方图、血小板直方图

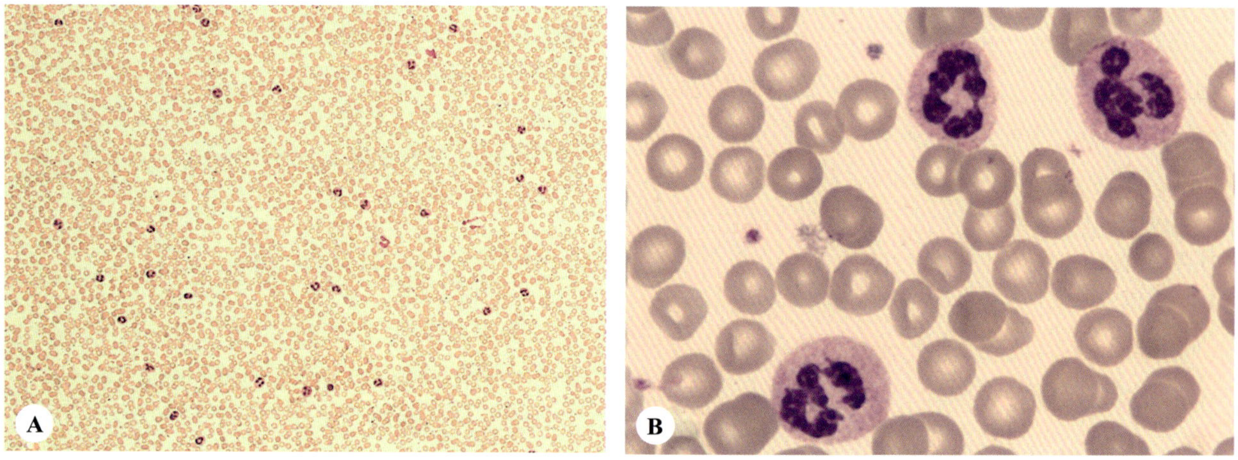

▲ 图 27-2 外周血细胞形态，白细胞数量增多，形态未见明显异常

EDTA 抗凝血镜检，白细胞数量明显增多，分类 100 个白细胞，中性粒细胞 95%、淋巴细胞 5%；红细胞形态尚可；血小板易见，散在分布

(4) 影像学检查：心脏彩超提示，无异常。

(5) 骨髓细胞学检查（图 27-3）。

(6) 碱性磷酸酶染色：阳性率 100%，积分 247 分。

【诊断】

幼年特发性关节炎（全身型）。

【讨论】

幼年特发性关节炎（JIA）是一组 16 岁前起病，病因不明，以慢性关节炎（持续 6 周或以上）为主要特征，可伴有其他组织、器官损害的全身性疾病，并除外其他原因所致。全身型幼年特发性关节炎（systemic JIA，SJIA）起病时以弛张热为突出表现，病程中可出现关节病变。固有免疫系统的不适当激活和促炎细胞因子如 IL-1、IL-6 和 IL-18 等的过度分泌是 SJIA 疾病初始阶段的主要免疫学特征，无自身抗体。SJIA 易并发巨噬细胞活化综合征（macrophage activation syndrome，MAS），其可危及生命。临床中 JIA/SJIA 的主要治疗药物包括非甾体抗炎药、糖皮质激素、生物制剂（IL-1 拮抗药、IL-6 拮抗药、肿瘤坏死因子 -α 拮抗药）等。

糖皮质激素对机体的发育、生长、代谢及免疫功能等起着重要调节作用，是机体应激反应最重要的调节激素。天然和合成的糖皮质激素（也称为类固醇激素）可用于治疗多种疾病，该类药物大多以药理剂量用于抗炎、抗毒、抗休克和免疫抑制治疗。糖皮质激素在应用过程中，可对多个器官系统造成不良反应。对于血液系统，药理学剂量的糖皮质激素常导致白细胞计数增多，主要是中性粒细胞增多，使用激素期间应进行血液细胞分析。有研究指出，糖皮质激素可限制血液中中性粒细胞程序性凋亡，增强骨髓造血功能，促进中性粒细胞释放，这些药理作用均会导致外周血白细胞总数与中性粒细胞水平升高。

本病例中，患者因治疗需要增加糖皮质激素用量后出现以中性粒细胞为主的白细胞增多，经骨髓细胞形态学分析及其他实验室检查后，排除血液系统疾病及感染反应，临床考虑为糖皮质激素诱导的白细胞增多，未经特殊干预，白细胞逐渐降至正常水平。

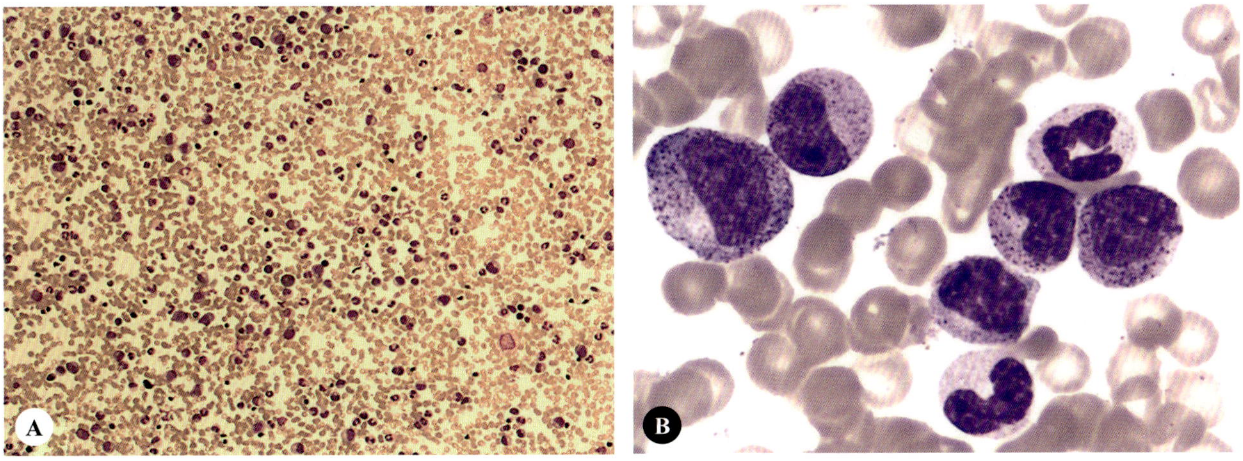

▲ 图 27-3　骨髓细胞形态学检查

细胞形态学检查：

(1) 骨髓取材及涂片良好，染色满意。

(2) 骨髓有核细胞增生明显活跃，粒：红 = 7.50：1，比例偏高。

(3) 粒系增生明显活跃，占 75.0%，比例偏高。中、晚幼粒细胞比例升高，部分粒细胞胞质颗粒增多增粗。

(4) 红系增生活跃，占 10.0%，比例尚可，以中、晚幼红细胞为主。幼红细胞形态尚可。成熟红细胞形态及染色尚可。

(5) 淋巴系增生活跃，占 13.0%，比例及形态尚可。

(6) 巨核系增生活跃，全片共数巨核细胞＞150 个，分类 25 个，颗粒型巨核细胞 6 个、产板型巨核细胞 19 个。血小板易见，散在或成堆分布。

(7) 未见特殊细胞，未见寄生虫

病例 28　家族性噬血细胞综合征

【病例概况】

1. 一般情况：男，约 2 月龄。

2. 主诉：发热、腹泻 3 天。

3. 现病史：患儿 3 天前出现发热，体温最高 38.9℃，伴腹泻，为黄色稀便，无脓血，偶有吐奶，无呛咳，无抽搐，外院口服“小儿氨酚黄那敏、头孢克肟、百蕊颗粒、益生菌、蒙脱石散、中草药等（具体不详）”不规律治疗 3 天，效果不佳。为求进一步治疗，收入我院。

4. 体格检查：T37℃，P148 次 / 分，R39 次 / 分，BP98/52mmHg。体重 6kg。抱入病房。神志清，精神反应可，呼吸尚平稳，三凹征（-）。四肢可见皮肤花纹，全身皮肤无黄染，腹部见皮肤出血点及瘀斑，周身浅表淋巴结未触及肿大。头颅无畸形，毛发自然分布，前囟平软，大小为 1cm × 1cm，两侧瞳孔等大等圆，直径约 3mm，对光反射灵敏。咽略充血，扁桃体不大，未见疱疹及溃疡。颈软无抵抗。胸廓对称无畸形。两肺呼吸音粗，大致对称，可闻及湿啰音。心前区无隆起，心尖冲动无弥散，心前区未及震颤，心音有力，律齐，各瓣膜听诊区未闻及杂音。腹膨隆，腹壁静脉显露，未见胃肠型及蠕动波，肝肋下 6cm，质硬，边界清晰，脾肋下约 3cm，质韧，未及异常包块，肠鸣音 4～5 次 / 分。四肢肌张力可，双下肢无水肿。双足温，毛细血管再充盈时间＜3s。双侧膝腱反射对称引出，不亢进，双侧 Babinski 征阴性。

5. 实验室检查

(1) 血常规（表 28-1，图 28-1）。

表 28-1　入院当天血常规结果

项目名称	结　果	单　位	参考区间	项目名称	结　果	单　位	参考区间
白细胞计数	13.27	10^9/L	5.6～14.5	嗜酸性粒细胞绝对值	0.02	10^9/L	0.06～1.22
红细胞计数	2.96	10^{12}/L	3.5～5.6	嗜碱性粒细胞绝对值	0.06	10^9/L	0～0.14
血红蛋白浓度	83	g/L	99～196	红细胞压积	24.2	%	29～57
血小板计数	46	10^9/L	203～653	平均红细胞体积	81.8	fl	73～105
中性粒细胞百分比	—	%	7～51	平均红细胞血红蛋白含量	28	pg	24～37
淋巴细胞百分比	—	%	34～81	平均红细胞血红蛋白浓度	343	g/L	305～361
单核细胞百分比	—	%	3～18	红细胞体积分布宽度标准差（RDW-CV）	13.6	%	11～16.5
嗜酸性粒细胞百分比	0.2	%	0.8～11	红细胞体积分布宽度变异系数（RDW-SD）	39.1	fl	35～54
嗜碱性粒细胞百分比	0.5	%	0～1	血小板平均体积	—	fl	5～10
中性粒细胞绝对值	—	10^9/L	0.6～7.1	血小板压积	—	%	0.06～0.3
淋巴细胞绝对值	—	10^9/L	3.2～10.7	大血小板比值	—	%	15～30
单核细胞绝对值	—	10^9/L	0.25～1.89	血小板体积分布宽度	—	%	9～17

(2) 外周血涂片镜检（图 28-2）。

(3) 其他实验室检查：C 反应蛋白 31.43mg/L ↑、降钙素原 1.70ng/ml ↑。丙氨酸氨基转移酶 35.18U/L、天冬氨酸氨基转移酶 56.44U/L、乳酸脱氢酶 352.67U/L ↑，甘油三酯 1.28mmol/L、铁蛋白 532.90ng/ml ↑。纤维蛋白原 1.43g/L ↓，血浆纤维蛋白（原）降解产物 22.60μg/ml ↑，D- 二聚体 7.37mg/L ↑，血清 EB 病毒 DNA 小于最低检测限。CD25 检测结果为 17829.89pg/ml，NK 细胞活性正常。患儿住院期间铁蛋白进行性升高，最高至＞2000ng/ml ↑。

(4) 影像学检查：头颅 CT 扫描提示，双侧大脑半球对称，灰白质对比正常，双侧枕叶脑白质密度略减低，余双侧大脑半球未见局灶性密度异常，各脑室、脑池大小形态正常，中线结构居中，幕下小脑未见明显异常密度，脑干无异常。腹部超声提示，消化道积气、腹腔积液、结肠壁轻微水肿。

(5) 骨髓细胞学检查（图 28-3）。

(6) 基因检测：基因检测发现 *UNC13D* 杂合突变，突变点为 c.118-308C＞T，为 I 类致病突变。

【诊断】

家族性噬血细胞综合征 3 型（FHL-3）。

【讨论】

噬血细胞综合征（HPS），又称噬血细胞性淋巴组织细胞增多症（hemophagocytic lymphohistiocytosis, HLH），是一类原发性或继发性免疫调节功能异常导致的过度炎症反应综合征，其特征为淋巴细胞、单核细胞和巨噬细胞异常激活、增殖和分泌大量炎症细胞因子，导致组织损伤和多器官功能障碍。临床上以持续发热，血细胞减少，肝大、脾大为主要表现，肝、脾、淋巴结和骨髓组织中可见噬血现象。HLH 常起病急，进展迅速，易误诊，病死率高，未经治疗的病例中位生存时间不超过 2 个月。

HLH 的病因复杂多样，按照是否存在明确的相关基因异常，可分为“原发性”和“继发性”两类。

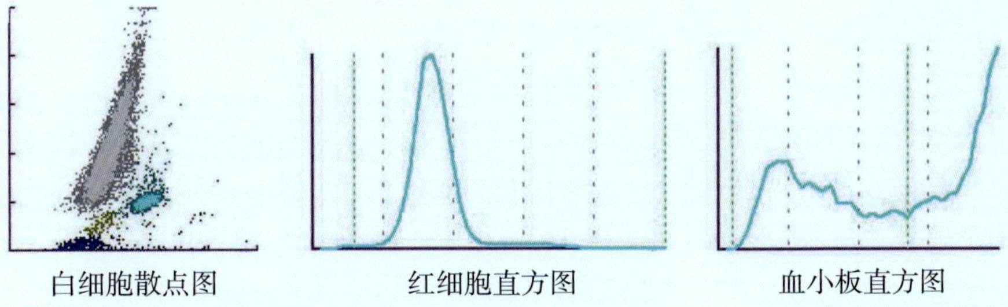

◀ 图 28-1　白细胞散点图、红细胞直方图、血小板直方图

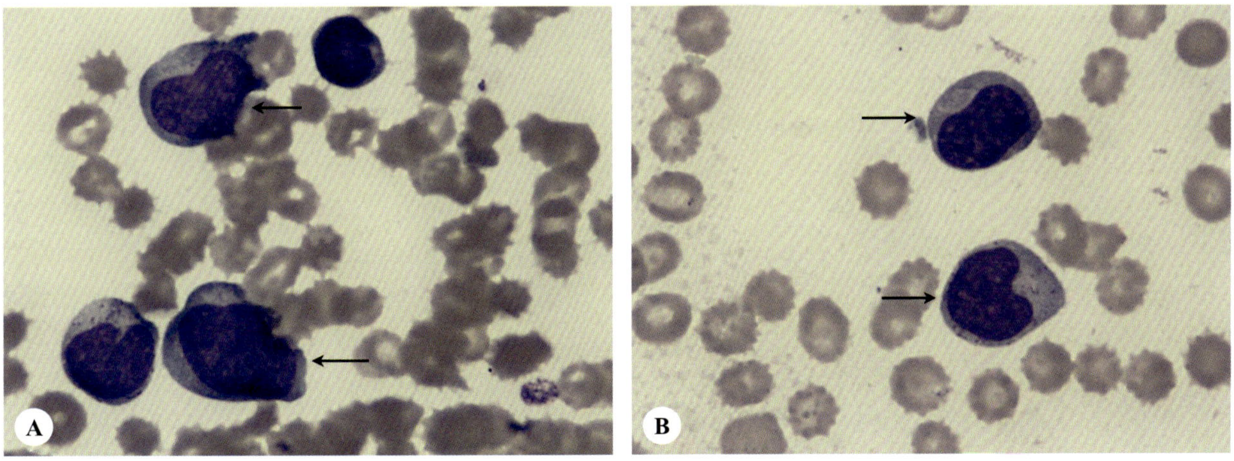

▲ 图 28-2　外周血细胞形态，可见较多异型淋巴细胞（箭）

EDTA 抗凝血镜检，分类 100 个白细胞，中性粒细胞 10%、淋巴细胞 88%、单核细胞 2%，其中异型淋巴细胞占 48%；红细胞形态尚可；血小板少见，散在分布

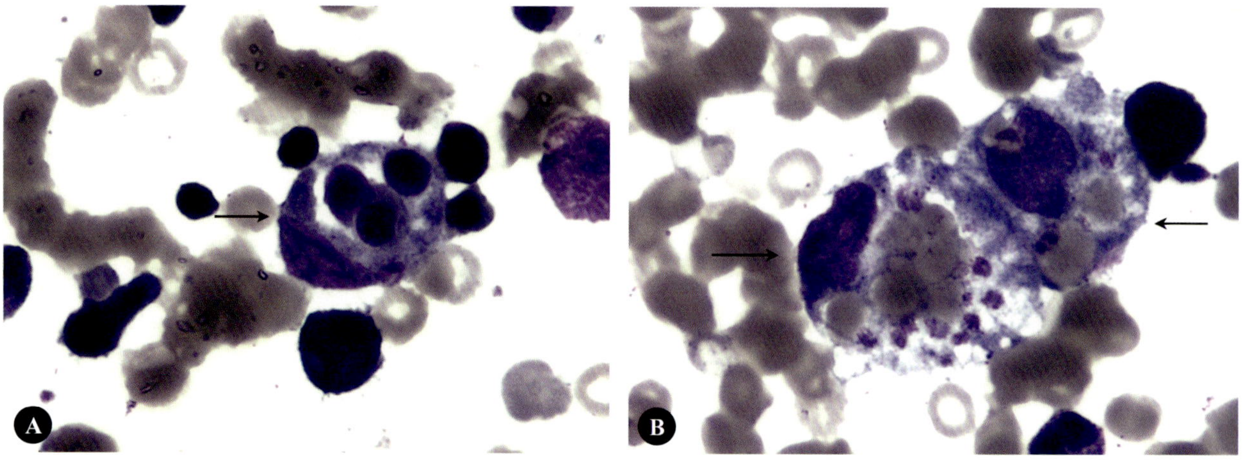

▲ 图 28-3　骨髓细胞形态学检查，可见噬血细胞（箭）

细胞形态学检查：

(1) 骨髓取材及涂片良好，染色满意。

(2) 骨髓有核细胞增生明显活跃，粒：红 = 2.32 : 1，比例正常。

(3) 粒系增生明显活跃，占 47.5%，早、中、晚幼粒细胞比例升高，成熟阶段粒细胞比例降低，部分粒细胞胞质颗粒增多增粗。

(4) 红系增生活跃，占 20.5%，比例尚可，以中、晚幼红细胞为主。幼红细胞形态尚可。成熟红细胞形态及染色尚可，可见嗜多色性红细胞。

(5) 淋巴系增生明显活跃，占 27.5%，其中幼淋占 1.0%。

(6) 巨核系增生活跃，全片共数巨核细胞＞150 个，分类 25 个，幼巨核细胞 1 个、颗粒型巨核细胞 19 个、产板型巨核细胞 5 个。血小板可见，散在或成小堆分布。

(7) 可见噬血细胞，吞噬白细胞、红细胞、血小板。未见寄生虫

1. 原发性 HLH

由遗传性淋巴细胞毒功能受损或炎症活性相关基因缺陷导致，遗传方式主要为性染色体和（或）常染色体隐性遗传。目前报道的 HLH 相关基因有 100 多种，相对明确的有 17 种。根据基因缺陷的特点，可将原发性 HLH 分为 4 类，即家族性 HLH（familial hemophagocytic lymphohistocytosis，FHL）、免疫缺陷综合征相关 HLH（包括 Griscelli 综合征、Chediak Higashi 综合征、Hermansky Pudlak 综合征）、X 连锁淋巴增生性疾病（X linked lymphoproliferative disease，XLP，包括 XLP1、XLP2）、EB 病毒驱动型 HLH。

2. 继发性 HLH

由肿瘤、风湿免疫性疾病、感染等多种因素诱发，通常无已知的 HLH 致病基因缺陷及家族史。①感染相关 HLH，继发性 HLH 的最常见诱因包括细菌、真菌、病毒及原虫感染等，尤以 EB 病毒感染最常见。②恶性肿瘤相关 HLH，常见于血液系统恶性肿瘤，包括淋巴瘤和急性白血病等。HLH 也可继发于少数实体肿瘤，如胃癌、胸腺癌和胚胎细胞肿瘤等。③风湿免疫性疾病相关 HLH，常见于全身性青少年特发性关节炎、成人 Still 病、系统性红斑狼疮和坏死性淋巴结炎等。④其他诱因，器官和造血干细胞移植、CAR-T 免疫治疗、妊娠和药物等也可诱发 HLH。遗传代谢性疾病在诱发因素的作用下偶可发生 HLH。

3. HLH 的诊断标准

由国际组织细胞协会于 2004 年修订，符合表 28-2 中 2 条标准的任意 1 条就可诊断 HLH。

FHL 属于原发性 HLH，共有 FHL1～FHL5 五个亚型，其中，FHL2～FHL5 型分别对应着 *PRF1*、*UNC13D*、*STX11*、*STXBP2* 基因，而 FHL1 相关的缺陷基因及编码蛋白至今尚未明确。FHL 多在婴幼儿期发病，青少年也有报道。在临床特征方面和继发性 HLH 相同，都存在长期发热，肝大、脾大，血细胞减少等表现。*UNC13D* 是 FHL-3 的致病基因，位于染色体 17q25 区，共包含 32 个外显子，编码 Munc13-4 突触前膜蛋白，在启动细胞毒性颗粒融合、细胞毒性颗粒胞吐中发挥重要作用。该基因的变异使编码的 Munc13-4 蛋白的功能出现异常，损害

表 28-2　HLH 的诊断标准（符合 2 条中任意 1 条可确诊）
①分子诊断符合 HLH
• 存在目前已知的 HLH 相关致病基因，如 *PRF1*、*UNC13D*、*STX11*、*STXBP2*、*Rab27a*、*LYST*、*SH2D1A*、*BIRC4*、*ITK*、*AP3β1*、*MAGT1*、*CD27* 等病理性突变。
②符合以下 8 条指标中的 5 条或以上
• 发热：体温＞38.5℃，持续＞7d
• 脾大
• 非骨髓造血功能减低所致的血细胞减少，累及外周血的两系或三系，如血红蛋白＜90g/L（＜4 周婴儿，血红蛋白＜100g/L）、血小板总数＜100×10^9/L、中性粒细胞计数＜1.0×10^9/L
• 高甘油三酯血症和（或）低纤维蛋白原血症，如甘油三酯＞3mmol/L 或高于同年龄的 3 个标准差，纤维蛋白原＜1.5g/L 或低于同年龄的 3 个标准差
• 在骨髓、脾脏、肝脏或淋巴结中发现噬血现象
• NK 细胞活性降低或缺如
• 血清铁蛋白升高，如铁蛋白≥500μg/L
• sCD25（可溶性白细胞介素 2 受体）升高

注：噬血现象不是 HLH 诊断的必要条件；NK 细胞活性：降低是指 NK 细胞杀伤靶细胞的功能下降，不能以 NK 细胞的比例或数量减少来代替；当符合 HLH-2004 诊断标准 8 项指标中 5 项及以上时即可诊断 HLH，并进一步完善 HLH 病因的相关检查。当患者符合 4 项标准时，应密切监测病情变化，并重复评估 HLH 相关指标。当患者符合 3 项及以下标准时，应监测病情变化，必要时重复评估

效应蛋白穿孔素和颗粒酶进入靶细胞的传递，导致细胞毒性缺陷。目前已发现近 400 种 *UNC13D* 基因的变异，包括无义、错义、剪接、倒转等类型。有研究表明，FHL3 发病率相对较高，且无论发病年龄或突变类型其生存率都很差。本病例中的患者基因检测显示存在 *UNC13D* 基因突变，考虑为原发性噬血细胞综合征，FHL3 型。

由于 FHL 没有特征性的临床表现，容易误诊、漏诊。对于存在阳性家族史、发病年龄较小、未找到明确病因、反复发作的 HLH 患者，应及时完善相关基因检测，以明确诊断。

病例 29　EB 病毒相关的噬血细胞综合征

【病例概况】

1. 一般情况：女，约 6 岁。

2. 主诉：发热伴颈部肿物 5 天。

3. 现病史：患儿急性起病，以发热、颈部肿物为主要表现，于当地医院静脉滴注“头孢类抗菌药（具体不详）”5 天，“阿奇霉素”3 天，效果不佳，1 天前患儿精神较差，略嗜睡，偶诉头痛，性质不清，可自行缓解，偶有腹痛，脐周为主。今日血常规示三系减低，C 反应蛋白升高，为进一步诊治收入院。

4. 体格检查：T 36.2℃，P 109 次 / 分，R 23 次 / 分，BP 91/47mmHg。身高 112cm，体重 21kg。神志清，精神反应可。双侧颈部可触及肿大淋巴结，大者 5cm × 3cm，活动度可，质地韧，相互融合，压痛明显。眼睑水肿，咽充血，扁桃体Ⅱ度肿大，双肺呼吸音粗，未闻及啰音。心音有力，律齐。腹软，肝脏右肋下 2～3cm，质地软，表面光滑，边缘钝，脾脏肋下 1～2cm。双下肢无水肿，肢端暖，颈软、无抵抗，病理征及脑膜刺激征阴性。

5. 实验室检查

(1) 血常规（表 29–1，图 29–1）。

(2) 外周血涂片镜检（图 29–2）。

(3) 其他实验室检查：C 反应蛋白 59.63mg/L ↑、降钙素原 1.2ng/ml ↑、红细胞沉降率 10mm/h，总胆红素 49.16μmol/L ↑、直接胆红素 38.87μmol/ ↑L、间接胆红素 10.29μmol/L、丙氨酸氨基转移酶 290.4U/L ↑、天冬氨酸氨基转移酶 355.43U/L ↑、乳酸脱氢酶 1546.01U/L ↑、白细胞介素 6（IL-6）234.12pg/ml ↑、

表 29–1　入院当天血常规结果

项目名称	结　果	单　位	参考区间	项目名称	结　果	单　位	参考区间
白细胞计数	1.81	10^9/L	4.9～12.7	嗜酸性粒细胞绝对值	0	10^9/L	0.04～0.74
红细胞计数	3.51	10^{12}/L	4.1～5.5	嗜碱性粒细胞绝对值	0	10^9/L	0～0.1
血红蛋白浓度	96	g/L	115～150	红细胞压积	27.9	%	35～45
血小板计数	39	10^9/L	187～475	平均红细胞体积	79.6	fl	76～88
中性粒细胞百分比	27.3	%	23～64	平均红细胞血红蛋白含量	27.3	pg	24～30
淋巴细胞百分比	—	%	26～67	平均红细胞血红蛋白浓度	343	g/L	309～359
单核细胞百分比	—	%	2～11	红细胞体积分布宽度标准差（RDW-CV）	13.4	%	11～16.5
嗜酸性粒细胞百分比	0.2	%	0.5～9	红细胞体积分布宽度变异系数（RDW-SD）	39.8	fl	35～54
嗜碱性粒细胞百分比	0.1	%	0～1	血小板平均体积	10.5	fl	5～10
中性粒细胞绝对值	0.49	10^9/L	1.3～6.7	血小板压积	0.04	%	0.06～0.3
淋巴细胞绝对值	—	10^9/L	2.0～6.5	大血小板比值	26.6	%	15～30
单核细胞绝对值	—	10^9/L	0.16～0.92	血小板体积分布宽度	16.4	%	9～17

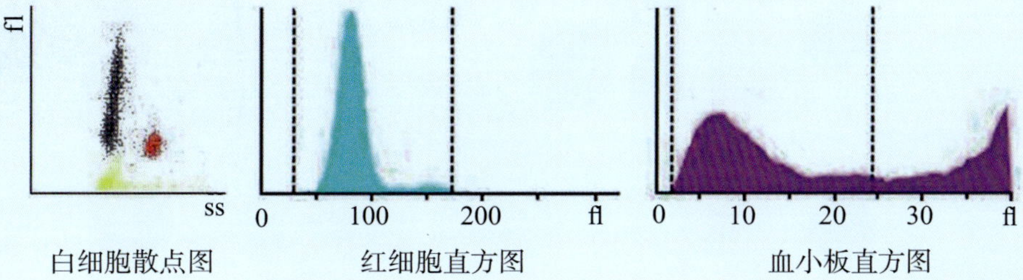

◀ 图 29-1　白细胞散点图、红细胞直方图、血小板直方图

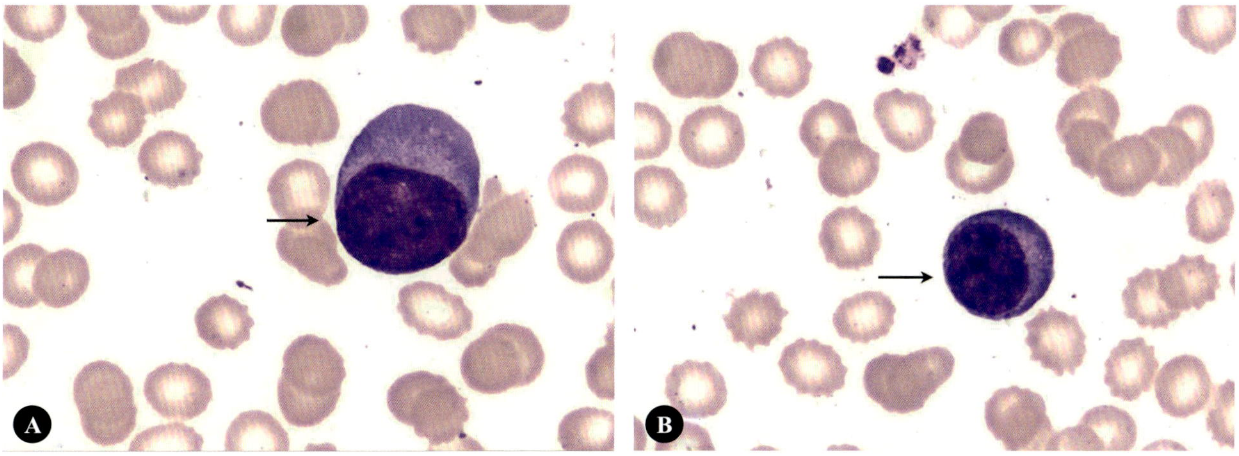

▲ 图 29-2　外周血细胞形态，可见较多异型淋巴细胞（箭），血小板少见

EDTA 抗凝血镜检，分类 100 个白细胞，中性杆状核粒细胞 13%、中性分叶核粒细胞 13%、淋巴细胞 69%、单核细胞 5%，其中异型淋巴细胞占 15%；红细胞形态尚可；血小板少见，散在分布

纤维蛋白原 1.1g/L↓、血清铁蛋白＞1650ng/ml↑、甘油三酯 5.33mmol/L↑；EB 病毒早期抗原 IgG 抗体＞150PEIU/ml↑、EB 病毒核抗原 IgG 抗体＜3U/ml、EB 病毒衣壳抗原 IgM 抗体 119U/ml↑、血清 EB 病毒 DNA 3.3E+04copies/ml。

(4) 影像学检查：体表肿物超声提示，双侧颈部探及多个肿大淋巴结，聚集成团，左侧组合范围为 57mm×31mm，右侧组合范围为 54mm×24mm，内未探及液性暗区。双侧腮腺受累，回声增强欠均匀。超声诊断：双侧颈部淋巴结炎；双侧腮腺继发性炎性改变。

腹部超声提示，肝脏：右肝斜径 126mm，肝回声略增粗，肝内胆管无扩张。肝门部探及多个低回声结节，大者为 18mm×12mm，回声尚均匀。脾脏：厚度 46mm，长径为 140mm，内未见明显异常回声。超声诊断：①肝大、脾大；②肝门部低回声结节，增大的淋巴结可能。

(5) 骨髓细胞学检查（图 29-3）。

【诊断】

EB 病毒相关噬血细胞综合征。

【讨论】

EB 病毒（EBV）属疱疹病毒科，是一种嗜人类淋巴细胞的疱疹病毒，主要通过唾液传播。正常人群中感染非常普遍，90% 以上的成人血清 EBV 抗体阳性。EBV 是一种重要的肿瘤相关病毒，与部分鼻咽癌、胃癌、淋巴瘤等发生有关。此外，其感染还可引起许多非肿瘤性疾病，如传染性单核细胞增多症、慢性活动性 EBV 感染（chronic active Epstein-Barr virus infection，CAEBV）、EBV 相关噬血细胞性淋巴组织细胞增生症（Epstein-Barr virus-related hemophagocytic lymphohistiocytosis，EBV-HLH）等。EBV-HLH 多见于亚洲（如中国、日本等），其病理生理机制为 EBV 感染的 CTL 细胞和 NK 细胞功能缺陷，并异常活化，产生高细胞因子血症及巨噬细胞活化，从而造成广泛的组织损伤。

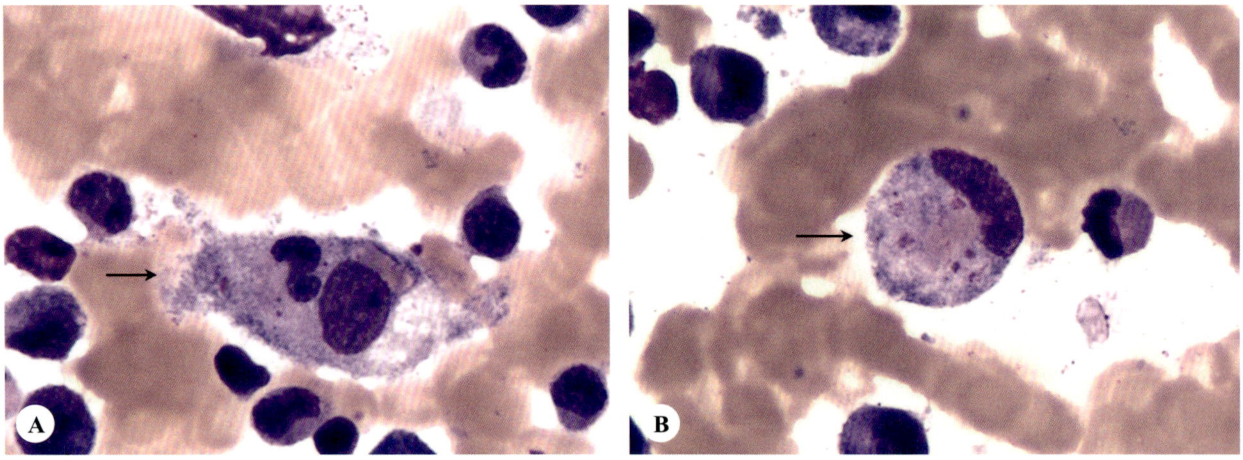

▲ 图 29-3 骨髓细胞形态学检查，可见噬血细胞（箭）

细胞形态学检查：

(1) 骨髓取材及涂片良好，染色满意。

(2) 骨髓有核细胞增生明显活跃，粒：红 = 7.05：1，比例偏高。

(3) 粒系增生明显活跃，占 70.5%，比例偏高。早、中、晚幼粒细胞比例升高，成熟阶段粒细胞比例偏低。各阶段粒细胞形态尚可。

(4) 红系增生活跃，占 10.0%，比例尚可。幼红细胞形态尚可。成熟红细胞形态及染色尚可。

(5) 淋巴系增生活跃，占 17.0%，比例及形态尚可。

(6) 巨核系增生活跃，全片共数巨核细胞＞150 个，分类 25 个，颗粒型巨核细胞 20 个、产板型巨核细胞 5 个。血小板少见，散在分布。

(7) 可见噬血细胞，吞噬白细胞、红细胞、血小板。未见寄生虫

不同的 EBV 感染状态包括原发性感染、既往感染再激活、CAEBV 等均可发生 HLH。虽然 EBV 相关淋巴瘤也可发生 HLH，但通常被列为肿瘤相关 HLH。与其他类型的 HLH 类似，EBV-HLH 的临床表现缺乏特异性，主要有持续性高热，肝大、脾大及淋巴结肿大，血细胞减少，血清铁蛋白升高等，部分患者还可出现黄疸、皮疹、中枢神经系统症状，包括嗜睡、易激惹、抽搐、意识障碍、颅压升高及神经定位体征等。由于 EBV-HLH 晚期的细胞因子风暴可造成多器官衰竭常不可逆，且预后凶险，病死率极高。因此，EBV-HLH 早期诊断和早期治疗是治疗成功的关键。

1. 诊断标准

EBV-HLH 的诊断依据包括 HLH 和 EBV 感染 2 个方面的诊断，同时满足 2 个诊断者，可以诊断 EBV-HLH（表 29-2）。

2. 鉴别诊断

(1) 原发性 HLH（pHLH）通常在婴幼儿时期发病，但成人期发病最终被诊断为 pHLH 的病例也不少见。有家族史和基因筛查阳性可鉴别。部分 pHLH 由 EBV 感染诱发，没有明确基因缺陷前，可诊断为 EBV-HLH，明确基因缺陷后应诊断为 pHLH。

(2) 部分血液系统恶性肿瘤可以继发 HLH，即肿瘤相关 HLH。有些肿瘤患者以 HLH 为首发表现，怀疑肿瘤相关 HLH 时，可通过全身影像学检查寻找可能的肿瘤病灶，必要时做 PET-CT 检查，行骨髓穿刺了解有无肿瘤骨髓浸润，抽取胸腹积液离心后行细胞学检查寻找肿瘤细胞，若有明显肿大的淋巴结应及时行淋巴结活检寻找肿瘤证据。

(3) 幼年特发性关节炎全身型容易合并 HLH，可由 EBV 等感染诱发。部分患者以 HLH 起病，临床表现与 EBV-HLH 不易鉴别，此类患者病初多表现为白细胞升高以中性粒细胞为主、C 反应蛋白明显升高、红细胞沉降率快等高炎症反应，与 EBV-HLH 不同。

(4) 其他感染相关 HLH 主要靠病原学协助诊断，如核酸和特异性抗体检测、病原培养等，寄生虫感染的患者还要注意流行病学史。诊断感染相关 HLH 时应慎重，感染可能仅是原发 HLH 的诱发因素，即使有明确的病原学依据，仍需进行 HLH 相关基因学检验以除外原发性 HLH。

表 29-2　EBV-HLH 的诊断标准（同时满足 2 项）

HLH 诊断标准

- 除外原发 HLH，符合 HLH-2004 诊断标准 8 条指标中的 5 条或以上

EBV 感染证据需满足以下 2 项中的 1 项

- 血清学抗体检测提示原发性急性 EBV 感染
  - 抗 EBVCAIgM 和抗 EBVCAIgG 抗体阳性，且抗 EBVNAIgG 阴性
  - 单一抗 EBVCAIgG 抗体阳性，且 EBVCAIgG 为低亲和力抗体
- 分子生物学方法
  - PCR、原位杂交和 Southern 杂交从患者血清、骨髓、淋巴结等受累组织检测 EBV 阳性，如血清或血浆 EBV-DNA 阳性、受累组织中 EBV-EBERs 原位杂交或 EBV-LMP1 免疫组织化学染色阳性

注：HLH-2004 诊断标准见病例 28 讨论。EBV 相关淋巴瘤发生的 HLH 通常被列为肿瘤相关 HLH。

病例 30　先天性白血病

【病例概况】

1. 一般情况：男，出生后 10min。

2. 主诉：早产后呻吟 10min。

3. 现病史：患儿系第 1 胎第 1 产，胎龄 33 周，因"宫内窘迫"于本院剖宫产娩出，有宫内窘迫史（具体不详），无胎膜早破史，出生体重 2210g，羊水清，脐带绕颈 1 周，胎盘正常，患儿生后即出现呻吟，予保暖、监护、T 组合正压通气等治疗，生后 Apgar 评分 1min、5min 均为 9 分（呼吸 –1 分）。母亲孕期合并妊娠期糖尿病，孕母产前未促胎儿肺成熟，未行 GBS 筛查。产前超声提示胎儿肝脏增大。

4. 体格检查：T 36.4℃，P 139 次 / 分，R 40 次 / 分，BP 68/29mmHg。身长 45cm，疼痛评分：0 分。精神反应一般，皮肤略苍白，口唇颜色淡，呼吸稍促，三凹征弱阳性，双肺未及明显啰音；心音有力，律齐，未及明显杂音；腹略胀，肝右肋下 7cm，剑下 6cm，左肋下 5cm，脾脏触诊不清，下腹部触诊软，肠鸣音弱；脐带未脱落包扎无渗出；四肢末梢暖，肌张力稍低，拥抱反射不完全。

5. 实验室检查

(1) 血常规（表 30–1，图 30–1）。

(2) 外周血涂片镜检（图 30–2）。

(3) 其他实验室检查：血气分析 pH 7.14↓、二氧化碳分压 62mmHg↑、氧分压 94mmHg、碳酸氢根浓度 21mmol/L↓、剩余碱 –7.6mmol/L↓、标准碱剩余 –8.1mmol/L↓，总胆红素 87.58μmol/L↑、直接胆红素 11.97μmol/L↑、间接胆红素 75.61μmol/L↑、丙氨酸氨基转移酶 72.80U/L↑、天冬氨酸氨基转

表 30–1　入院当天血常规结果

项目名称	结　果	单　位	参考区间	项目名称	结　果	单　位	参考区间
白细胞计数	159.92	10^9/L	15～20	嗜酸性粒细胞绝对值	—	10^9/L	0.06～1.22
红细胞计数	1.83	10^{12}/L	6.0～7.0	嗜碱性粒细胞绝对值	0.33	10^9/L	0～0.14
血红蛋白浓度	71	g/L	170～200	红细胞压积	23.3	%	47～67
血小板计数	1089	10^9/L	203～653	平均红细胞体积	126.8	fl	86～120
中性粒细胞百分比	—	%	7～51	平均红细胞血红蛋白含量	38.8	pg	27～36
淋巴细胞百分比	—	%	34～81	平均红细胞血红蛋白浓度	306	g/L	250～370
单核细胞百分比	—	%	3～18	红细胞体积分布宽度标准差（RDW-CV）	19.1	%	11～16.5
嗜酸性粒细胞百分比	—	%	0.8～11	红细胞体积分布宽度变异系数（RDW-SD）	93.9	fl	35～54
嗜碱性粒细胞百分比	0.2	%	0～1	血小板平均体积	10.4	fl	5～10
中性粒细胞绝对值	—	10^9/L	0.6～7.1	血小板压积	1.13	%	0.06～0.3
淋巴细胞绝对值	—	10^9/L	3.2～10.7	大血小板比值	31.6	%	15～30
单核细胞绝对值	—	10^9/L	0.25～1.89	血小板体积分布宽度	18	%	9～17

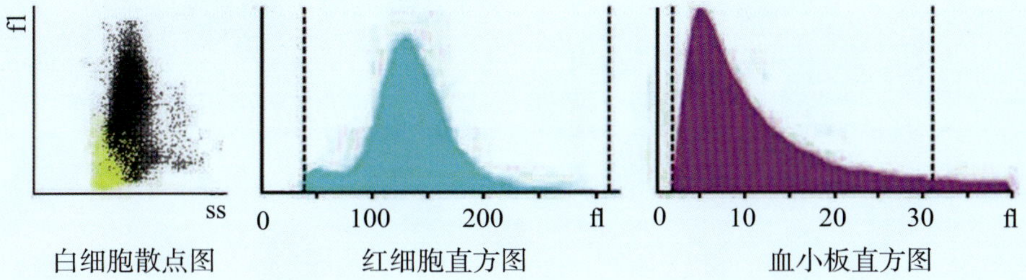

◀ **图 30-1　白细胞散点图、红细胞直方图、血小板直方图**

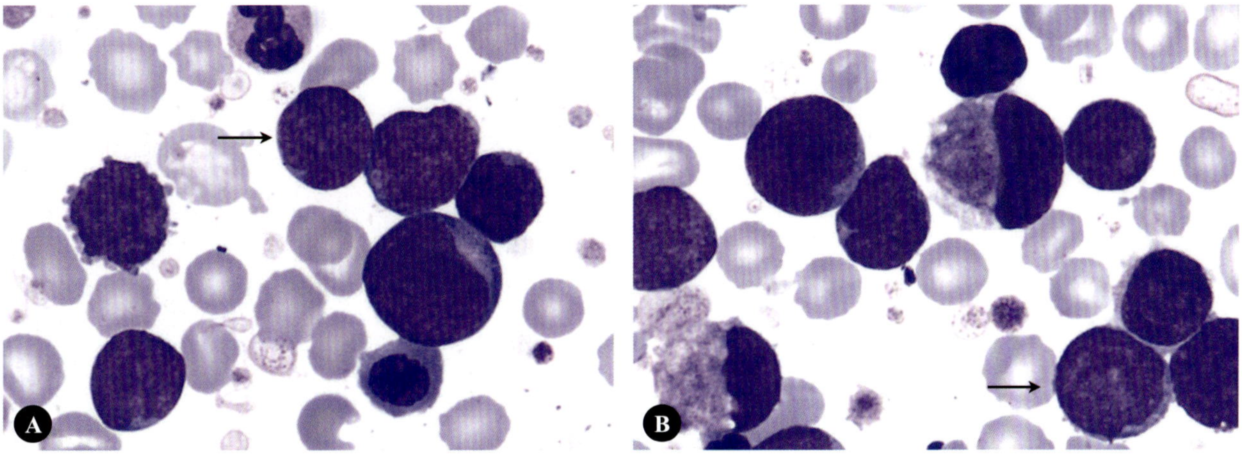

▲ **图 30-2　外周血细胞形态，可见大量原始细胞（箭），偶见有核红细胞**

EDTA 抗凝血镜检，白细胞数量明显增多，分类 100 个白细胞，原始细胞 80%、淋巴细胞 17%、单核细胞 1%、嗜酸性粒细胞 1%；红细胞明显大小不均，可见大红细胞、嗜多色性红细胞、红细胞碎片及有核红细胞，白细胞：有核红细胞 =100∶3；血小板数量明显增多，大小不均，可见大血小板、巨大血小板

移酶 662.56U/L↑、乳酸脱氢酶 7609.35U/L↑、尿素 5.57mmol/L↑、肌酐 79.81μmol/L↑、尿酸 604.55μmol/L↑、钾 10.3mmol/L↑、钠 135mmol/L、氯 108mmol/L，凝血酶原时间 21.8s↑、活化部分凝血活酶时间 59.5s↑、凝血酶时间 23.2s↑、血浆纤维蛋白（原）降解产物 15.38μg/ml↑、D- 二聚体 4.14mg/L↑。

(4) 影像学检查

胸腹部卧位 X 线片提示：①双肺纹理增多、模糊，请结合临床；②腹部生理性积气少，建议短期复查。

头颅及胸腹部超声提示，卵圆孔未闭、动脉导管未闭、肺动脉高压、二尖瓣脱垂（轻微）并反流（轻度）、三尖瓣反流（中 - 重度）。符合早产儿颅内改变，左侧室管膜下囊性包块。肝大，回声增强，脾轻大。

(5) 骨髓细胞学检查（图 30-3）。

(6) 流式、基因、染色体检查，未送。

【诊断】

先天性白血病（congenital leukemia，CL），低出生体重儿（1500～2499g）、新生儿呼吸窘迫综合征、早产儿（孕期≥32 孕周，但<37 孕周）、新生儿呼吸衰竭、混合性酸中毒、肝功损害、肾功能损害、二尖瓣脱垂（轻微）并反流（轻度）、三尖瓣反流（中 - 重度）、母亲伴有妊娠糖尿病的婴儿综合征。

【讨论】

先天性白血病又称新生儿白血病（neonatal leukemia）是指出生后 4 周内发病的白血病，是新生儿期的一种罕见病，发病率为（2～3）/100 万，在儿童白血病中所占比例<1%。本病进展迅速，预后差，多于数周到数月内死亡。

CL 的发生与基因及染色体异常、母亲孕期接触放射、病毒感染等因素有关，目前可明确半数患者存在基因与染色体缺陷，最常见的遗传学异常是

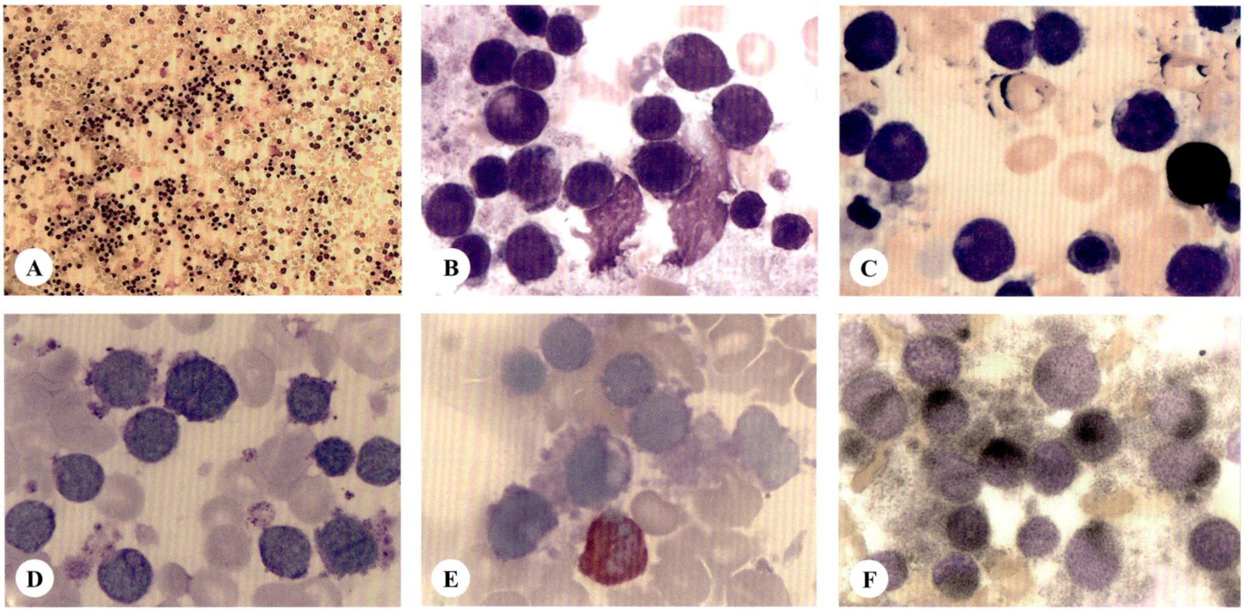

▲ 图 30-3　骨髓细胞形态学检查，可见大量原始细胞（A. 低倍镜；B. 油镜；C.MPO 染色；D.PAS 染色；E.AS-DCE 染色；F.ANAE 染色）

细胞形态学检查：

(1) 骨髓取材良好，涂片及染色满意。

(2) 骨髓有核细胞增生极度活跃。视野中可见大量血小板。

(3) 可见原始细胞占 86.5%，该类细胞胞体大小不一，类圆形或不规则形，部分细胞可见瘤状突起；胞核圆形或类圆形，染色质粗颗粒状，部分细胞可见核仁；胞质量不定，灰蓝至深蓝色，部分细胞可见少量颗粒。

(4) 粒系增生明显受抑，占 2.0%。

(5) 红系增生尚可，占 10.5%。成熟红细胞大小不均。

(6) 淋巴系占 1.0%。

(7) 全片可见颗粒型巨核细胞以下阶段巨核细胞＞150 个，分类 25 个，颗粒型巨核细胞 2 个、产板型巨核细胞 23 个。小巨核细胞多见。血小板明显多见，可见大片成堆分布。

(8) 未见寄生虫。

细胞化学染色：MPO（－），PAS（颗粒状或块状＋），AS-DCE（－），ANAE（＋），加 NaF（不抑制），α-NBE（－）

t（4；11）（q21.3；q23.3）/KMT2A∷AFF1，其次是 t（1；22）（p13.3；q13.1）/RBM15∷MKL1 和 t（8；16）（p11.2；p13.3）/KAT6A∷CREBBP。此外，21 三体、13 三体等染色体异常患者发生 CL 的风险也较普通人群高。绝大多数病例没有家族史，尽管曾有同一家庭 2 个孩子都患有 CL 的报道，但其中一个孩子有 del（4q31），而另一个孩子染色体核型正常。

CL 可以表现为多种类型，包括 AML、ALL、MPAL 及 BPDCN 等。有报道 CL 以 AML 为主，如 van der Linden 等引用了 2 个中心的数据共 262 例 CL，AML 占 56%～64%，ALL 占 21%～38%，并且 AML 以急性单核细胞白血病为主，ALL 则以 B 细胞型多见。先天性白血病 ALL 与 AML 可相互谱系转化，或者病初即表现为混合表型。还有研究发现，*KMT2A* 基因阳性患儿易出现谱系转换，常是 ALL 转换为 AML。2017 年 Furudate 等就报道了 1 例新生儿 KMT2A∷AF4 阳性的 B-ALL，在诱导缓解后转换成了急性单核细胞白血病。

CL 最常见的临床体征是肝大、脾大和皮肤浸润性结节（皮肤白血病，表现为蓝色、红色、棕色或紫色的全身性硬性结节，又称蓝莓松饼征）。黄疸、腹水、胸腔积液也很常见，而淋巴结肿大相对少见。约 50% 的病例中存在中枢神经系统浸润，表现为囟门鼓起、视网膜出血、意识下降。通常患儿白细胞计数升高、贫血、血小板减少，同时外周血还可出现原始细胞。有白细胞计数高达 986.82×10^9/L 的报道，还有白细胞计数正常者，而血小板除减少外，亦有正常或升高者。白细胞明显升高的患者还可出现呼吸窘迫伴缺氧和酸中毒、心力衰竭和肾衰竭。

与 TAM 类似，伴 t（8；16）/KAT6A∷CREBBP

的先天性白血病可自发缓解，部分病例随后还会复发。相比之下，在伴 11q23.3/KMT2A 重排的新生儿白血病中自发缓解比较罕见。曾有报道 1 名伴 t（1; 11）（p32; q23）和 KMT2A 重排的新生儿，在 4 周龄时诊断为 CL，在接下来的 6 周内出现了完全缓解，并持续了 2 年。此外，还有报道称，1 名伴 t（9; 11）的患皮肤白血病的新生儿，出生时外周血和骨髓均未受累，在自发性缓解后的 3 个月复发为全身性急性单核细胞白血病。CL 发病急、进展快、预后差，且目前国内外尚无有关 CL 治疗的统一方案可借鉴。虽然国内外均有 CL 自然缓解的个案报道，但 CL 如不积极治疗，病死率极高。

本病例中，患者早产后即出现呻吟，血常规示贫血、白细胞和血小板计数明显升高，外周血推片镜检可见 80% 原始细胞，骨髓细胞学检查提示急性白血病，临床最终诊断为先天性白血病。

病例 31　仅有 10% 原始淋巴细胞的急性淋巴细胞白血病

【病例概况】

1. 一般情况：男，8 岁。

2. 主诉：关节痛 20 天，发热 5 天。

3. 现病史：患儿于 20 天前无明显诱因先后出现右手腕、右手示指掌指关节肿胀、疼痛，活动受限，伴乏力，无皮疹，无晨僵，无胸骨痛。无特殊处理，关节疼痛肿胀逐渐缓解；10 天前出现左手腕关节、左小指掌指关节、左脚踝肿胀，肿胀处皮温高，疼痛明显，活动受限；5 天前出现发热，体温波动范围为 37.8～38.3℃，无畏寒寒战；2 天前出现右肘关节疼痛，皮温高，发热，热峰 38.5℃。曾于当地医院予以抗菌药联合治疗，效果欠佳。遂入我院诊疗。

4. 体格检查：T 37.1°C，P 98 次 / 分，R 20 次 / 分，BP 100/68mmHg。身高 135cm，体重 30kg。神志清，精神好，周身无出血点、瘀斑及瘀点，巩膜及周身皮肤无黄染，颈部浅表淋巴结及肝、脾不大，心肺查体无异常。脊柱四肢无畸形，右手示指掌指关节、左手腕关节、左小指掌指关节、左肘关节、左踝关节肿胀，疼痛，局部皮温高，活动受限，双下肢无水肿，四肢肌力正常，双侧 4 字征（±）。

5. 实验室检查

(1) 血常规（表 31–1，图 31–1）。

(2) 外周血涂片镜检（图 31–2）。

(3) 其他实验室检查：C 反应蛋白 33.85mg/L↑、白细胞介素 6 100.39pg/ml↑、红细胞沉降率 80mm/h↑、抗链球菌溶血素“O” 254U/ml↑、类风湿因子<9.38U/ml，总胆红素 16.73μmol/L、直接胆红素 6.62μmol/L、间接胆红素 10.11μmol/L、丙

表 31–1　入院当天血常规结果

项目名称	结　果	单　位	参考区间	项目名称	结　果	单　位	参考区间
白细胞计数	8.03	10^9/L	4.6～11.9	嗜酸性粒细胞绝对值	0	10^9/L	0.04～0.74
红细胞计数	4	10^{12}/L	4.3～5.7	嗜碱性粒细胞绝对值	0	10^9/L	0～0.1
血红蛋白浓度	116	g/L	121～158	红细胞压积	34.1	%	37～47
血小板计数	378	10^9/L	177～446	平均红细胞体积	85.2	fl	77～92
中性粒细胞百分比	54.4	%	32～71	平均红细胞血红蛋白含量	29.1	pg	26～34
淋巴细胞百分比	38.1	%	22～57	平均红细胞血红蛋白浓度	342	g/L	309～359
单核细胞百分比	7.4	%	2～11	红细胞体积分布宽度标准差（RDW-CV）	12.1	%	11～16.5
嗜酸性粒细胞百分比	0	%	0.5～9	红细胞体积分布宽度变异系数（RDW-SD）	37.3	fl	35～54
嗜碱性粒细胞百分比	0.1	%	0～1	血小板平均体积	8.7	fl	5～10
中性粒细胞绝对值	4.38	10^9/L	1.7～7.4	血小板压积	0.33	%	0.06～0.3
淋巴细胞绝对值	3.06	10^9/L	1.7～4.7	大血小板比值	17.3	%	15～30
单核细胞绝对值	0.59	10^9/L	0.15～0.86	血小板体积分布宽度	16.1	%	9～17

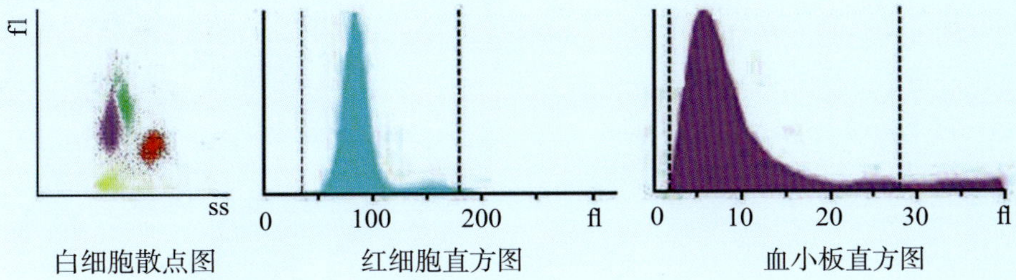

◀ 图 31-1　白细胞散点图、红细胞直方图、血小板直方图

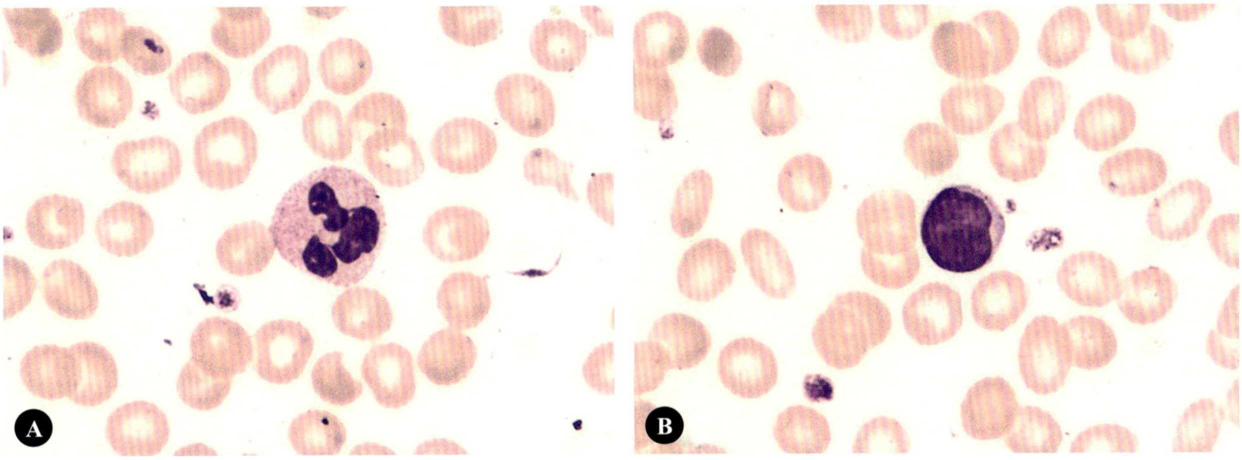

▲ 图 31-2　外周血细胞形态

EDTA 抗凝血镜检，分类 100 个白细胞，中性粒细胞 52%、淋巴细胞 40%、单核细胞 8%；红细胞形态尚可；血小板多见，散在分布

氨酸氨基转移酶 12.82U/L、天冬氨酸氨基转移酶 21.42U/L、乳酸脱氢酶 204.35U/L、尿素 5.89mmol/L、肌酐 59.32μmol/L，抗肾小球基底膜抗体弱阳性，抗核抗体 IgG（IIFA）阳，ANA（核型Ⅰ）核颗粒型、核型Ⅰ滴度 1∶100。

(4) 影像学相关检查

左足 MRI 检查提示：①左足诸组成骨信号欠均匀，多发斑片状高低混杂信号，请结合临床，建议实验室骨髓检查；②左足周围软组织水肿；③左踝关节腔及跟距骨间少数积液。

左手 MRI 检查提示：①左手第 3、4、5 掌骨及第 5 掌指关节周围软组织水肿；②左手诸组成骨信号欠均匀，呈高低混杂信号，请结合临床。

左肘关节 MRI 检查提示：①左肘关节诸组成骨骨髓信号欠均匀，请结合临床，必要时实验室骨髓检查；②左肘关节周围软组织水肿；③左肘关节腔积液；④左侧肱骨软组织多发淋巴结影。

腹部 CT 扫描提示，肝、脾较大，腹膜后及肠系膜周围多发较大淋巴结，部分肠管积液，远端回肠及结肠内较多气粪影，请结合临床及其他检查。

(5) 骨髓细胞学检查（图 31-3）。

(6) 流式、基因、染色体相关检查：髓系原始细胞比例不高，CD34、HLA-DR 表达增强，未见 CD13、CD16、CD11b 分化抗原表达异常；红系 CD36、CD71 表达未见异常。单核细胞及成熟淋巴细胞未见异常表型。可见异常 B 淋巴母细胞占 2.62%，强表达 CD105、CD19、CD20、CD79a、TDT、CD81。

【诊断】

感染性发热，轻度贫血，关节疼痛，急性淋巴细胞白血病（acute lymphoblastic leukemia，ALL）。

【追踪随访】

患儿 1 周后在外院确诊为急性淋巴细胞白血病。

【讨论】

急性淋巴细胞白血病是儿童期最常见的恶性肿瘤，以骨髓或淋巴结组织中异常淋巴母细胞的异常

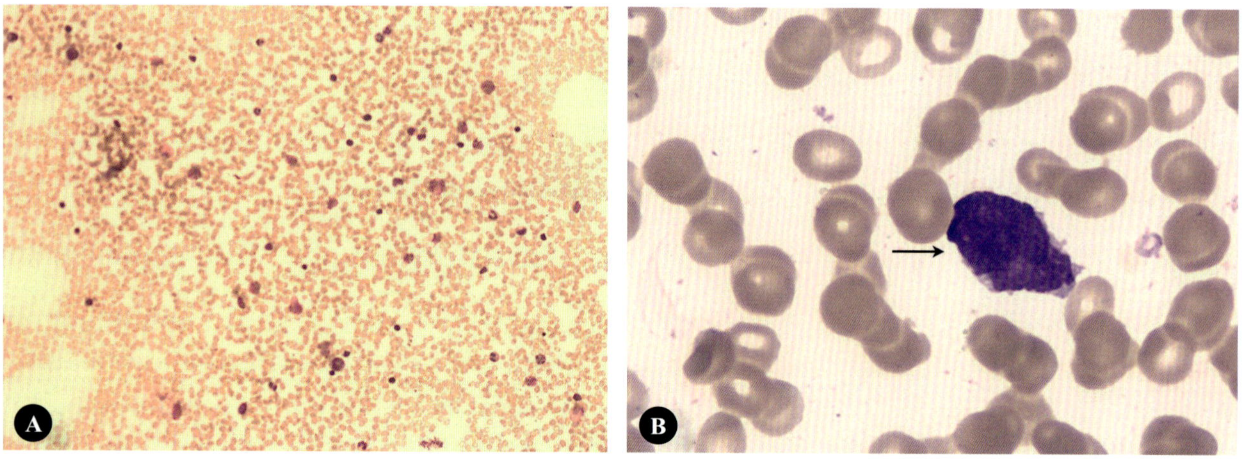

▲ 图 31-3　骨髓细胞形态学检查，可见少量原始细胞（箭）

细胞形态学检查：

(1) 骨髓取材及涂片良好，染色满意。

(2) 骨髓有核细胞增生活跃，粒：红 = 2.03：1，比例正常。

(3) 粒系增生活跃，占 34.5%，比例偏低。各阶段粒细胞形态尚可。

(4) 红系增生活跃，占 17.0%，比例尚可。幼红细胞形态尚可。成熟红细胞形态及染色尚可。

(5) 成熟淋巴细胞占 35.0%，形态尚可。

(6) 巨核系增生欠佳，全片共数巨核细胞 30 个，分类 25 个，颗粒型巨核细胞 10 个、产板型巨核细胞 12 个、裸核型巨核细胞 3 个。血小板易见，散在或成堆分布。

(7) 可见一类原始细胞占 10.0%，其胞体中等，类圆形；胞核类圆形，凹陷折叠及切迹常见，染色质细致；胞质灰蓝色，量少。该类细胞 MPO（-）。

(8) 未见寄生虫

增殖和浸润为特点。确诊时患儿临床表现个体差异较大，可表现出不同程度的贫血、出血、发热、感染和白血病干细胞脏器浸润，如肝大、脾大及淋巴结肿大，肢体疼痛及中枢神经系统白血病等。多数患儿起病较急，少数缓慢，极少部分患儿还可出现急性淋巴细胞白血病前期表现，主要临床表现为发热、贫血、出血、三系细胞减少、骨髓增生低下，经或不经糖皮质激素等治疗，血常规结果自然恢复，可在 1～9 个月内转变为 ALL。

ALL 起源于异常的淋巴系祖细胞微小克隆，原始淋巴的比例会经历由少逐渐增多的过程。其诊断和分型是多步骤的，应采用细胞形态学、免疫学、细胞遗传学和分子生物学，即 MICM 诊断模式。在一些治疗方案中，将骨髓中原始淋巴细胞数>25% 作为诊断 ALL 的阈值。在《WHO 造血与淋巴组织肿瘤分类（2016）》中介绍，与髓系白血病不同，ALL 诊断所需的原始细胞比例没有统一下限，一般来说，当骨髓中原始淋巴细胞<20% 时，应当避免诊断 ALL。淋巴母细胞数量少的 ALL 也有，但并不常见。

糖皮质激素（GC）是 ALL 治疗的重要化疗药物，其作用主要是通过进入细胞质与 GC 受体结合并诱导激活受体，通过与特定 GC 反应组件相结合，使靶细胞中的目标基因被激活或抑制，诱导细胞周期停止或凋亡。多数患儿在激素诱导期间原幼淋巴细胞数量下降明显，部分患儿使用一次常规剂量的糖皮质激素即可使骨髓中原幼淋巴细胞降至正常水平。GC 在临床诊疗活动中应用较广泛，部分患者初诊时存在已应用激素的情况，可导致骨髓中原幼淋巴细胞不足 20%。依据中华医学会血液学分会白血病淋巴瘤学组制定的《中国成人急性淋巴细胞白血病诊断与治疗指南（2021 年版）》，骨髓中原始 / 幼稚淋巴细胞比例≥20% 才可以诊断 ALL，少数因为发热或使用糖皮质激素可导致原始细胞比例不足 20% 者，需要结合病史或其他检查进行鉴别诊断，还可定期复查骨髓细胞形态，观察原始细胞数量的变化。

本病例中，患者初诊时胸骨骨髓涂片中原幼淋巴细胞不足 20%，但是影像学显示肝大、脾大及淋巴结肿大，手足部有骨髓浸润表现。经随访，患者 1 周后于外院确诊为 B-ALL。

病例32　Ph+ 急性淋巴细胞白血病

【病例概况】

1. 一般情况：女，5岁。

2. 主诉：发热2天，血象异常1天。

3. 现病史：患者2天前无明显诱因出现发热，偶有腹痛、下肢疼痛，可自行缓解，伴全身散在暗红色皮疹，自行口服“感冒药”治疗，效果不明显。1天前仍有发热，出现暗红色血尿，伴鼻衄1次，流血不易止，仍偶有腹痛、下肢疼痛，于当地医院完善血常规检查，白细胞 $292.25 \times 10^9/L$、血红蛋白102g/L、血小板 $28 \times 10^9/L$，建议上级医院就诊。今为进一步诊治收入院。

4. 体格检查：T 37.3℃，P 113次/分，R 25次/分，BP 91/ 64mmHg。身高114cm，体重17kg，疼痛评分：0分。神志清醒，反应可。皮肤及黏膜未见黄染，全身可见散在暗红色皮疹，压之不褪色，双下肢为著。颈部可触及较多肿大淋巴结，较大者约1cm×1cm，活动度可，质韧，无触痛，表面皮肤无红肿破溃。口腔黏膜、舌尖可见散在出血点，咽部有充血，咽后壁可见散在出血点。双肺呼吸音清，未闻及干湿啰音。心音有力，律齐，各瓣膜区未闻及杂音。腹软，肝脏肋下2cm，脾脏肋下4cm。

5. 实验室检查

(1) 血常规（表32–1，图32–1）。

(2) 外周血涂片镜检（图32–2）。

(3) 其他实验室检查：C反应蛋白3.05mg/L，纤维蛋白原1.69g/L↓、血浆纤维蛋白（原）降解产物8.53μg/ml↑、D–二聚体1.76mg/L↑，乳酸脱氢酶496.27U/L↑、血清铁45.54μmol/L↑、血清不饱和铁

表32–1　入院当天血常规结果

项目名称	结　果	单　位	参考区间	项目名称	结　果	单　位	参考区间
白细胞计数	246.71	$10^9/L$	4.6～11.3	嗜酸性粒细胞绝对值	0.38	$10^9/L$	0.04～0.74
红细胞计数	3.04	$10^{12}/L$	4.5～6.2	嗜碱性粒细胞绝对值	0.01	$10^9/L$	0～0.1
血红蛋白浓度	79	g/L	131～179	红细胞压积	22.8	%	39～53
血小板计数	18	$10^9/L$	148～399	平均红细胞体积	74.9	fl	80～98
中性粒细胞百分比	—	%	33～74	平均红细胞血红蛋白含量	26.1	pg	26～34
淋巴细胞百分比	—	%	20～54	平均红细胞血红蛋白浓度	348	g/L	309～359
单核细胞百分比	—	%	2～11	红细胞体积分布宽度标准差（RDW-CV）	14.9	%	11～16.5
嗜酸性粒细胞百分比	0.2	%	0.5～9	红细胞体积分布宽度变异系数（RDW-SD）	42.2	fl	35～54
嗜碱性粒细胞百分比	0	%	0～1	血小板平均体积	8.3	fl	5～10
中性粒细胞绝对值	—	$10^9/L$	1.9～7.9	血小板压积	0.02	%	0.06～0.3
淋巴细胞绝对值	—	$10^9/L$	1.5～4.2	大血小板比值	23.8	%	15～30
单核细胞绝对值	—	$10^9/L$	0.15～0.89	血小板体积分布宽度	17.2	%	9～17

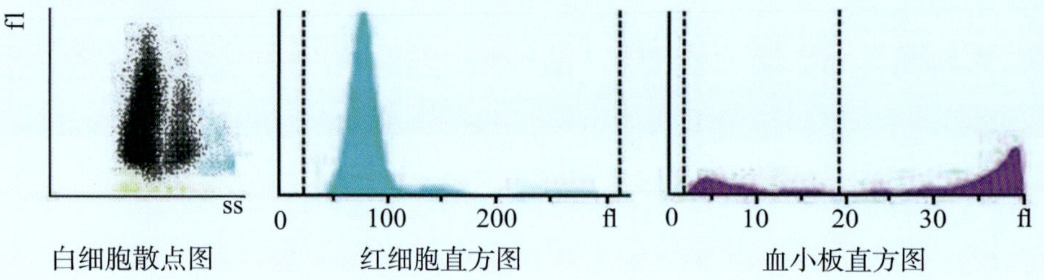

◀ 图 32-1 白细胞散点图、红细胞直方图、血小板直方图

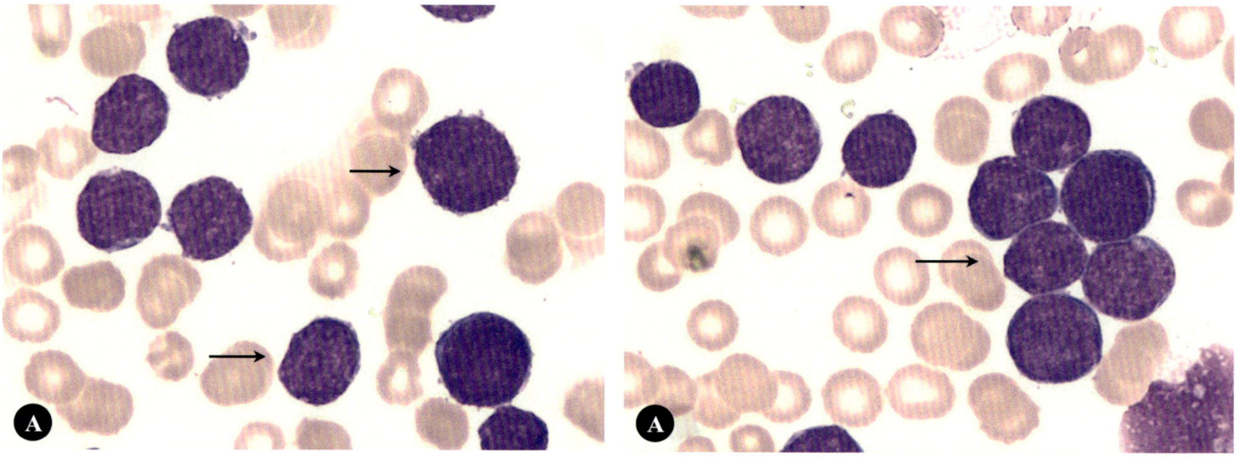

▲ 图 32-2 外周血细胞形态，可见大量原始细胞（箭）

EDTA 抗凝血镜检，分类 100 个白细胞，原始细胞 90%、晚幼粒细胞 1%、杆状核粒细胞 1%、分叶核粒细胞 1%、淋巴细胞 7%；红细胞形态尚可，偶见有核红细胞，白细胞：有核红细胞 =100：2；血小板少见，散在分布

结合力 4.86μmol/L ↓、叶酸 1.56ng/ml、血清维生素 B_{12}＞2000pg/ml ↑。

(4) 影像学检查

下腹部 CT 扫描提示：腹腔及腹膜后多发淋巴结，部分略大。上腹部 CT 扫描提示：肝实质密度稍高，脾大，腹腔内及腹膜后多发淋巴结，部分略大。头颅 MRI 扫描提示：符合血液系统疾病颅骨改变，副鼻窦炎，双侧中耳乳突炎，未见占位性变化。

(5) 骨髓细胞学检查（图 32-3）。

(6) 流式、基因、染色体等其他检查。

① 免疫分型：可见一群异常 B 淋巴母细胞，结合比例及表型符合急性 B 淋巴细胞白血病（common B-ALL）。

② 融合基因：BCR :: ABL1 融合基因阳性（p190+）。

③ 染色体：46，XY，t（9; 22）（q34.1; q11.2）[20]。

④ 患者完全缓解后 Ph 染色体消失。

【诊断】

急性淋巴细胞白血病（Ph+ALL）。

【讨论】

Ph 染色体是急性淋巴细胞白血病（ALL）最常见的细胞遗传学异常，3%～5% 的儿童和 25%～30% 的成人 ALL 伴有 Ph 染色体阳性。临床上，儿童 Ph+ALL 大多发生于年长儿，且初发病时外周血白细胞数常高于其他亚型儿童 ALL。

Ph+ALL 临床表现总体上与其他类型的 B-ALL 相似，无独特的形态学和细胞化学特征可与其他类型 ALL 相区别，遗传学可检测到 Ph 染色体和 BCR :: ABL1 融合基因。在多数儿童 Ph+ALL 病例中，产生 p190 拷贝的 BCR :: ABL1 融合蛋白。约 50% 的成人 Ph+ALL 病例中，产生 p210 拷贝的 BCR :: ABL1 融合蛋白，其余产生 p190。p210 和 p190 均具有构成性酪氨酸激酶活性，通过激活下游大量促增殖和促生存的信号导致白血病的形成，而这两种不同基因型的 Ph+ALL 间没有明显的临床差异。Ph+ALL 的免疫表型绝大部分是 B-ALL，以普通型 B-ALL 最常见，其次为前 B 型 ALL，T-ALL 患者中偶有 Ph+ 的报道。此外，Ph+ALL 患者还存在其他类型的染色体异常，

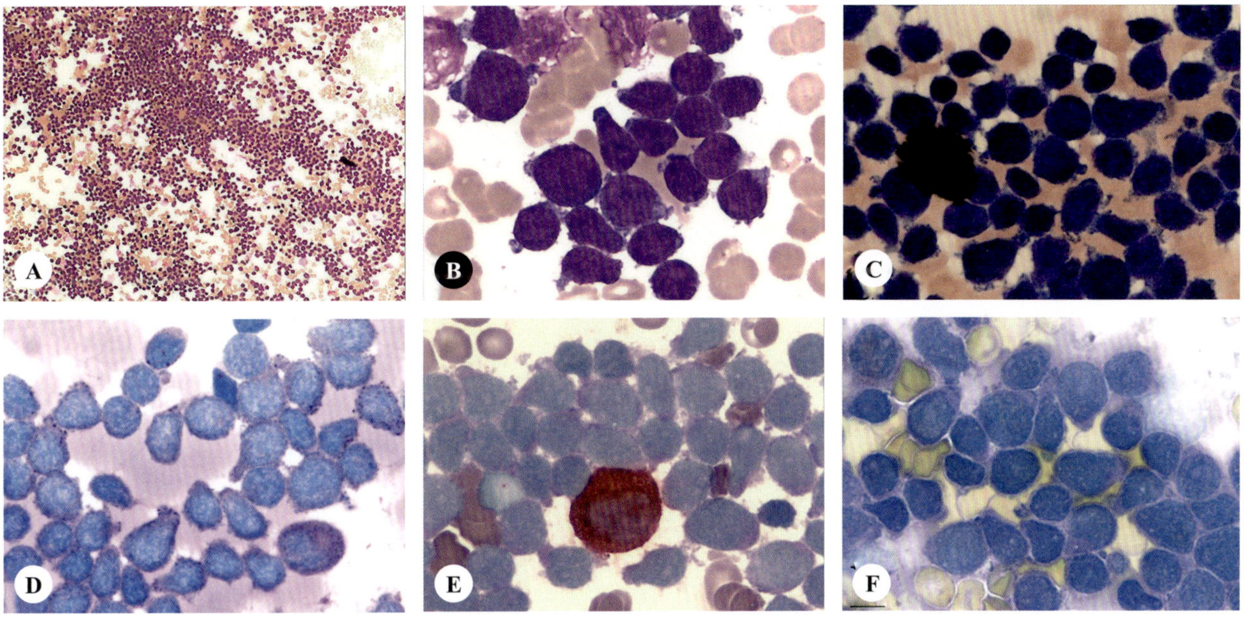

▲ 图 32-3 骨髓细胞形态学检查，可见大量原始细胞（A. 低倍镜；B. 油镜；C. MPO 染色；D. PAS 染色；E. AS-DCE 染色；F. α-NBE 染色）

细胞形态学检查：
(1) 骨髓取材良好，涂片及染色满意。
(2) 骨髓有核细胞增生极度活跃。退化细胞易见。
(3) 粒系增生明显受抑，占 0.5%。
(4) 红系增生明显受抑。成熟红细胞形态及染色尚可。
(5) 淋巴系增生极度活跃，占 99.5%，其中原幼淋巴细胞占 95.5%。原始淋巴细胞大小不一，类圆形。胞核类圆形，可见凹陷、折叠及切迹，染色质较细致，核仁隐显不一。胞质蓝色，量少。
(6) 巨核系增生明显受抑，全片共见 1 个颗粒型巨核细胞。血小板少见，散在分布。
(7) 未见寄生虫。
(8) 细胞化学染色：MPO（+），PAS（颗粒状 +），AS-DCE（-），ANAE（偶见 ±），加 NaF（不抑制），α-NBE（-）

并且可能与患者的预后密切相关。

无论在成人还是儿童中，Ph 染色体阳性都是 ALL 患者的一个独立预后不良因素。酪氨酸激酶抑制剂（tyrosine kinase inhibitors，TKI）应用于 ALL 治疗前，Ph+ALL 儿童患者 5 年无事件生存率（event-free survival，EFS）只有 20%～40%，预后极差。而异基因造血干细胞移植（allogeneic hematopoietic stem cell transplantation，allo-HSCT）是 Ph+ALL 唯一的公认可行办法。研究已经发现 TKI 可以抑制 ALL 细胞的增殖，大大提高了 Ph+ALL 的临床治疗效果，已经成为 Ph+ALL 治疗中的一线方法。目前，化疗联合 TKI 治疗使儿童 Ph+ALL 的 5 年 EFS 提高到了 70%～80%。

此外，Ph 染色体最常见于 CML，而少数 CML 患者可以发生急淋变。有学者通过对 21 例 Ph+ALL 患者及 31 例 CML 急淋变患者的临床资料进行回顾性对比分析，发现 Ph+ALL 与 CML 急淋变两组患者年龄、性别、骨髓中原始加幼稚细胞数差异均无统计学意义，但存在以下区别：① CML 急淋变肝大、脾大发生率比 Ph+ALL 高；②起病时 CML 急淋变外周血白细胞数比 Ph+ALL 高；③ Ph+ALL 完全缓解率比 CML 急淋变高；④慢粒急淋变完全缓解后 Ph 染色体持续存在，Ph+ALL 患者完全缓解后 Ph 染色体消失；⑤ CML 急淋变患者除原幼细胞外，还可见中晚幼粒及嗜酸嗜碱性粒细胞，ALL 患者则易见涂抹细胞。

此外，由于 CML 起源于造血干细胞，所有的有核细胞均可表达 BCR∷ABL1 融合基因，而 Ph+ALL 只有原始细胞才有 BCR∷ABL1 融合基因，因此可通过 FISH 分选出粒细胞群或单核细胞群来检测是否有

病例33　ALL伴骨髓坏死

【病例概况】

1. 一般情况：女，6岁。

2. 主诉：发热伴血常规结果异常4天。

3. 现病史：患儿4天前出现发热，最高体温39.8°C，1～2次/天，口服退烧药体温可降至37.5°C左右，伴右臀部及下肢疼痛。就诊于当地医院，行血常规检查：白细胞 $5.05\times10^9/L$、血红蛋白120g/L、血小板 $85\times10^9/L$，C反应蛋白169.25mg/L，予静脉滴注头孢曲松4天、口服磷酸奥司他韦3天等治疗，仍发热。下肢酸痛减轻，1天前就诊于本院门诊，予静脉滴注“帕拉米韦”治疗，发热间隔延长，今晨再次就诊于本院门诊，复查血常规显示白细胞 $8.03\times10^9/L$、血红蛋白116g/L、血小板 $100\times10^9/L$，C反应蛋白38.62mg/L，站立时双侧臀部疼痛明显，建议住院治疗。

4. 体格检查：T36.9°C，P96次/分，R23次/分，BP 100/63mmHg。身高117cm，体重20.5kg，疼痛评分：0分。神志清，精神可，上眼睑水肿，颈部可触及黄豆大小肿大淋巴结，质韧，无粘连，无压痛。咽红，扁桃体Ⅱ度肿大；双肺呼吸音粗，未闻及干湿啰音。腹软，肝肋下3cm，质韧，脾肋下2cm，质韧无触痛。

5. 实验室检查

(1) 血常规（表33–1，图33–1）。

(2) 外周血涂片镜检（图33–2）。

(3) 其他实验室检查：总胆红素10.79μmol/L、直接胆红素3.73μmol/L、间接胆红素7.06μmol/L、丙氨酸氨基转移酶31.18U/L、天冬氨酸氨基转移酶

表33–1　入院当天血常规结果

项目名称	结　果	单　位	参考区间	项目名称	结　果	单　位	参考区间
白细胞计数	8.03	$10^9/L$	4.6～11.9	嗜酸性粒细胞绝对值	0.01	$10^9/L$	0.04～0.74
红细胞计数	4.01	$10^{12}/L$	4.3～5.7	嗜碱性粒细胞绝对值	0	$10^9/L$	0～0.1
血红蛋白浓度	116	g/L	121～158	红细胞压积	34.4	%	37～47
血小板计数	100	$10^9/L$	177～446	平均红细胞体积	85.6	fl	77～92
中性粒细胞百分比	26	%	32～71	平均红细胞血红蛋白含量	29	pg	26～34
淋巴细胞百分比	71.8	%	22～57	平均红细胞血红蛋白浓度	339	g/L	309～359
单核细胞百分比	2.1	%	2～11	红细胞体积分布宽度标准差（RDW-CV）	13.6	%	11～16.5
嗜酸性粒细胞百分比	0.1	%	0.5～9	红细胞体积分布宽度变异系数（RDW-SD）	42.5	fl	35～54
嗜碱性粒细胞百分比	0	%	0～1	血小板平均体积	10.3	fl	5～10
中性粒细胞绝对值	2.09	$10^9/L$	1.7～7.4	血小板压积	0.1	%	0.06～0.3
淋巴细胞绝对值	5.76	$10^9/L$	1.7～4.7	大血小板比值	32.2	%	15～30
单核细胞绝对值	0.17	$10^9/L$	0.15～0.86	血小板体积分布宽度	17.9	%	9～17

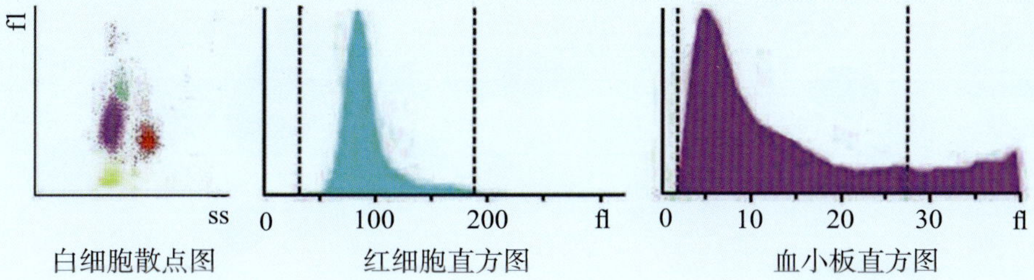

◀ **图 33-1　白细胞散点图、红细胞直方图、血小板直方图**

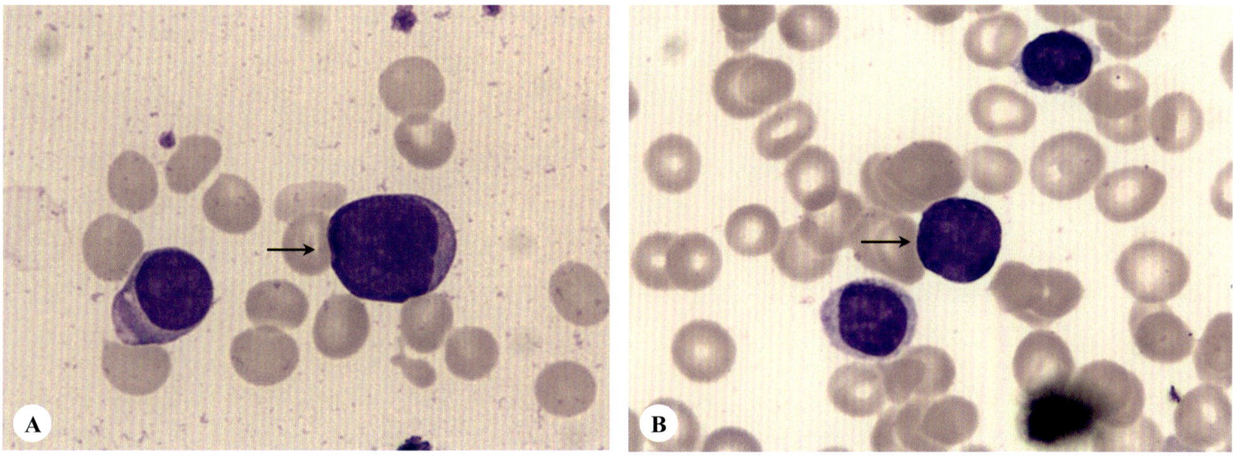

▲ **图 33-2　外周血细胞形态，偶见原始细胞（箭）**

EDTA 抗凝血镜检，分类 100 个白细胞，原始细胞 1%、中性粒细胞 28%、淋巴细胞 69%、单核细胞 1%、嗜碱性粒细胞 1%；红细胞形态尚可；血小板易见，散在分布

32.45U/L、乳酸脱氢酶 397.76U/L ↑、尿素 3.86mmol/L、肌酐 42.25μmol/L，铁蛋白 269.9ng/ml ↑，PT 11.80s、APTT 24.8s、TT 18.5s、FDP 89.81μg/ml ↑、D- 二聚体 16.67mg/L ↑。

(4) 影像学检查：胸部正位 X 线片提示，双肺纹理增多、模糊，肺内未见实质性病变。

颅部 MRI 提示，双侧大脑半球对称，灰白质对比正常。脑干无异常。颅骨信号异常，符合血液系统疾病颅骨改变。右侧颞顶部异常信号影，血肿可能性大。

(5) 骨髓细胞学检查（图 33-3，图 33-4）。

(6) 流式、基因、染色体相关检查

① 免疫分型：急性 B 淋巴细胞白血病。

② 融合基因 EVI1 定量 0.05%；基因筛查：WT1 阳性。

③ 血液系统疾病基因突变筛查全套：与疾病密切相关的热点突变 NARS；与疾病可能相关的突变位点 KRAS、CTCF。FISH 套餐：ETV6 :: RUNX1 融合基因、BCR :: ABL1 融合基因、MLL 基因、MYC 基因等全部为阴性。

④ 染色体：未见分裂象。

【诊断】

急性淋巴细胞白血病，髂骨骨髓坏死（bone marrow necrosis，BMN）。

【讨论】

骨髓坏死是指骨髓造血组织和基质组织的大片坏死，是一种罕见的病理现象，由 Wade 和 Stevenson 于 1941 年在 1 例镰状细胞贫血患者的骨髓中首次发现，其发生率为 0.3%～2.0%。BMN 不是一种独立性疾病，多为继发性，是恶性肿瘤、严重感染和其他多种疾病严重阶段的共同表现。目前研究表明，恶性疾病尤其血液系统恶性疾病是骨髓坏死最常见的原发病，考虑其原因为纤维蛋白血栓形成、血管细胞毒性损伤、肿瘤栓塞及肿瘤压迫造成微循环障碍，进而引起骨髓坏死。Badar 等通过观察 2002—2013 年接受治疗的 1691 名白血病初诊患者的骨髓，发

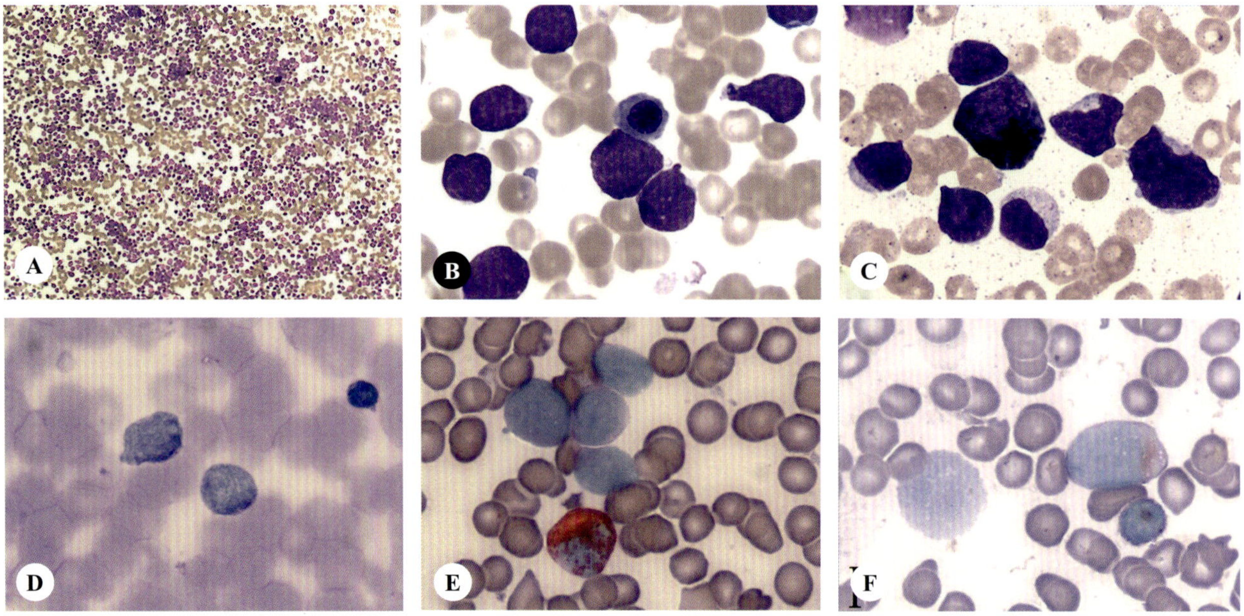

▲ 图 33–3 胸骨骨髓细胞形态学检查，可见大量原始淋巴细胞（A. 低倍镜；B. 油镜；C. MPO 染色；D. PAS 染色；E. AS-DCE 染色；F. ANAE 染色）

细胞形态学检查（胸骨）：
(1) 骨髓取材良好，涂片及染色满意。
(2) 骨髓有核细胞增生明显活跃。退化细胞多见。
(3) 粒系增生明显受抑，占 6.0%。
(4) 红系增生尚可，占 14.0%。晚幼红细胞偶见核畸形。成熟红细胞轻度大小不均，染色尚可。
(5) 淋巴系增生明显活跃，占 80.0%，其中原幼淋巴细胞占 72.5%。原始淋巴细胞大小不一，类圆形；胞核类圆形，可见凹陷折叠及切迹，染色质较细致，核仁不明显；胞质蓝色，量少。
(6) 巨核系增生受抑，全片共数巨核细胞 19 个，其中颗粒型巨核细胞 16 个、产板型巨核细胞 1 个、裸核型巨核细胞 2 个。血小板可见，散在或小堆分布。
(7) 未见寄生虫。
(8) 细胞化学染色：MPO（-），PAS（偶见颗粒状 +），AS-DCE（-），ANAE（偶见 ±），加 NaF（部分抑制），α-NBE（-）

现 25 例（2.4%）AML 和 20 例（3.2%）ALL 存在 BMN。其中，ALL 发生骨髓坏死的机制一般有以下 5 个方面。

① 白血病干细胞大量增殖，肿瘤细胞增生压迫骨髓毛细血管导致微循环障碍。

② 微循环缺氧，必需的营养物质未及时供给。

③ 髓内静脉血窦受压引起骨髓细胞死亡和坏死。

④ 细胞凋亡或某些免疫性疾病引起骨髓细胞坏死。

⑤ 毒物、药物、各种感染微生物的毒素对骨髓微血管造成损伤而导致骨髓坏死。

BMN 常见的临床表现是骨痛（80%）和发热（70%），两个症状都与组织坏死有关。实验室检查通常存在贫血、血小板减少、高乳酸脱氢酶和高碱性磷酸酶等情况。骨髓坏死发生部位可 1～6 个，多数患者有多部位骨髓坏死，表现为髓样组织发生坏死、骨髓基质在造血骨髓中留下无定形的嗜酸性背景和边界不清的坏死细胞。抽出的骨髓液性状多样，可呈暗红色、果酱样、米汤样或脓性样，无颗粒，亦可有砂粒状颗粒，以暗红色水样最常见。镜检有核细胞皱缩、轮廓不清呈溶解状，细胞膜消失，细胞质有空泡、溶解及破溃，胞核嗜碱性强、结构不清、核固缩、核碎裂和溶解。细胞间充满弥漫、无定形嗜酸性物质。需要仔细寻找残存骨髓细胞，以明确其基础疾病。

骨髓涂片检查和活检是诊断 BMN 的主要依据。骨髓涂片取材和染色简单，但由于细胞溶解不利于形态学的观察，常使 BMN 病因诊断难以明确。而骨髓活组织中往往坏死组织和非坏死组织共存，所取组织较骨髓涂片更加完整，对骨髓活检中非坏死组

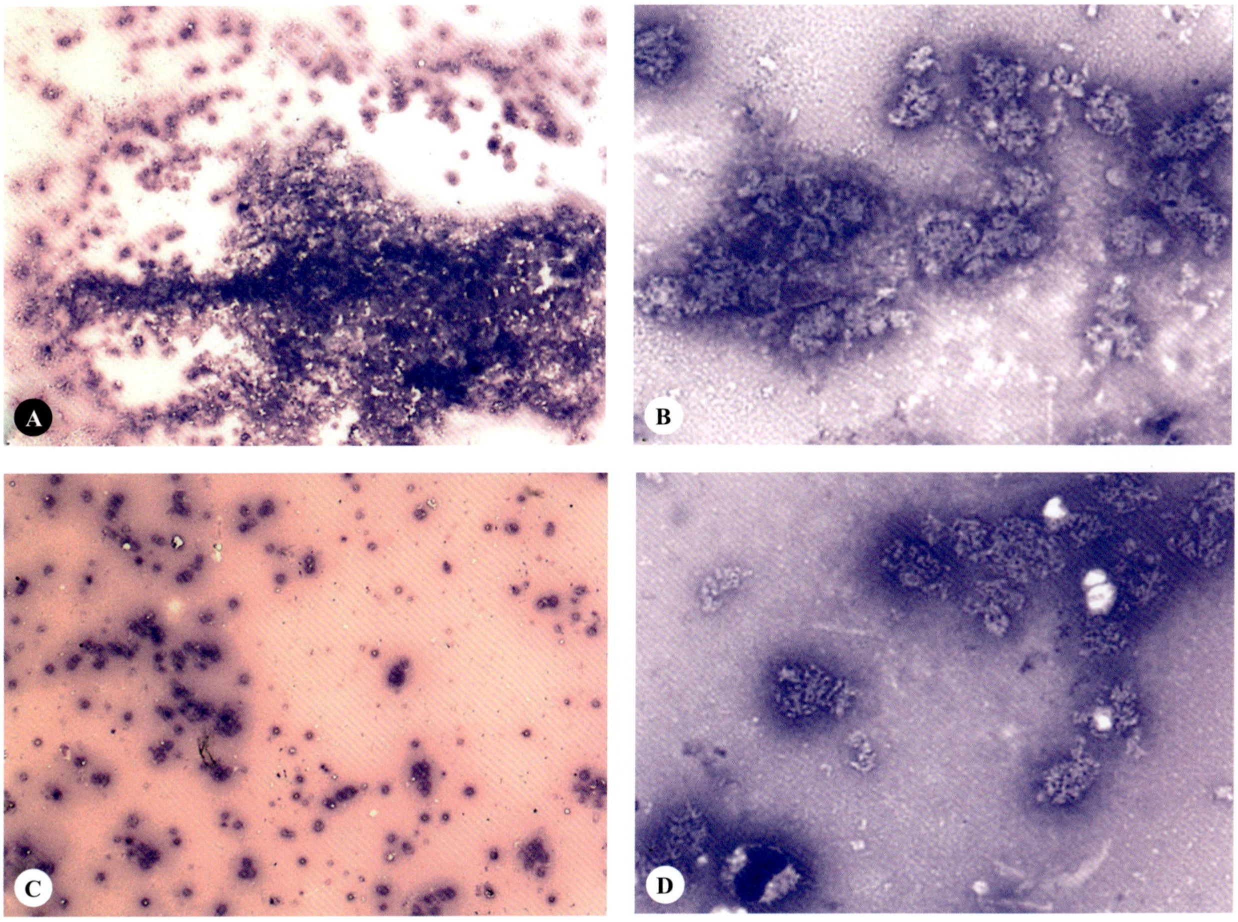

▲ 图 33-4　髂骨骨髓细胞形态学检查，有核细胞严重破坏，细胞轮廓不清，背景可见粉红色酸性物质

细胞形态学检查（髂后）：
(1) 全片有核细胞及成熟红细胞皆遭严重破坏，细胞轮廓不清，核染色质已破坏，不能分类。视野背景一片粉红色嗜酸性物质，可见破坏溶解细胞痕迹。
(2) 未见寄生虫及其他异常细胞

织的观察可为 BMN 的病因诊断提供线索，也可以更明确地判断骨髓的造血情况及增生程度。在 BMN 发生时，骨髓活检在骨髓极度增生的判断及病因诊断方面明显优于骨髓涂片检查。

BMN 本身无特殊治疗方法，主要针对原发病治疗。诊断和治疗是否及时，是影响患者预后的重要因素，特别是当恶性血液系统疾病患者出现发热、骨痛等情况时应完善骨髓相关检查以排除 BMN 可能。Badar 等认为 AML 患者出现 BMN 与预后差、总生存期、无事件生存期明显缩短相关，而在 ALL 中发生 BMN，虽然导致化疗后完全缓解率降低，但对生存率没有影响。BMN 预后及生存期取决于及时诊断和治疗原发病，与骨髓坏死程度不呈正相关。

病例 34　遗传性椭圆形红细胞增多症伴急性淋巴细胞白血病

【病例概况】

1. 一般情况：男，2 岁。

2. 主诉：发现血常规结果异常 11 天。

3. 现病史：11 天前患儿无明显诱因出现发热，体温最高 38.7℃，无畏寒、寒战，予退热药物后可降至正常，无咳嗽、流涕，无尿色异常，无皮疹，无关节肿胀，就诊于当地医院，查血常规显示，白细胞 23.53×10^9/L、血小板 86×10^9/L，予静脉滴注“药物”（具体不详）治疗 2 天，体温降至正常范围，未再予特殊处理。2 天前于当地医院复查血常规显示，白细胞 72×10^9/L、血小板 45×10^9/L。为求进一步诊治就诊于本院血液科。

4. 体格检查：T36.4℃，P130 次 / 分，R28 次 / 分。体重 13kg，疼痛评分：0 分。神志清，精神反应好，全身皮肤无黄染。面部及双下肢可见出血点及瘀点，颈部可及数枚肿大淋巴结，似花生米大小、质软、活动度可。两肺呼吸音粗，未闻及干湿啰音。心音有力、律齐，各瓣膜听诊区未及杂音。腹部无膨隆，触软，无压痛及反跳痛。肝肋下约 3cm，质软，脾肋下未触及，肠鸣音正常。

5. 实验室检查

(1) 血常规（表 34–1，图 34–1）。

(2) 外周血涂片镜检

① 患者外周血涂片结果（图 34–2）。

表 34–1　入院当天血常规结果

项目名称	结　果	单　位	参考区间	项目名称	结　果	单　位	参考区间
白细胞计数	83.33	10^9/L	4.9～12.7	嗜酸性粒细胞绝对值	0.5	10^9/L	0.04～0.74
红细胞计数	4.32	10^{12}/L	4.1～5.5	嗜碱性粒细胞绝对值	0.15	10^9/L	0～0.1
血红蛋白浓度	103	g/L	115～150	红细胞压积	31.6	%	35～45
血小板计数	38	10^9/L	187～475	平均红细胞体积	73.1	fl	76～88
中性粒细胞百分比	—	%	23～64	平均红细胞血红蛋白含量	23.8	pg	24～30
淋巴细胞百分比	—	%	26～67	平均红细胞血红蛋白浓度	326	g/L	309～359
单核细胞百分比	—	%	2～11	红细胞体积分布宽度标准差（RDW-CV）	20.3	%	11～16.5
嗜酸性粒细胞百分比	0.6	%	0.5～9	红细胞体积分布宽度变异系数（RDW-SD）	48.3	fl	35～54
嗜碱性粒细胞百分比	0.2	%	0～1	血小板平均体积	—	fl	5～10
中性粒细胞绝对值	—	10^9/L	1.3～6.7	血小板压积	—	%	0.06～0.3
淋巴细胞绝对值	—	10^9/L	2.0～6.5	大血小板比值	—	%	15～30
单核细胞绝对值	—	10^9/L	0.16～0.92	血小板体积分布宽度	—	%	9～17

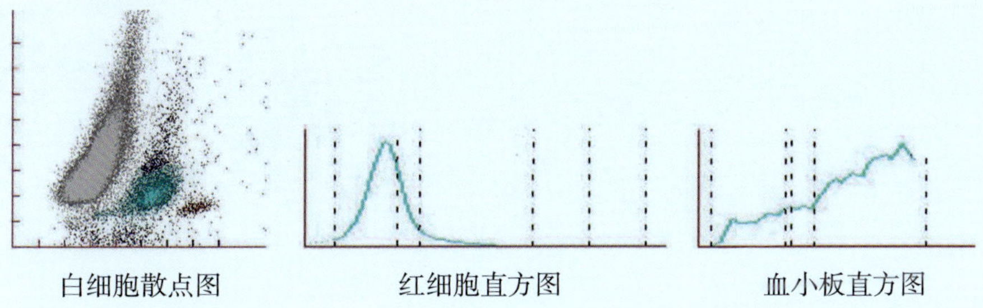

◀ 图 34-1　白细胞散点图、红细胞直方图、血小板直方图

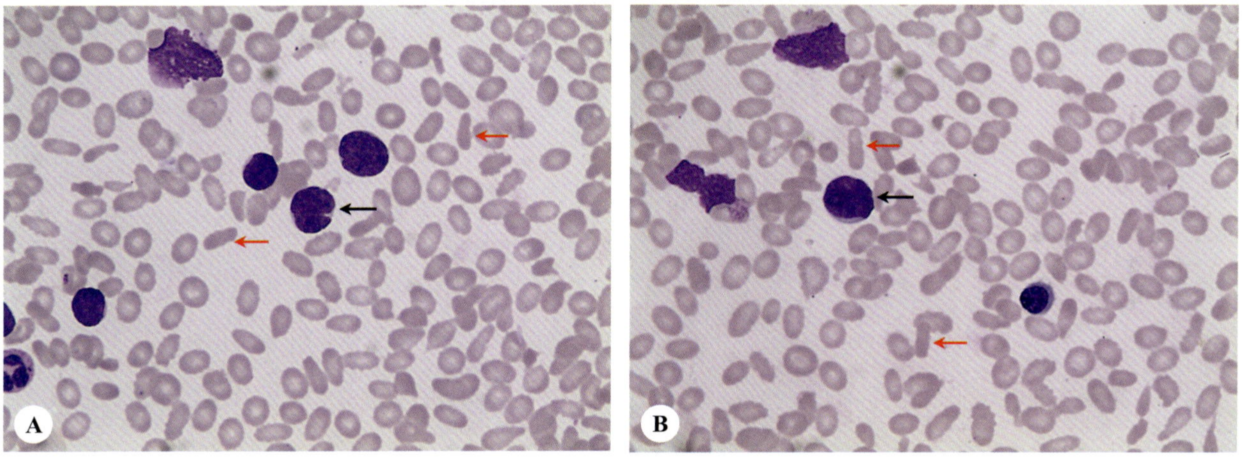

▲ 图 34-2　患者外周血细胞形态，可见大量椭圆形红细胞（红箭）和原始淋巴细胞（黑箭）

EDTA 抗凝血镜检，分类 100 个白细胞，原始细胞 72%、中性粒细胞 9%、成熟淋巴细胞 16%；可见大量椭圆形红细胞，偶见晚幼红细胞，白细胞：有核红细胞 =100 ∶ 1；血小板散在少见，未见聚集

② 患者母亲外周血涂片，镜检红细胞形态尚可。

③ 患者父亲外周血涂片（图 34-3）。

(3) 其他实验室检查：丙氨酸氨基转移酶 22.33U/L，天冬氨酸氨基转移酶 51.28U/L，总胆红素 15.25μmol/L，直接胆红素 6.04μmol/L，间接胆红素 9.21μmol/L，乳酸脱氢酶 844.84U/L ↑。抗 EBV 衣壳抗原 IgM 抗体 0.17AU/ml，抗 EBV 核抗原 IgG 抗体 41.63AU/ml ↑，抗 EBV 早期抗原 IgG 抗体 0.6AU/ml，EB 病毒 DNA 5.96E+03copies/ml ↑。

(4) 骨髓细胞学检查（图 34-4）。

(5) 流式、基因、染色体相关检查：免疫分型示异常细胞群约占有核细胞的 80.30%，表达 CD38、HLA-DR、CD123、CD19、CD10、CD79a、CD9、TDT、CD34，符合急性 B 淋巴母细胞白血病表型。

融合基因 EVI1 的定量监测为 0.01%，白血病 43 种融合基因筛查阴性，*FISH* 未见异常，血液系统疾病基因突变筛查全套监测示 *FLT3*（突变位置 Exon16，突变频率 7.6%；突变位置 Exon20，突变频率 27.8%）。

患者及其父亲检测出同一个位于 β 收缩蛋白（SPTB）的移码突变，突变位点为 c.6269+4A>G，提示存在遗传性椭圆形红细胞增多症（hereditary elliptocytosis，HE）。

染色体 46，XY［10］。

【诊断】

遗传性椭圆形红细胞增多症，急性淋巴细胞白血病。

【讨论】

遗传性椭圆形红细胞增多症是一组以外周血椭圆形红细胞增多为主要特征的遗传性溶血性疾病，由编码红细胞膜或骨架蛋白的基因突变引起红细胞膜异常所致，呈常染色体显性遗传，主要涉及 *SPTA1*、*SPTB* 和 *EPB41* 基因，分别编码 α 血影蛋白、β 血影蛋白和带 4.1 蛋白。根据病因和形态特

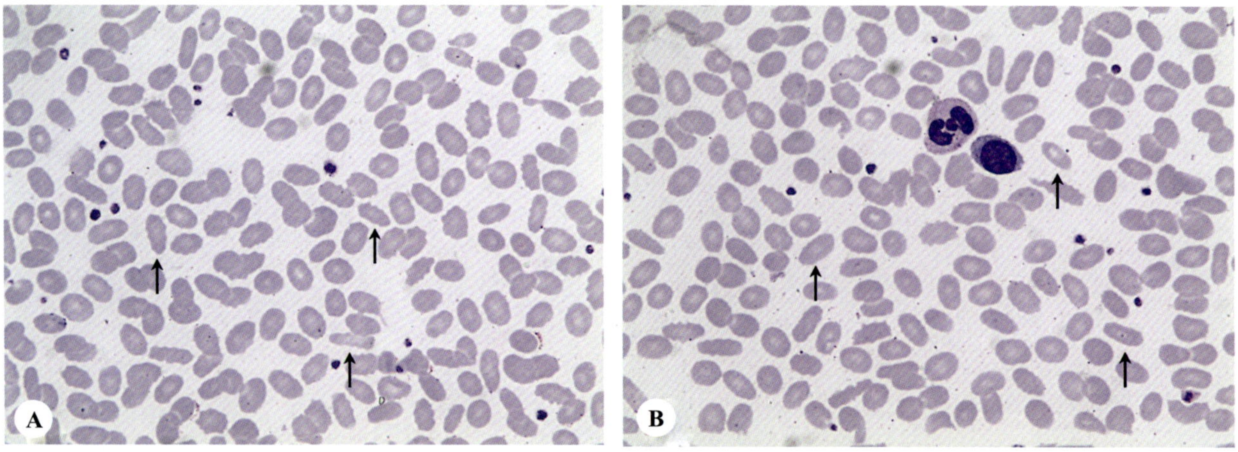

▲ 图 34-3 患者父亲外周血细胞形态，可见大量椭圆形红细胞（箭）

镜检可见大量椭圆形红细胞，约占 60%

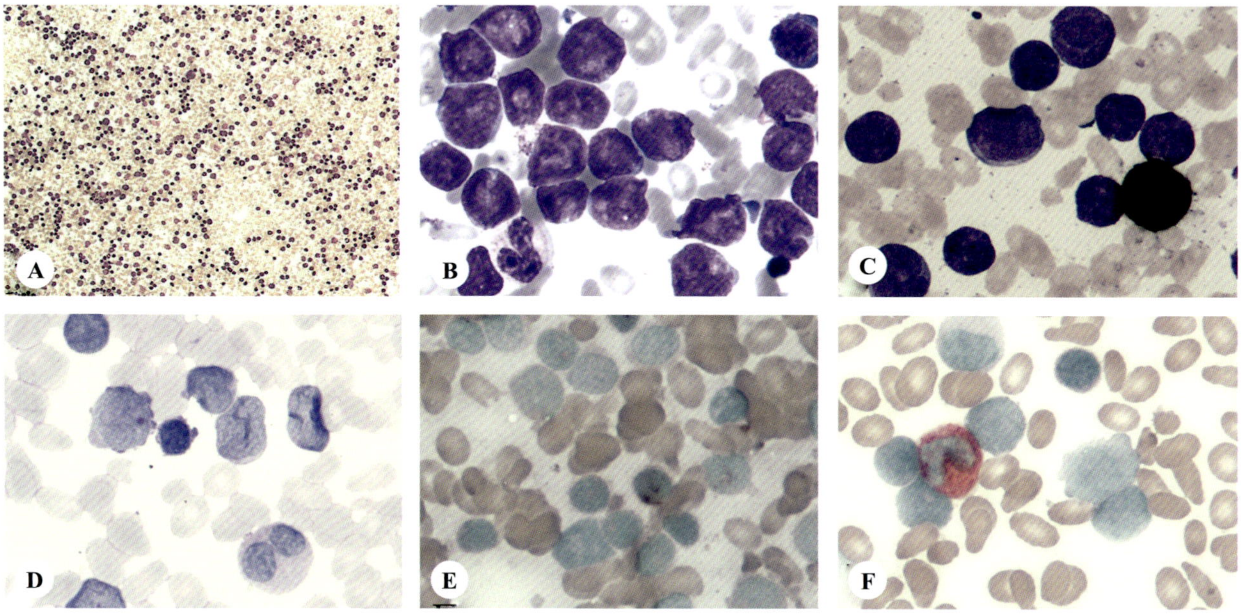

▲ 图 34-4 骨髓细胞形态学检查，可见大量原始淋巴细胞及椭圆形红细胞（A. 低倍镜；B. 油镜；C. MPO 染色；D. PAS 染色；E. ANAE 染色；F. AS-DCE 染色）

细胞形态学检查：

(1) 骨髓取材良好，涂片及染色满意。

(2) 骨髓有核细胞增生极度活跃。退化细胞易见。

(3) 粒系增生受抑，占 2.5%。

(4) 红系增生受抑，占 1.5%。成熟红细胞大小不均，可见大量椭圆形红细胞。

(5) 淋巴系增生极度活跃，占 96.0%，其中原幼淋巴细胞占 91.5%。原始淋巴细胞大小不一，类圆形；胞核类圆形，凹陷折叠及切迹常见，染色质较细致，部分细胞可见核仁；胞质蓝色，量少。

(6) 巨核系增生受抑，全片未见巨核细胞。血小板极少见，散在分布。

(7) 未见寄生虫。

(8) 细胞化学染色：MPO（–），PAS（偶见块状 +），AS-DCE（–），ANAE（±），加 NaF（部分抑制），α-NBE（–）

征可将 HE 分为 4 种类型。①普通型 HE，此型红细胞呈双面凹形椭圆，还可出现棒状红细胞，溶血程度差异很大，从无溶血到轻、中度溶血均可见；②遗传性热不稳定性异形红细胞增多症（hereditary pyropoikilocytosis，HPP），外周血涂片中易见红细胞碎片、极小的椭圆形、球形及不规则异形红细胞，溶血程度严重；③球形细胞性 HE（又称卵圆形红细胞增多症，hemolytic ovalocytosis），外周血涂片中椭圆形和球形红细胞并存，溶血程度中至重度；④口形细胞性 HE（东南亚卵圆细胞症，Southeast Asian ovalocytosis，SAO），红细胞僵硬，可呈勺形、卵形变化，细胞中带有横嵴，通常无症状或症状轻微。

有报道称，HE 可与 HbS、HbC、β 地中海贫血、恶性贫血等多种血液系统疾病同时发生。然而，HE 与 ALL 同时发生极为罕见，此前文献中仅有 1 例报道，这两种疾病的遗传关联尚不清楚。ALL 是最常见的儿童恶性肿瘤，HE 虽是一种少见病但也并不罕见，因此，极低的发病率提示这两种疾病发生在同一患者身上很可能是种巧合。

在我国，儿童 ALL 的 5 年无事件生存率已达 80%，5 年总生存率达 85% 以上。儿童 ALL 治愈率的不断提高，很大程度上归因于根据初诊危险因素和微小残留病评估患者获得早期治疗反应及对患者进行了更精确的危险度分层治疗。然而，仍有 10%～20% 的儿童由于一些未知不良预后因素而复发。在本病例中，患者在接受化疗 1 年后出现复发，至于 HE 是否为 ALL 的不良预后因素，还有待进一步研究。

病例 35 肥大细胞增多的 AML 伴 RUNX1::RUNX1T1

【病例概况】

1. 一般情况：女，9 岁。

2. 主诉：面色苍黄 1 个月余，发现血常规结果异常 5 天。

3. 现病史：1 个月前无明显诱因出现面色苍黄，易疲劳，偶有牙龈出血，家属未予重视。9 天前患儿出现发热 1 天，热峰 39.0°C，伴腹痛，脐下为主，性质不清，当地诊所予口服头孢类抗菌药（具体不详），肚脐贴治疗后缓解。5 天前外院查血常规发现贫血、血小板减少，外周血可见幼稚细胞，骨髓细胞学示原始粒细胞明显增多占 25.5%，考虑“急性白血病”。为求进一步诊治收入院。

4. 体格检查：T 36.2°C，P 99 次 / 分，R 23 次 / 分，BP 91/65mmHg。身高 139cm，体重 38kg，疼痛评分：0 分。神志清，精神可。贫血貌，皮肤弹性良好，皮肤及黏膜轻度黄染，未见瘀斑、瘀点，浅表淋巴结未及肿大。口腔黏膜苍白，齿龈增生，咽无充血，双侧扁桃体Ⅱ度肿大，未见脓点。胸骨压痛，双肺呼吸音稍粗，未及啰音。心音有力，律齐，未及杂音。腹软，脐周轻压痛，肝肋下未及，脾肋下 2cm，边缘钝，质地稍韧。病理征阴性。

5. 实验室检查

(1) 血常规（表 35–1，图 35–1）。

(2) 外周血细胞形态学检查（图 35–2）。

(3) 其他实验室检查：C 反应蛋白 2mg/L，乳酸脱氢酶 650.58U/L↑、肌酸激酶同工酶 41U/L↑，D– 二聚

表 35–1 入院当天血常规结果

项目名称	结果	单位	参考区间	项目名称	结果	单位	参考区间
白细胞计数	7.98	$10^9/L$	4.6～11.9	嗜酸性粒细胞绝对值	0	$10^9/L$	0.04～0.74
红细胞计数	2.17	$10^{12}/L$	4.3～5.7	嗜碱性粒细胞绝对值	0.01	$10^9/L$	0～0.1
血红蛋白浓度	78	g/L	121～158	红细胞压积	23	%	37～47
血小板计数	63	$10^9/L$	177～446	平均红细胞体积	106	fl	77～92
中性粒细胞百分比	25.8	%	32～71	平均红细胞血红蛋白含量	35.9	pg	26～34
淋巴细胞百分比	48.2	%	22～57	平均红细胞血红蛋白浓度	339	g/L	309～359
单核细胞百分比	25.9	%	2～11	红细胞体积分布宽度标准差（RDW-CV）	16	%	11～16.5
嗜酸性粒细胞百分比	0	%	0.5～9	红细胞体积分布宽度变异系数（RDW-SD）	59.9	fl	35～54
嗜碱性粒细胞百分比	0.1	%	0～1	血小板平均体积	12.3	fl	5～10
中性粒细胞绝对值	2.05	$10^9/L$	1.7～7.4	血小板压积	0.08	%	0.06～0.3
淋巴细胞绝对值	3.85	$10^9/L$	1.7～4.7	大血小板比值	38.6	%	15～30
单核细胞绝对值	2.07	$10^9/L$	0.15～0.86	血小板体积分布宽度	13.9	%	9～17

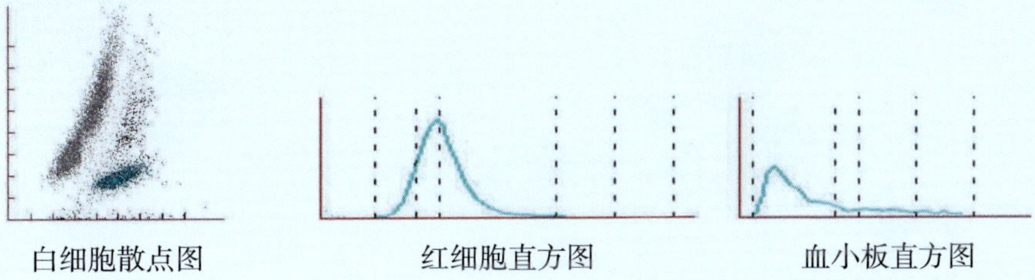

◀ **图 35-1　白细胞散点图、红细胞直方图、血小板直方图**

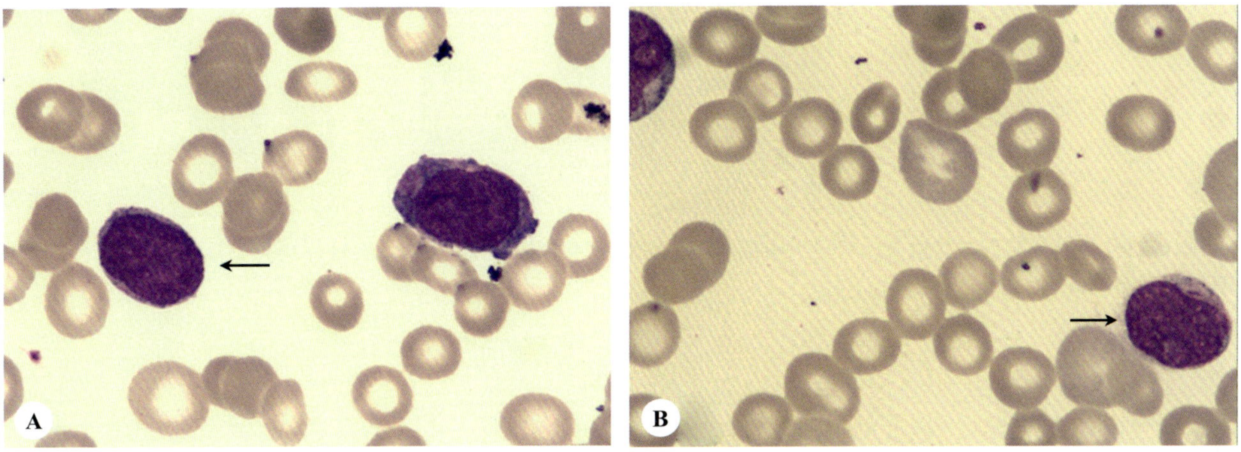

▲ **图 35-2　外周血细胞形态，可见原始幼稚细胞（箭）**

EDTA 抗凝血涂片镜检，分类 100 个白细胞，原始细胞 32%，中幼粒细胞 1%，晚幼粒细胞 2%，杆状核粒细胞 9%，分叶核粒细胞 11%，淋巴细胞 43%。红细胞形态尚可。血小板可见，散在分布

体 0.88mg/L ↑。

(4) 影像学检查

腹部 CT 扫描提示，脾大，左下腹局部肠管可疑管壁略厚。

胸部 CT 扫描提示，右侧局部胸膜略厚。

(5) 骨髓细胞学检查（图 35-3）。

(6) 流式、基因、染色体相关检查

① 免疫分型：异常髓系原始占 33.4%，符合 AML。

② 融合基因：RUNX1 :: RUNX1T1 阳性。

③ 染色体：克隆性异常 der（8）t（8; 21）t（8; 21），der（21）t（8; 21）t（8; 21）。

【诊断】

急性髓细胞性白血病（AML）伴 RUNX1 :: RUNX1T1。

【追踪随访】

患者经化疗完全缓解后，骨髓涂片中肥大细胞易见（图 35-4），多次 MRD 均可见 1% 左右的异常肥大细胞。

基因检测示 *KIT* 基因阴性。

【讨论】

AML 伴 RUNX1 :: RUNX1T1 除典型的形态特征外，有时还会出现嗜碱性粒细胞和（或）肥大细胞增多，在某些病例中，还可同时存在系统性肥大细胞增多症（systemic mastocytosis，SM）。

肥大细胞增多症是一组罕见的异质性肿瘤，其特征为异常的肥大细胞在多器官或组织中聚集，通常由 KIT 受体持续性激活驱动。肥大细胞增多症的病理机制复杂，临床特征广泛，可分为 3 种类型，即系统性肥大细胞增多症（SM）、皮肤肥大细胞增多症（cutaneous mastocytosis，CM）和肥大细胞肉瘤（mast cell sarcoma，MCS）。大于 90% 的 SM 患者可以检测到 *KIT* 基因 816 号密码子的体细胞点突变，小于 1% 的晚期 SM 中还可检测到其他罕见的 *KIT* 激活变

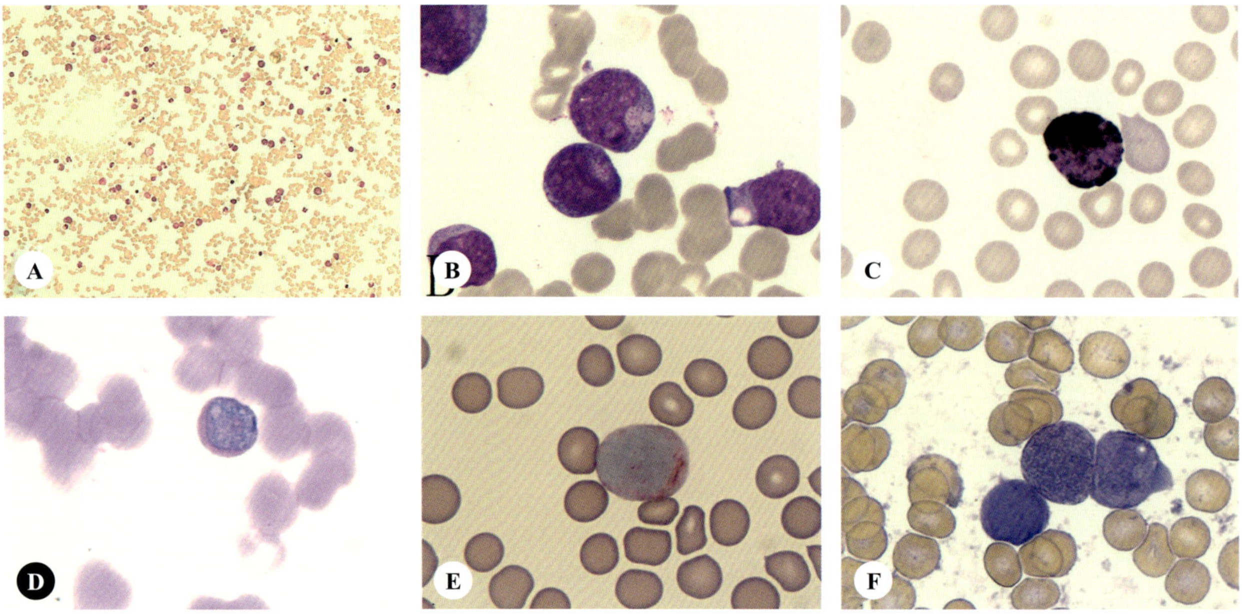

▲ 图 35-3 骨髓细胞形态学检查，可见大量原始细胞（A. 低倍镜；B. 油镜；C. SMPO 染色；D. PAS 染色；E. AS-DCE 染色；F. α-NBE 染色）

细胞形态学检查：

(1) 骨髓取材涂片尚可，染色满意。

(2) 骨髓有核细胞增生活跃。

(3) 粒系增生活跃，原始粒细胞占 31.0%，其胞体中等，圆形、类圆形；胞核圆形或类圆形，核染色质细致，核仁可见；胞质染蓝色，量中等，部分细胞可见少量紫红色颗粒，可见 Auer 小体。早幼粒及中性粒细胞可见发育异常。

(4) 红系增生受抑，占 3.0%。成熟红细胞形态及染色尚可。

(5) 淋巴系占 17.0%。

(6) 巨核系增生明显受抑，全片共见 2 个颗粒型巨核细胞。血小板可见，散在分布。

(7) 未见寄生虫。

(8) 细胞化学染色：MPO（+），PAS（±），AS-DCE（部分细胞 +），ANAE（-），加 NaF（-），α-NBE（-）

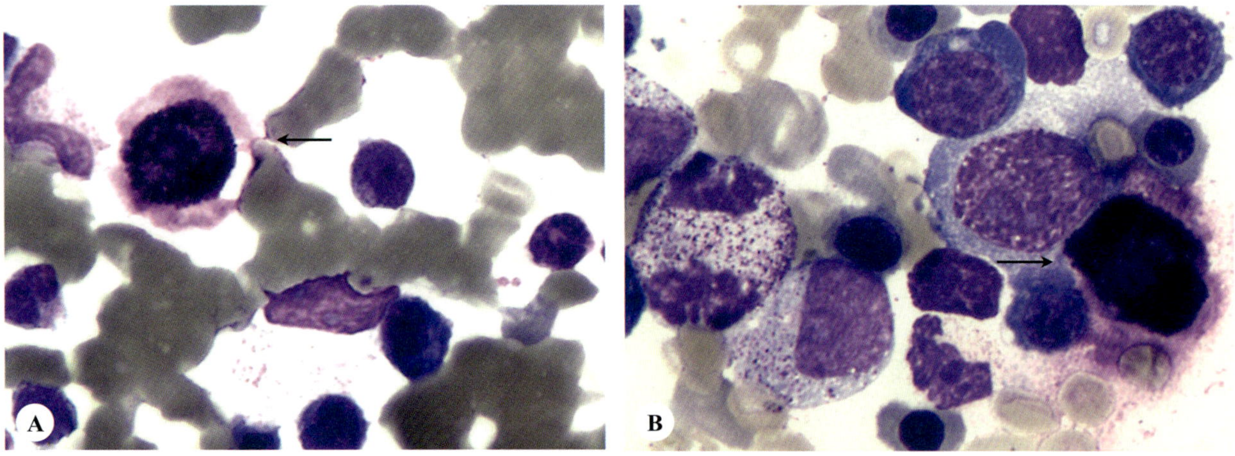

▲ 图 35-4 完全缓解后，患儿骨髓涂片中易见肥大细胞（箭）

异，包括 8 号外显子 419 密码子处缺失、9 号外显子 A502_Y503dup 缺失等。

AML 伴 RUNX1∷RUNX1T1 常有其他遗传学异常。①超过 70% 的病例存在额外的染色体异常，如性染色体丢失、9q22 丢失的 del（9q）；②约 10% 的患者可发生 *ASXL1* 突变；③ 20%～25% 的患者可发生 *ASXL2* 突变。此外，20%～30% 的患者还可检测到 *KIT* 突变。Pμllarkat 等通过胰酶染色评估了 40

例 AML 伴 RUNX1 :: RUNX1T1 患者的骨髓活检标本，发现有 29 例肥大细胞＜5%、6 例肥大细胞占 5%～10%、3 例肥大细胞占 11%～20%、2 例肥大细胞≥20%。经基因检测有 16% 的患者检测到 *KIT* 突变，然而有趣的是，肥大细胞的数量与 *KIT* 突变状态无关，且 *KIT* 突变阳性的病例也未都出现 SM，说明 *KIT* 突变本身不会导致 SM 的发生。还有研究证实，在 AML 伴 RUNX1 :: RUNX1T1 合并 SM 的患者中，RUNX1 :: RUNX1T1 融合基因不仅存在于白血病原始细胞中，还存在于肿瘤性的肥大细胞中，说明 AML 和 SM 是克隆相关的，可能都起源于白血病干细胞。

由于肥大细胞的寿命长，在 AML 治疗后仍可以存活数月，即使是骨髓移植成功后克隆性肥大细胞仍然存在。因此需注意的是，骨髓中这些肥大细胞携带有 RUNX1 :: RUNX1T1 融合基因，可能会导致 AML 治疗成功后，在通过 PCR 或 FISH 分析 RUNX1 :: RUNX1T1 评估微小残留时出现阳性结果。

综上所述，与 *KIT* 基因突变相比，肥大细胞增多与 RUNX1 :: RUNX1T1 的关系更为密切。在初次诊断 AML 伴 RUNX1 :: RUNX1T1 时，需仔细观察骨髓细胞形态，以防高度增殖的原始细胞掩盖了肥大细胞，影响肥大细胞的检出。

病例 36　急性早幼粒细胞白血病

【病例概况】

1. 一般情况：女，约 4 岁。

2. 主诉：皮肤出血点、瘀斑 2 天，血常规结果异常 1 天。

3. 现病史：2 天前患儿无明显诱因出现足底出血点，无发热，无乏力、懒动，未予治疗，出血点逐渐增多，躯干可见散在针尖样出血点，双下肢散在多处瘀斑，较大者直径 4cm 以上，无痒感。就诊于我院门诊，完善血常规检查结果提示三系减低，外周血镜检可见 25% 异常早幼粒细胞。为求进一步治疗收住院。

4. 体格检查：T 37.1℃，P 98 次 / 分，R 25 次 / 分，BP 100/60mmHg。体重 14.5kg，身高 99cm。神志清，精神可，口唇尚红润，甲床欠红润，皮肤弹性良好，前胸部可见散在针尖样出血点，双上肢可见少数瘀斑，双下肢可见多处皮肤瘀斑，较大者直径 4cm 以上；咽部无充血，双侧扁桃体无肿大，心肺查体未见异常。腹软，肝脏右肋下刚触及，质地软，边缘钝，脾脏肋下未触及，腹部叩诊呈鼓音，肠鸣音正常。

5. 实验室检查

(1) 血常规（表 36–1，图 36–1）。

(2) 外周血涂片镜检（图 36–2）。

(3) 其他实验室检查：凝血酶原时间 11.80s、凝血酶原活动度 89.70%、国际标准化比值 1.01、活化部分凝血活酶时间 21s ↓、凝血酶原时间 11.6s、纤维蛋白原 1.94g/L ↓、血浆纤维蛋白（原）降解产物 17.45μg/ml ↑、抗凝血酶Ⅲ 134.90% ↑、D– 二聚体 6mg/L ↑。

表 36–1　入院当天血常规结果

项目名称	结　果	单　位	参考区间	项目名称	结　果	单　位	参考区间
白细胞计数	4.54	10^9/L	4.9～12.7	嗜酸性粒细胞绝对值	0.01	10^9/L	0.04～0.74
红细胞计数	2.9	10^{12}/L	4.1～5.5	嗜碱性粒细胞绝对值	0.02	10^9/L	0～0.1
血红蛋白浓度	83	g/L	115～150	红细胞压积	23.5	%	35～45
血小板计数	8	10^9/L	187～475	平均红细胞体积	81.2	fl	76～88
中性粒细胞百分比	12.6	%	23～64	平均红细胞血红蛋白含量	28.6	pg	24～30
淋巴细胞百分比	72.6	%	26～67	平均红细胞血红蛋白浓度	353	g/L	309～359
单核细胞百分比	14.1	%	2～11	红细胞体积分布宽度标准差（RDW-CV）	14	%	11～16.5
嗜酸性粒细胞百分比	0.3	%	0.5～9	红细胞体积分布宽度变异系数（RDW-SD）	42	fl	35～54
嗜碱性粒细胞百分比	0.4	%	0～1	血小板平均体积	9.1	fl	5～10
中性粒细胞绝对值	0.57	10^9/L	1.3～6.7	血小板压积	0.01	%	0.06～0.3
淋巴细胞绝对值	3.3	10^9/L	2.0～6.5	大血小板比值	28.6	%	15～30
单核细胞绝对值	0.64	10^9/L	0.16～0.92	血小板体积分布宽度	17.2	%	9～17

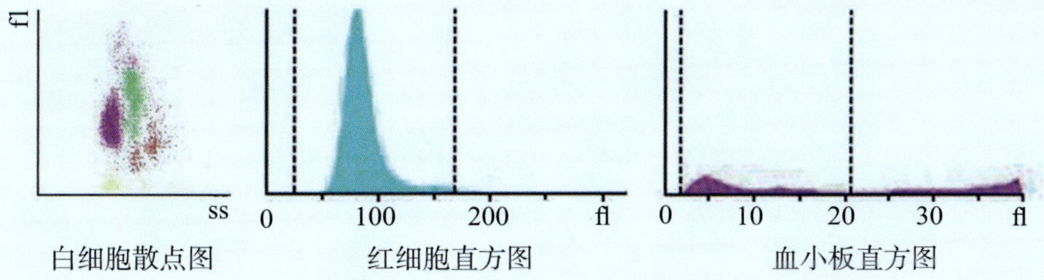

◀ 图 36-1 白细胞散点图、红细胞直方图、血小板直方图

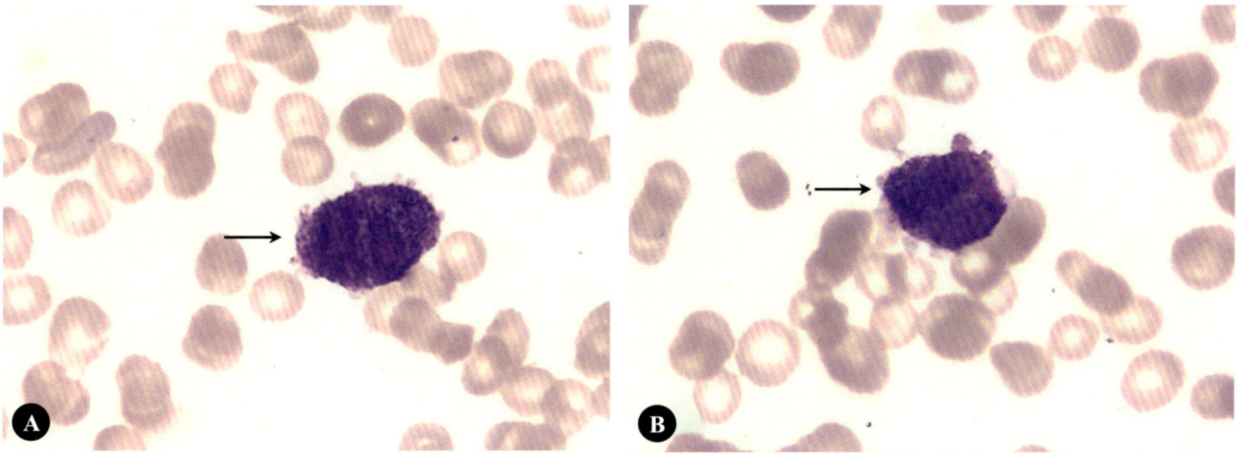

▲ 图 36-2 外周血细胞形态，可见异常早幼粒细胞（箭）

EDTA 抗凝血镜检，分类 100 个白细胞，异常早幼粒细胞 25%、中性粒细胞 4%、淋巴细胞 69%、单核细胞 2%；红细胞形态尚可；血小板散在少见，未见聚集

(4) 影像学检查

下腹部 CT 扫描 + 重建提示：①下腹部肠管部分扩张；②肠系膜根部多发小淋巴结。

上腹部 CT 扫描 + 重建提示：肝脾略饱满，余未见明显异常。

(5) 骨髓细胞学检查（图 36-3）。

(6) 流式、基因、染色体相关检查

① 免疫分型：骨髓标本可见异常髓系细胞占有核细胞 69.6%，符合急性髓系白血病（AML 表型）；白血病干细胞 CD34 和 HLA-DR 阴性，SSC 偏大，不除外 APL 伴 PML∷RARA。

② 融合基因：PML∷RARA 融合基因阳性。*EVI1* 定量：0.01%。

③ 染色体核型分析：t（6；22）；der（15）t（15；17）；ider（17q）t（15：17）；+21［20］。

④ NGS：未见与疾病密切相关的、与疾病可能相关的热点突变，临床意义未名的突变有 *KMT2A*，突变频率 52.5%。

【诊断】

APL 伴 PML∷RARA。

【讨论】

急性早幼粒细胞白血病（acute promyelocytic leukaemia，APL）是一种以异常早幼粒细胞为主的 AML，起源于具有向粒系分化潜能的髓系干细胞。大多数患者携带有 t（15；17）（q22；q12）及其易位形成的 PML∷RARA 融合基因，为区别于其他非典型的 APL，WHO 于 2016 年将其诊断修改为 APL 伴 PML-RARA，2022 年再次修改为 APL 伴 PML∷RARA。APL 占 AML 的 5%～8%，年发病率为 0.08/10 万，各年龄段均可发病，但主要发生于中年人。临床上，除有急性白血病常见的表现（如贫血、感染、白血病干细胞浸润）外，APL 患者还具有一些特殊表现，其中最显著的表现为出血倾向（如皮肤瘀斑、鼻出血、牙龈出血、咯血、消化道出血、颅内出血等），偶有血栓引起的突然失明和血管栓塞表现。出血曾是 APL 患者主要的死亡原因，随着全

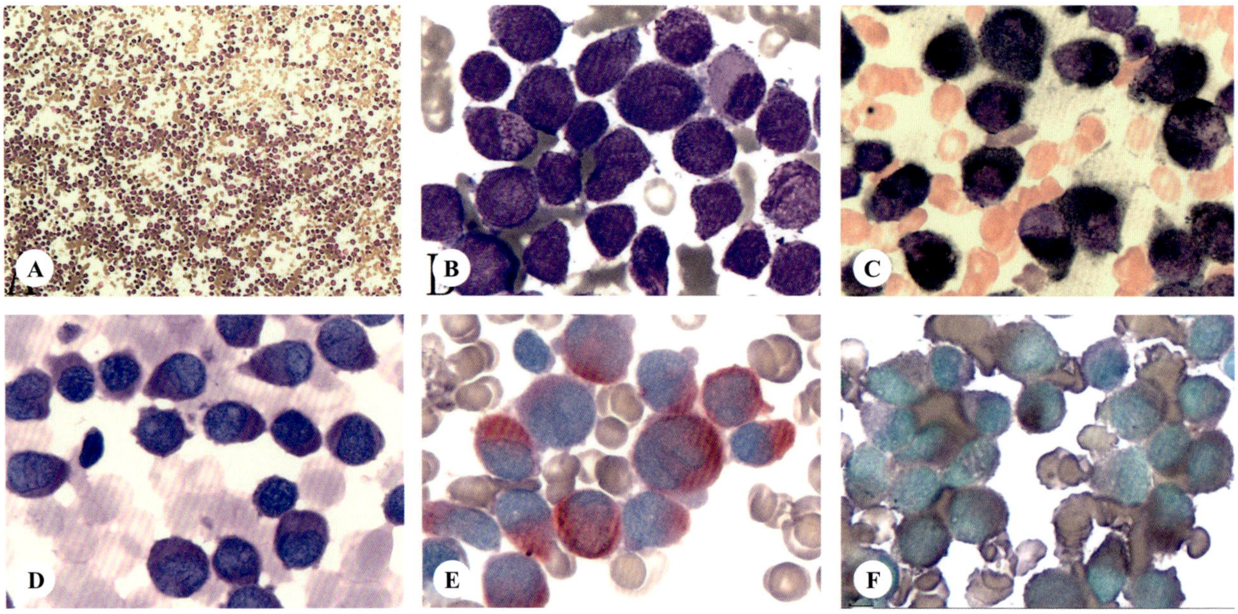

▲ **图 36-3　骨髓细胞形态学检查，可见大量异常早幼粒细胞（A. 低倍镜；B. 油镜；C.MPO 染色；D.PAS 染色；E.AS-DCE 染色；F.α-NBE 染色）**

细胞形态学检查：

(1) 骨髓取材良好，涂片染色满意。

(2) 骨髓有核细胞增生极度活跃。

(3) 粒系增生极度活跃，占 81.5%，以异常早幼粒细胞增生为主，占 78.0%，其胞体大小不等，形状不规则，可见伪足；胞核可见凹陷、扭曲、折叠、双核等畸形，染色质颗粒状；胞质量少到中等，含大量紫红色颗粒，有的可见内外浆。偶见 Auer 小体，有的呈束状。

(4) 红系占 13.5%。成熟红细胞形态及染色尚可。

(5) 淋巴系占 5.0%。

(6) 巨核系增生受抑，全片共数巨核细胞 13 个，其中颗粒型巨核细胞 12 个、产板型巨核细胞 1 个。血小板少见，散在分布。

(7) 未见寄生虫。

(8) 细胞化学染色：MPO（+++），PAS（+），AS-DCE（+），ANAE（少部分 +），加 NaF（部分抑制），α-NBE（少部分 +）

反式维 A 酸和砷剂的广泛应用，其预后有了极大改善，治愈率普遍超过 90%。

按胞质颗粒数量，APL 可分为多颗粒和细颗粒（颗粒过少）2 种类型。通常，APL 患者外周血血红蛋白和血小板计数有中、重度减少，个别患者血红蛋白正常，甚至血小板正常。白细胞大多数为正常范围或减低，可低至 1×10^9/L。细颗粒型白细胞数非常高，且倍增时间快。骨髓有核细胞增生明显至极度活跃，骨髓有核细胞较少几乎都是骨髓稀释所致。多颗粒型 APL 异常早幼粒细胞的胞核大小和形状不规则，且变化很大，常为肾形或双叶。胞质中含有浓密甚至融合的大颗粒，可遮盖核质边界。有些细胞胞质中充满粉尘样颗粒，多数病例有特征性的、胡乱分布的、束状 Auer 小体，也可见到有单根 Auer 小体的原始细胞。多颗粒型 APL 的 Auer 小体较其他类型 AML 的大些，具有特征性的超微结构，约间隔 250μm 的管状结构呈六边形排列，而其他类型 AML 的 Auer 小体为 6～20 个薄片间隔。MPO 反应总是呈强阳性，反应产物覆盖整个胞质甚至胞核，约 25% 的病例非特异性酯酶反应为弱阳性。细颗粒型 APL 具有独特的形态特点，颗粒明显少或无颗粒，核多为双叶、多叶或肾形，胞质有不同程度的嗜碱性，但一些病例涂片中还能见到少数异常早幼粒细胞含有清晰可见的颗粒和（或）束状 Auer 小体，MPO 反应亦为强阳性。曾用全反式维 A 酸治疗的复发患者异常早幼粒细胞可出现不典型形态，如胞质深嗜碱性，可能与获得其他染色体异常有关。

初期报道的一些有 RARA 变异型易位的病例可呈现 APL 形态学特点。然而，伴 t（11；17）（q23；

q12）；ZBTB16∷RARA 的 APL 具有一些形态学差异，如核形规则、颗粒多、常无 Auer 小体、Pelger 样的中性粒细胞增多、MPO 染色强阳性。伴 t（5；17）（q35; q12）易位的 APL 以多颗粒早幼粒细胞为主，有少数少颗粒早幼粒细胞，光镜下看不到 Auer 小体。

APL 还具有典型的免疫表型特征。多颗粒 APL 低表达和不表达 HLA-DR、CD34、白细胞整合素 CD11a、CD11b 和 CD18，均质性强表达 CD33，异质性表达 CD13。一些患者表达 CD117，尽管有时很弱。粒系分化标志 CD15 和 CD65 为阴性或弱阳性。常表达 CD64。形态学为细颗粒型或 PML∷RARA 融合基因为 bcr3 转录本的病例常表达（至少部分细胞）CD34 和 CD2。CD11c 也可在一些细胞中表达。APL 中 CD2 的表达与 FLT3-ITD 有关。ATRA 治疗后，CD11b 和 CD11c 的表达可上调。

近年来，由于全反式维 A 酸及砷剂的临床应用，APL 已成为可以治愈的白血病之一。然而，由于其起病之初，临床表现凶险，易合并 DIC，出现重要脏器出血。早发现、早诊断和规范治疗是避免死亡的关键。当患者存在贫血，感染，肝大、脾大，血常规异常等急性白血病常有的表现，伴有突出的出凝血异常和（或）血涂片镜检发现异常早幼粒细胞时，应高度警惕，及时完善相关检查，尤其是遗传学检查。检测到 t（15；17）（q22；q21）和（或）PML∷RARA 融合基因，即可确诊 APL，无论原始细胞比例是否达到 20%。

此外，还需要注意的是 APL 的骨髓细胞形态学检查绝大多数为 FAB 的 AML-M3，也可能是非 AML-M3。无论白血病干细胞形态是否为 AML-M3，如果 MPO 染色为强阳性，都应注意 APL 的可能。有一些 AML 在形态学和（或）免疫分型上与 APL 类似，但在分子层面没有 PML∷RARA 融合基因，此类 AML 称为 APL 样白血病（APL-like leukemia）。形态学上的 AML-M3，也并不等同于 APL 伴 PML∷RARA，还有 APL 伴 RARA 变异型、APL 样 AML。有时候使用升白细胞药物后、多颗粒 AML、多颗粒 ALL、AML 伴 NPM1 或 IDH1 形态上很难与 AML-M3 区别，除了仔细的形态观察外，及时完善遗传学检查对于 APL 伴 PML∷RARA 的诊断尤为重要。

病例 37　急性髓细胞性白血病伴 CBFB∷MYH11

【病例概况】

1. 一般情况：男，2.5 岁。

2. 主诉：发热 2 天，抽搐 1 次。

3. 现病史：患儿 2 天前无明显诱因出现发热，热峰 40℃，发热约间隔 12h，轻咳，伴有面部少许出血点，抽搐 1 次，意识消失，四肢抽动，伴口吐白沫，持续 5min 缓解。遂来我院门诊，完善血常规检查结果提示，白细胞 $21.79 \times 10^9/L$、血红蛋白 73g/L、血小板 $17 \times 10^9/L$，外周血细胞形态学分析可见 34% 原始幼稚细胞。

4. 体格检查：T36.4℃，P126 次 / 分，R26 次 / 分。体重 17.5kg，疼痛评分：0 分。神志清，精神反应可，面部、颈部及双下肢可见散在陈旧性出血点，咽部充血，扁桃体 I 度肿大，无疱疹及脓栓。双肺呼吸音粗，未闻及干、湿啰音。腹软，无压痛，肝脾触诊不理想（哭闹明显、不合作）。

5. 实验室检查

(1) 血常规（表 37–1，图 37–1）。

(2) 外周血涂片镜检（图 37–2）。

(3) 其他实验室检查：总胆红素 6.79μmol/L、直接胆红素 2.3μmol/L、间接胆红素 4.49μmol/L、丙氨酸氨基转移酶 10.91U/L、天冬氨酸氨基转移酶 20.85U/L、乳酸脱氢酶 979.58U/L ↑，凝血酶原时间 13.2s，活化部分凝血活酶时间 26.4s，凝血酶时间 17.2s，D– 二聚体 1.14mg/L ↑，红细胞沉降率 43mm/h ↑、降钙素原 0.13ng/ml ↑、C 反应蛋白 11.22mg/L ↑。

(4) 影像学检查

盆腔 CT 扫描 + 重建提示，双侧腹股沟多发淋巴

表 37–1　入院当天血常规结果

项目名称	结　果	单　位	参考区间	项目名称	结　果	单　位	参考区间
白细胞计数	21.79	$10^9/L$	4.9～12.7	嗜酸性粒细胞绝对值	—	$10^9/L$	0.04～0.74
红细胞计数	2.4	$10^{12}/L$	4.1～5.5	嗜碱性粒细胞绝对值	—	$10^9/L$	0～0.1
血红蛋白浓度	73	g/L	115～150	红细胞压积	22.4	%	35～45
血小板计数	17	$10^9/L$	187～475	平均红细胞体积	93	fl	76～88
中性粒细胞百分比	—	%	23～64	平均红细胞血红蛋白含量	30.4	pg	24～30
淋巴细胞百分比	—	%	26～67	平均红细胞血红蛋白浓度	327	g/L	309～359
单核细胞百分比	—	%	2～11	红细胞体积分布宽度标准差（RDW-CV）	15.6	%	11～16.5
嗜酸性粒细胞百分比	—	%	0.5～9	红细胞体积分布宽度变异系数（RDW-SD）	54	fl	35～54
嗜碱性粒细胞百分比	—	%	0～1	血小板平均体积	10.8	fl	5～10
中性粒细胞绝对值	—	$10^9/L$	1.3～6.7	血小板压积	0.02	%	0.06～0.3
淋巴细胞绝对值	—	$10^9/L$	2.0～6.5	大血小板比值	37	%	15～30
单核细胞绝对值	—	$10^9/L$	0.16～0.92	血小板体积分布宽度	19	%	9～17

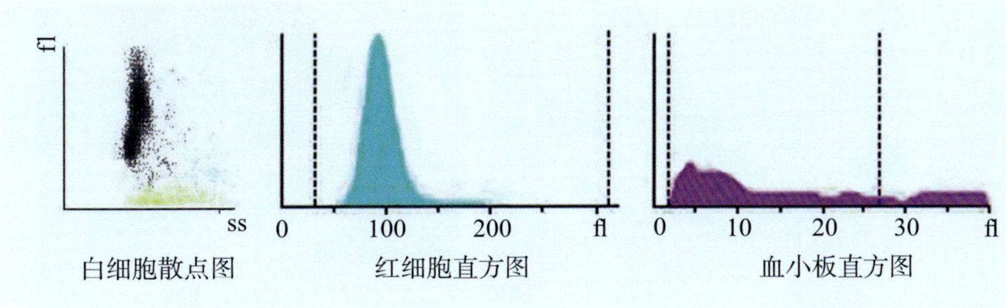

◀ **图 37-1　白细胞散点图、红细胞直方图、血小板直方图**

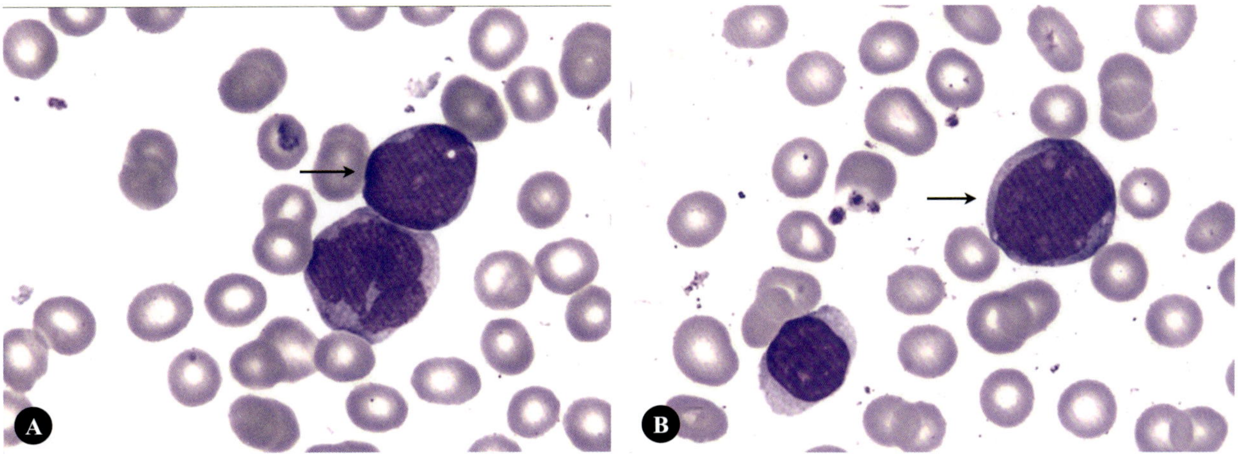

▲ **图 37-2　外周血细胞形态，可见原始幼稚细胞（箭）**

EDTA 抗凝血镜检，可见原始幼稚细胞占 34%，红细胞形态尚可，血小板少见，散在分布

结，部分稍肿大。

下腹部 CT 扫描 + 重建提示，肠系膜根部多发淋巴结，部分略大。

上腹部 CT 扫描 + 重建提示，①瓣尾肝；②脾大。

颈部 CT 扫描 + 重建提示，双侧颈部及下颌见多发淋巴结影，部分肿大。

(5) 骨髓细胞学检查（图 37-3）。

(6) 流式、基因、染色体相关检查

① 免疫分型：可见髓系原始细胞及幼稚单核细胞比例增高，分别占有核细胞 32.7% 和 16.75%，符合 AML 表型，除外 AML 伴重现性遗传学异常后，可考虑诊断为 AML-M4/5。

② 血液系统疾病基因突变筛查发现与疾病密切相关的热点突变位点：NRAS、WT1、KRAS；与疾病可能相关的突变位点：CUX1、PLCG2；其他临床意义未明的突变：KMT2D、TYK2、BCORL1。EVI1 定量 0.01%。

③ 融合基因：CBFB :: MYH11 融合基因阳性。

④ 染色体分析核型：46，XY，inv（16）（p13q22）［2］/47，idem，+22［18］。

【诊断】

急性髓细胞性白血病伴 CBFB :: MYH11。

【讨论】

急性髓细胞性白血病伴 CBFB :: MYH11 是一种特殊类型的 AML，伴有重现性 16 号染色体异常，包括 inv（16）（q13.1; q22）或 t（16; 16）（q13.1; q22）。常见于 FAB 分型中的 M4Eo，在年轻 AML 患者中占 5%～8%，老年人中发病率较低。常有肝大、脾大、淋巴结肿大，初诊或复发时可有髓系肉瘤（绿色瘤），并且髓系肉瘤可能是有些病例复发的唯一证据。

AML 伴 CBFB :: MYH11 通常表现出有粒系和单核系分化迹象，骨髓中还可见到不同数量的各成熟阶段的嗜酸性粒细胞，通常≥5%，偶有＜5%。最显著的特征为骨髓中出现异常嗜酸性粒细胞，此类细胞核多为圆形和单核样，不分叶，胞质中含有双嗜颗粒（大而圆的嗜酸性颗粒同时伴有粗大的嗜碱性颗粒），有些细胞颗粒过于密集以至遮盖了细胞核的形态。萘酚 -ASD 氯醋酸酯酶微弱阳性是这些异常嗜酸性粒细胞的特征之一，而 AML 伴

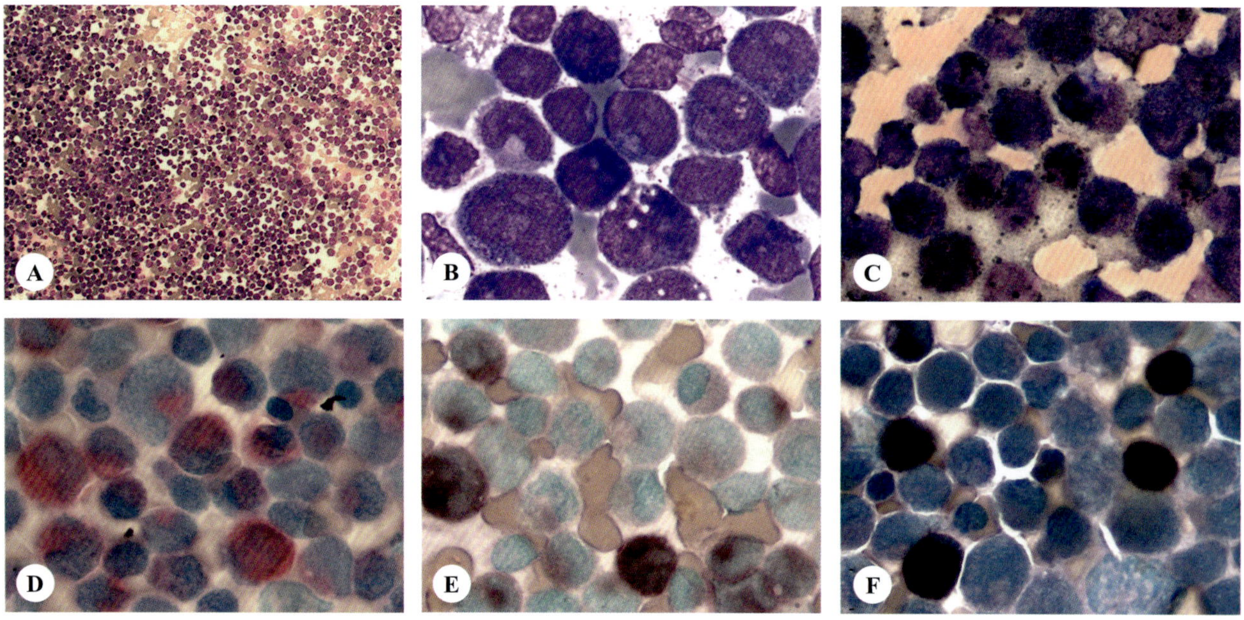

▲ 图 37–3 骨髓细胞形态学检查，可见大量原始细胞及含双嗜颗粒的异常嗜酸性粒细胞（A. 低倍镜；B. 油镜；C. MPO 染色；D. AS-DCE；E. ANAE 染色；F.α-NBE 染色）

细胞形态学检查：

(1) 骨髓取材良好，涂片染色满意。

(2) 骨髓有核细胞增生极度活跃。

(3) 红系占 3.5%。成熟红细胞形态及染色尚可。

(4) 淋巴系占 5.5%。

(5) 原粒单细胞占 53.5%，该类细胞胞体大小不一，圆形、类圆形或不规则形；胞核类圆形或有扭曲折叠，染色质疏松，核仁明显；胞质灰蓝色，部分细胞可见颗粒。幼稚单核细胞占 2.0%，成熟单核细胞占 3.5%。早幼粒以下阶段粒细胞占 32.0%，其中嗜酸性粒细胞占 19.5%。粒细胞可见发育异常。部分嗜酸性粒细胞可见夹杂粗大嗜碱颗粒。

(6) 巨核系增生受抑，全片共数巨核细胞 12 个，其中颗粒型巨核细胞 10 个、产板型巨核细胞 2 个。血小板易见，散在或小堆分布。

(7) 未见寄生虫。

(8) 细胞化学染色：MPO（+），PAS（弥漫或颗粒状 +），AS-DCE（+），ANAE（±），加 NaF（部分抑制），α-NBE（+）

RUNX1∷RUNX1T1 中的嗜酸性粒细胞和正常嗜酸性粒细胞无此反应，为阴性。异常嗜酸性粒细胞主要见于早幼及中幼阶段，晚期成熟阶段的嗜酸性粒细胞常无此异常。外周血与其他急性粒 – 单核细胞白血病无差别，嗜酸性粒细胞常不增多。尽管大多数 AML 伴 CBFB∷MYH11 都有异常嗜酸性粒细胞，但有时这类细胞极少，甚至难以发现。偶有病例无嗜酸性粒细胞增多，或者仅表现为髓系分化成熟而无单核细胞成分或仅有单核细胞分化。此外，存在 CBFB∷MYH11 融合基因而原始细胞少于 20% 的病例并不少见，根据第 5 版《WHO 造血与淋巴组织肿瘤分类》该型 AML 不再对原始细胞比例做要求，这些病例亦可直接诊断为 AML 伴 CBFB∷MYH11。

鉴别诊断：① CML 加速期或急变期出现 inv（16）（p13.1q22），此类患者有 CML 病史，应诊断为 CML 加速期或急变期伴 inv（16）（p13.1q22），而不能诊断为 AML 伴 CBFB∷MYH11。② 嗜酸性粒细胞增高的其他 AML 亚型，如某些 AML 伴 RUNX1∷RUNX1T1 和 AML-NOS 中的 AML 成熟型，骨髓象可以有嗜酸性粒细胞增高，但是这些嗜酸性粒细胞不具有双嗜颗粒、AS-DCE 染色呈阴性。此外，AML 伴 CBFB∷MYH11 患者在诊断时白细胞计数明显高于 AML 伴 RUNX1∷RUNX1T1。③髓系和淋系肿瘤伴嗜酸性粒细胞增多和酪氨酸激酶基因，包括 PDGFRA 重排、PDGFRB 重排、FGFR1 重排、JAK2 重排、FLT3 重排、ETV6∷ABL1 融合、ETV6∷FGFR2 及 ETV6∷LYN、ETV6∷NTRK3、

RANBP2 :: ALK、BCR :: RET、FGFR1OP :: RET。④含双嗜颗粒的异常嗜酸性粒细胞对 AML 伴 CBFB :: MYH11 可能并不特异，有文献报道曾在 1 例 AML 伴 NPM1 突变患者骨髓中检出过异常嗜酸粒细胞。此外，本文作者所在实验室，在 AML 伴 RUNX1 :: RUNX1T1 病例中也曾发现过异常嗜酸性粒细胞。当不伴 CBFB :: MYH11 的 AML 骨髓涂片中出现异常嗜酸性粒细胞时，可能会造成形态学上的误诊。因此，其诊断和鉴别诊断，除需仔细的形态学观察外，还需要结合基因和染色体结果综合分析。

病例 38　细胞毒性治疗后的 AML 伴 CBFB∷MYH11

【病例概况】

1. 一般情况：男，12.5 岁。

2. 主诉：发现血常规结果异常 1 天。

3. 现病史：患儿 2 年前确诊“松果体生殖细胞瘤”，后定期于外院行放化疗，家属诉期间行“6 次化疗 +20 次放疗”，3 月前结束治疗（具体不详）。1 天前来本院就诊，查血常规结果提示，白细胞 5.63×10^9/L、中性粒细胞 0.86×10^9/L、血红蛋白 113g/L、血小板 37×10^9/L，外周血涂片复检可见 5% 原始细胞。

4. 体格检查：T 36.9℃，P 103 次 / 分，R 25 次 / 分，BP 95/65mmHg。体重 46.5kg，疼痛评分 0 分。神志清，精神可。头部左侧可见一引流管。面色尚红润，皮肤及黏膜未见黄染，可见多处陈旧性瘀斑，较大者长径约 2cm。颈部淋巴结未触及肿大。心肺查体未见异常。腹软，上腹可见一长约 2cm 手术瘢痕，肝肋下未及，脾肋下未及。

5. 实验室检查

(1) 血常规（表 38–1，图 38–1）。

(2) 外周血细胞形态学（图 38–2）。

(3) 其他实验室检查：总胆红素 11.23μmol/L、直接胆红素 4.78μmol/L、间接胆红素 6.45μmol/L、丙氨酸氨基转移酶 22.04U/L、天冬氨酸氨基转移酶 21.69U/L、乳酸脱氢酶 349.22U/L↑、尿酸 827.85μmol/L↑，凝血酶原时间 11.8s，活化部分凝血活酶时间 27.5s，凝血酶时间 16.2s，D– 二聚体 0.88mg/L↑，红细胞沉降率 26mm/h↑、C 反应蛋白 2.74mg/L，铁蛋白 699.50ng/ml↑，

表 38–1　入院当天血常规结果

项目名称	结　果	单　位	参考区间	项目名称	结　果	单　位	参考区间
白细胞计数	5.63	10^9/L	4.6～11.9	嗜酸性粒细胞绝对值	0.03	10^9/L	0.04～0.74
红细胞计数	3.39	10^{12}/L	4.3～5.7	嗜碱性粒细胞绝对值	0	10^9/L	0～0.1
血红蛋白浓度	113	g/L	121～158	红细胞压积	32.5	%	37～47
血小板计数	37	10^9/L	177～446	平均红细胞体积	96.1	fl	77～92
中性粒细胞百分比	15.3	%	32～71	平均红细胞血红蛋白含量	33.4	pg	26～34
淋巴细胞百分比	54.7	%	22～57	平均红细胞血红蛋白浓度	347	g/L	309～359
单核细胞百分比	29.5	%	2～11	红细胞体积分布宽度标准差（RDW-CV）	13.2	%	11～16.5
嗜酸性粒细胞百分比	0.5	%	0.5～9	红细胞体积分布宽度变异系数（RDW-SD）	47.4	fl	35～54
嗜碱性粒细胞百分比	0	%	0～1	血小板平均体积	12.8	fl	5～10
中性粒细胞绝对值	0.86	10^9/L	1.7～7.4	血小板压积	0.05	%	0.06～0.3
淋巴细胞绝对值	3.08	10^9/L	1.7～4.7	大血小板比值	45.8	%	15～30
单核细胞绝对值	1.66	10^9/L	0.15～0.86	血小板体积分布宽度	18.1	%	9～17

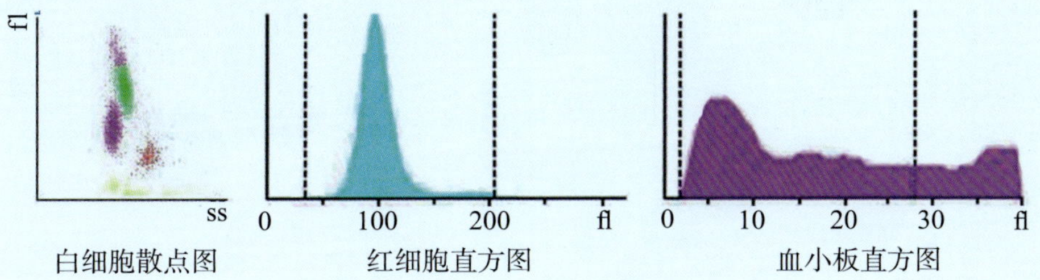

◀ 图 38-1　白细胞散点图、红细胞直方图、血小板直方图

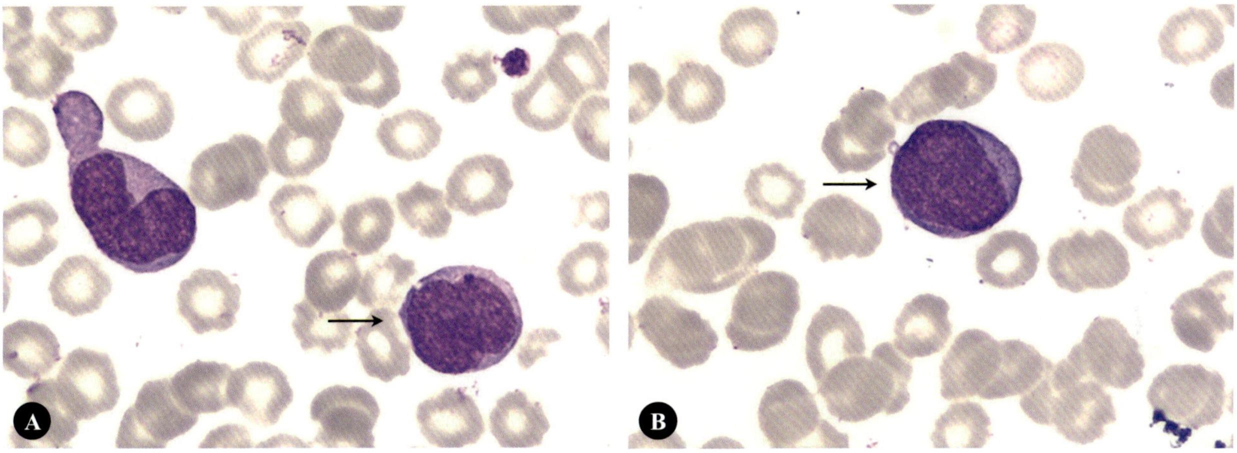

▲ 图 38-2　外周血细胞形态，可见原始幼稚细胞（箭）

EDTA 抗凝血镜检，血小板散在少见，未见聚集；红细胞形态尚可；分类 100 个白细胞，原始细胞 5%、中性粒细胞 5%、淋巴细胞 61%、单核细胞 29%

皮质醇 222.15nmol/L、促肾上腺皮质激素 17.8pg/ml，雌二醇 73.65pmol/L、尿促卵泡素 6.73mU/ml↑、黄体生成素 4.78mU/ml↑、人绒毛膜促性腺激素 0.29mU/ml、黄体酮 0.20nmol/L、睾酮 9.16nmol/L、垂体泌乳素 6.57ng/ml，游离三碘甲状腺原氨酸 6.02pmol/L、游离甲状腺素 16.49pmol/L、促甲状腺激素 2.211μU/ml，生长激素 0.17ng/ml、胰岛素样生长因子 1：192μg/L，甲胎蛋白<1.7ng/ml。

(4) 影像学检查：头颅 CT 扫描提示，生殖细胞瘤放疗后及梗阻性脑积水引流术后。与 2020 年 12 月 3 日前片比较提示：①脑积水并室旁水肿较前明显吸收；②双侧丘脑内侧密度减低及松果体区占位并钙化较前变化不著；③脑沟略加深改变较前变化不著。

(5) 骨髓细胞学检查（图 38-3）。

(6) 流式、基因、染色体相关检查

① 免疫分型可见两群异常原始细胞，一群占有核细胞 48.09%，为异常髓系原始细胞，一群占有核细胞 0.52%，同时表达髓系和 B 系抗原，为 B/My 混合细胞表型。

② EVI1 为 0.01%。白血病 43 种融合基因筛查：*CBFB* :: *MYH11* 融合基因阳性；*FISH*：*MLL* 基因未见异常，*TEL* :: *AML1* 融合基因阴性，*iAMP21* 阴性，*BCR* :: *ABL* 融合基因阴性，*ASS1* 基因未见异常，*MYC* 基因重排阴性、部分细胞可见 3 个 *MYC* 基因信号，*PDGFRB* 基因未见异常。血液系统基因突变：血液肿瘤相关具有明确或潜在临床意义的突变共 3 个［*NRAS*（*p.Q61H*、*p.G13D*）、JAK2］。

③ 染色体核型分析：可见克隆性异常 +8，inv（16）。

【诊断】

细胞毒性治疗后的 AML 伴 CBFB :: MYH11。

【讨论】

细胞毒性治疗后的髓系肿瘤（myeloid neoplasms post cytotoxic therapy，MN-pCT）是指因其他疾病而接受细胞毒性治疗的患者出现的 AML、MDS 和 MDS/MPN。接受细胞毒性治疗的患者中，MN-pCT

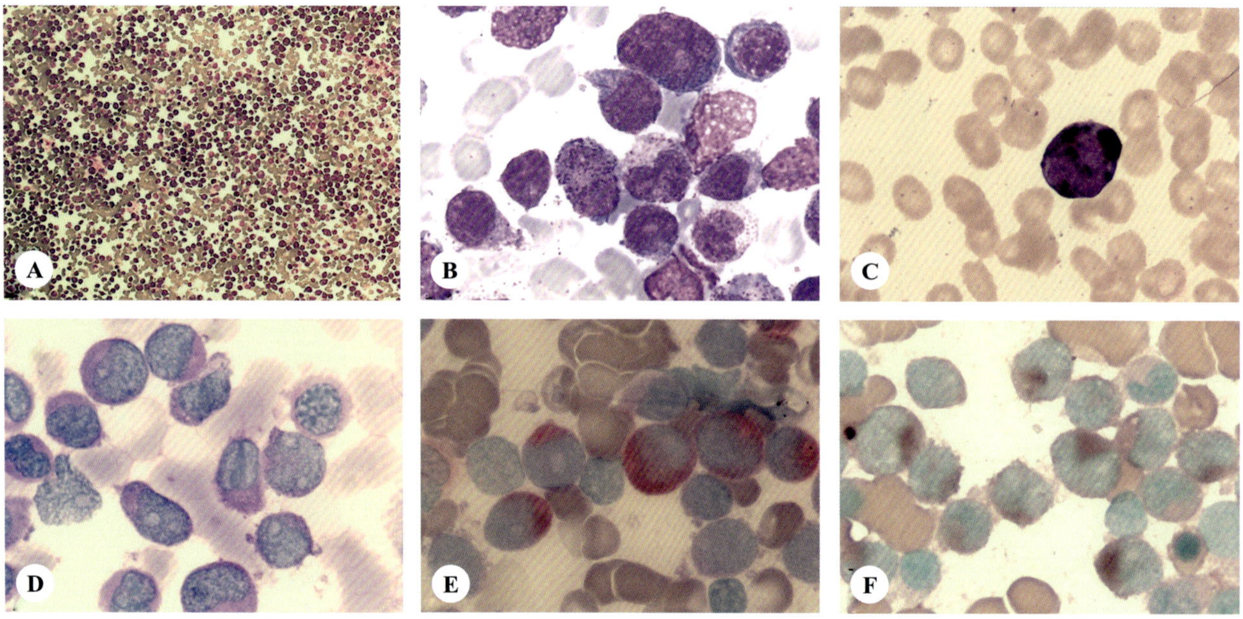

▲ 图 38–3　骨髓细胞形态学检查，可见大量原始细胞（A. 低倍镜；B. 油镜；C. MPO 染色；D. PAS 染色；E. AS-DCE 染色；F. ANAE 染色）

细胞形态学检查：

(1) 骨髓取材良好，涂片染色满意。

(2) 骨髓有核细胞增生极度活跃。

(3) 可见髓系原始细胞占 40.0%，胞体中等，圆形或类圆形；胞核类圆形，染色质颗粒状，核仁可见；胞质蓝色，量中等，部分细胞可见少量颗粒，偶见较粗大的紫红色颗粒，偶见 Auer 小体。

(4) 粒系早幼粒以下阶段细胞占 51.5%。中性粒细胞偶见发育异常。可见嗜酸性粒细胞占 3.0%。

(5) 红系增生受抑，占 4.0%。成熟红细胞形态及染色尚可。

(6) 淋巴系占 3.0%。

(7) 巨核系增生受抑，全片共数巨核细胞 30 个，分类 25 个，颗粒型巨核细胞 24 个、产板型巨核细胞 1 个。血小板少见，散在分布。

(8) 未见寄生虫。

(9) 细胞化学染色：MPO（+），PAS（弥漫 +），AS-DCE（部分 +），ANAE（部分 +），加 NaF（部分抑制），α-NBE（偶见 ±）

发病率会因基础疾病和治疗策略而有所不同。有研究表明，大多数患者都曾接受过恶性肿瘤治疗，其中实体瘤和血液肿瘤分别约占 70% 和 30%，而实体瘤和血液肿瘤患者又分别以乳腺癌和非霍奇金淋巴瘤最多。此外，还有 5%～20% 的病例发生在非肿瘤性疾病治疗后，以及相似比例的病例发生在非髓系肿瘤高剂量化疗和自体造血干细胞移植后。各年龄段均可受累，烷化剂或放射治疗的相关发病风险通常随年龄增长而升高，而拓扑异构酶Ⅱ抑制剂的发病风险在所有年龄组中相似。MN-pCT 占全部 MDS、MDS/MPN、AML 病例的 10%～20%，由于原发肿瘤患者生存时间的延长，这一比例有增长的趋势。

大多数 MN-pCT 患者表现为 MDS 或 AML 并伴有多系发育异常。外周血显示一系或多系血细胞减少，几乎所有病例都有贫血，红细胞通常表现为大红细胞和异形红细胞增多，中性粒细胞则有核分叶异常和胞质颗粒减少等病态发育，常有嗜碱性粒细胞增多。骨髓有核细胞可增多、正常或减少，骨髓纤维化常见。通常存在粒系和红系的病态发育。大多数病例存在巨核细胞发育异常，包括核不分叶、低分叶或分开的多个核。此外，还有部分患者表现出 MDS/MPN 的特征，如 CMML。MN-pCT 没有特异的免疫表型特征，原始细胞一般 $CD34^+$，并表达泛髓系标志（CD13、CD33），常异常表达 CD56 和（或）淋系相关标志。焦扬等通过分析 41 例 AML-pCT 患者的临床资料，发现 24.4% 的患者伴 CD7 表达，22.0% 伴 CD56 表达，伴 CD2 和 CD4 表达的各占 14.6%，伴 CD25 和 CD19 表达的各占 9.8%，伴 CD10 表达的占 2.4%。

诊断 MN-pCT 时需注意以下 4 点。

(1) 不仅需要满足髓系肿瘤的标准，还需要有针对其他疾病的化疗或放疗史。

(2) 当患者符合 MN-pCT 标准时，即使出现“新的分子特征”，如 *NPM1* 基因突变等，也应归入此类，因为 MN-pCT 以病史作为命名依据。

(3) 应尽可能详细说明髓系肿瘤的类型，并附加“细胞毒性治疗后”信息，如细胞毒性治疗后的 CMML。相关细胞毒性药物如表 38–2 所示。

(4) 个别病例的免疫表型可能符合 MPAL 的标准，但需注意按照《WHO 造血与淋巴组织肿瘤分类》标准诊断 MPAL 时需排除能根据遗传学或临床特点分类为另一类型的病例，其中就包括了 AML 伴 CBFB :: MYH11 和 AML-pCT。

在本病例中，患者 2 年前诊断松果体生殖细胞瘤后，接受了“6 次化疗 +20 次放疗”，结束治疗 3 个月后因血小板减少、外周血有 5% 原始细胞入院，经骨髓细胞学、流式、基因、染色体等检查并结合病史，最终诊断为细胞毒性治疗后的 AML 伴 CBFB :: MYH11。

表 38–2　血液系统肿瘤治疗相关的细胞毒性药物

烷化剂

- 美法仑、环磷酰胺、氮芥、苯丁酸氮芥、白消安、卡铂、顺铂、氮烯唑胺、丙卡巴肼、卡莫司汀、丝裂霉素 C、塞替哌、洛莫司汀等

电离辐射

- 覆盖造血性骨髓的大野照射

拓扑异构酶 II 抑制药

- 依托泊苷、替尼泊苷、阿霉素、柔红霉素、米托蒽醌、安吖啶、放射菌素

其他

- 抗代谢药：硫嘌呤醇、霉酚酸酯、氟达拉滨
- 微管蛋白抑制药（常与其他药物联合使用）：长春新碱、长春碱、长春地辛、紫杉醇、多西紫杉醇

注 . 拓扑异构酶 II 抑制剂也可能与治疗相关 ALL 有关；使用 PARP1 抑制剂可以作为 MN-pCT 相关的治疗史，而使用甲氨蝶呤则被排除在 MN-pCT 相关的治疗史之外

病例 39　AML 伴 KMT2A 重排

【病例概况】

1. 一般情况：女，约 11 月龄。

2. 主诉：间断发热 1 个月余，发现血常规结果异常 26 天。

3. 现病史：患儿 1 个月余前无明显诱因出现发热，热峰 39℃，持续 4～5h 退而复升，伴腹泻，黄色稀便，量少，约 5 次 / 天，26 天前于外院就诊予静脉滴注“头孢曲松、炎琥宁”3 天，仍有反复发热，后住院治疗 12 天，期间行血常规检查示白细胞、C 反应蛋白高，先后予“更昔洛韦、头孢哌酮舒巴坦”治疗，患儿仍反复发热，热间隔较前延长，腹泻好转，家长自行出院。出院后体温稳定 3 天，6 天前再次出现发热，热峰 40℃，持续 4～5h 退而复升。行血常规检查结果提示，白细胞 40.96×10^9/L、中性粒细胞 6.78×10^9/L、血红蛋白 81g/L、血小板 188×10^9/L，C 反应蛋白 38.64mg/L，胸部 X 线片检查提示符合支气管炎表现，再次就诊于外院，行血常规检查提示白细胞 31.99×10^9/L、中性粒细胞 5.94×10^9/L、血红蛋白 71g/L、血小板数 176×10^9/L，骨髓细胞学检查提示原幼淋巴细胞占比 8.5%，予静脉滴注“头孢哌酮舒巴坦”治疗 5 天，仍有间断发热，建议至我院就诊，今为进一步诊疗，就诊于我院。

4. 体格检查：T 38.7℃，P 138 次 / 分，R 30 次 / 分。身长 70cm，体重 8.5kg，疼痛评分：0 分。神志清，精神反应可，面色苍黄。咽充血，扁桃体 I 度肿大，无疱疹及脓栓。双肺呼吸音粗，无啰音。心音有力，律齐，无杂音。腹平软，肝肋下 1cm，四肢末梢暖。

5. 实验室检查

(1) 血常规（表 39–1，图 39–1）。

(2) 外周血涂片镜检（图 39–2）。

(3) 其他实验室检查：总胆红素 6.11μmol/L、直接胆红素 2.05μmol/L、间接胆红素 4.06μmol/L、丙氨酸氨基转移酶 7.72U/L、天冬氨酸氨基转移酶 34.60U/L、乳酸脱氢酶 515.14U/L ↑、尿素 2.17mmol/L ↓、肌酐 14.15μmol/L ↓，红细胞沉降率 34mm/h，血浆纤维蛋白（原）降解产物 39.57μg/ml ↑、D– 二聚体 11.13 mg/L ↑。

(4) 影像学检查：胸部 X 线片提示，符合支气管炎表现。下腹部 CT 扫描 + 重建提示，下腹部肠系膜根部多发小淋巴结异常。

(5) 骨髓细胞学检查（图 39–3）。

(6) 流式、基因、染色体相关检查

① 免疫分型：标本中可见异常髓系幼稚细胞占有核细胞 34.68%，符合 AML 表型。

② FISH 组合：MLL 基因重排阳性，*BCR*∷*ABL1* 融合基因、*ASS1* 基因、*MYC* 基因、*PDGFRB* 基因阴性；43 种融合基因：送检标本中 MLL∷ELL 融合基因阳性，其余融合基因阴性或低于检测灵敏度；EVI1 定量 0.04%；112 种基因突变：检测意义明确的 KRAS NM-03336012P12.0 突变，突变率 25.2%。

③ 染色体分析：46，XX，t（11;19）（q23;p13）。

【诊断】

AML 伴 KMT2A 重排。

【讨论】

混合谱系白血病基因（mixed lineage leukemia，*MLL*）又称 *KMT2A* 基因，位于 11 号染色体长臂 2 区 3 带（11q23），其编码的 MLL 蛋白由 3969 个氨基酸组成，是一种转录共激活因子，在造血和调节早期发育阶段的基因表达等方面起关键作用，能够调节特定基因的转录。*MLL* 基因重排包括染色体易位、内部串联重复、内部缺失和扩增等多种形式，其中染色体易位最为常见。断裂位点主要位于 *MLL* 外显子 9～11，保留了 *MLL* 的非特异性 DNA 和蛋白结合能力，而调控溴结构域、抑制域和植物同源结构域的功能部分或全部缺失，导致表观遗传调控异

表 39-1　入院当天血常规结果

项目名称	结　果	单　位	参考区间	项目名称	结　果	单　位	参考区间
白细胞计数	14.79	10^9/L	5.0～14.2	嗜酸性粒细胞绝对值	0.16	10^9/L	0.06～1.22
红细胞计数	4.55	10^{12}/L	4.1～5.5	嗜碱性粒细胞绝对值	0.09	10^9/L	0～0.14
血红蛋白浓度	127	g/L	103～138	红细胞压积	38.6	%	32～45
血小板计数	96	10^9/L	172～601	平均红细胞体积	84.8	fl	71～86
中性粒细胞百分比	26.7	%	9～53	平均红细胞血红蛋白含量	27.9	pg	24～30
淋巴细胞百分比	51.5	%	37～82	平均红细胞血红蛋白浓度	329	g/L	309～359
单核细胞百分比	20.1	%	2～14	红细胞体积分布宽度标准差（RDW-CV）	16.3	%	11～16.5
嗜酸性粒细胞百分比	1.1	%	0.8～11	红细胞体积分布宽度变异系数（RDW-SD）	48.9	fl	35～54
嗜碱性粒细胞百分比	0.6	%	0～1	血小板平均体积	12.1	fl	5～10
中性粒细胞绝对值	3.95	10^9/L	0.8～6.1	血小板压积	0.12	%	0.06～0.3
淋巴细胞绝对值	7.61	10^9/L	2.8～10.0	大血小板比值	40.3	%	15～30
单核细胞绝对值	2.98	10^9/L	0.15～1.24	血小板体积分布宽度	12.4	%	9～17

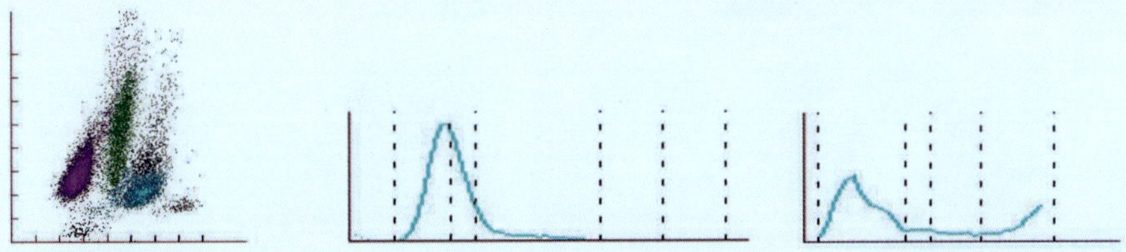

◀ 图 39-1　白细胞散点图、红细胞直方图、血小板直方图

常，从而引起分化阻断并促进白血病的发生。

MLL 基因重排是恶性血液病常见的遗传学改变之一，在儿童 AML 中发生率为 15%～20%。目前已报道有 135 种 *MLL* 基因重排，其中已确定的伙伴基因有 80 余种。根据 *MLL* 基因融合蛋白类型分为 AF4、AF6、AF9、AF10、AF17、ENL 和 ELL 等。其中，累及 *AFF1*（*MLLT2*，*AF4*）的易位主要导致 ALL，累及 *MLLT3*（*AF9*）的易位主要导致 AML，以上两种易位最为常见。此外，其他常导致 AML 的 *MLL* 易位包括 *MLLT1*（*ENL*）、*MLLT10*（*AF10*）、*AFDN*（*MLLT4*，*AF6*）及 *ELL*，除了 t（11；19）（q23；p13.1）导致的 *MLL*∷*ELL* 融合基因通常只见于 AML 外，这些融合基因也可见于 ALL。

在第 5 版《WHO 造血与淋巴组织肿瘤分类》中，将 AML 伴 t（11；19）（q23；p13.1）；MLL-ELL 归入到了 AML 伴 KMT2A 重排中。由于原始细胞＜20% 和≥20% 的病例其临床特征相似，AML 伴 KMT2A 重排亦不再对原始细胞比例做要求。成年患者常表现为高原始细胞计数，常为单核细胞分化，呈现粒单核细胞和原始单核细胞的形态学和免疫表型特征，表现为 M4 和 M5。而伴 KMT2A 重排的 ALL 多为 B 细胞系，特别是 B 祖细胞和前 B 细胞 ALL，T-ALL 十分罕见。欧洲 11q23 异常协作组提议，鉴于 80% 的 11q23/MLL 重排均见于 AML-M4/M5 亚型，故有

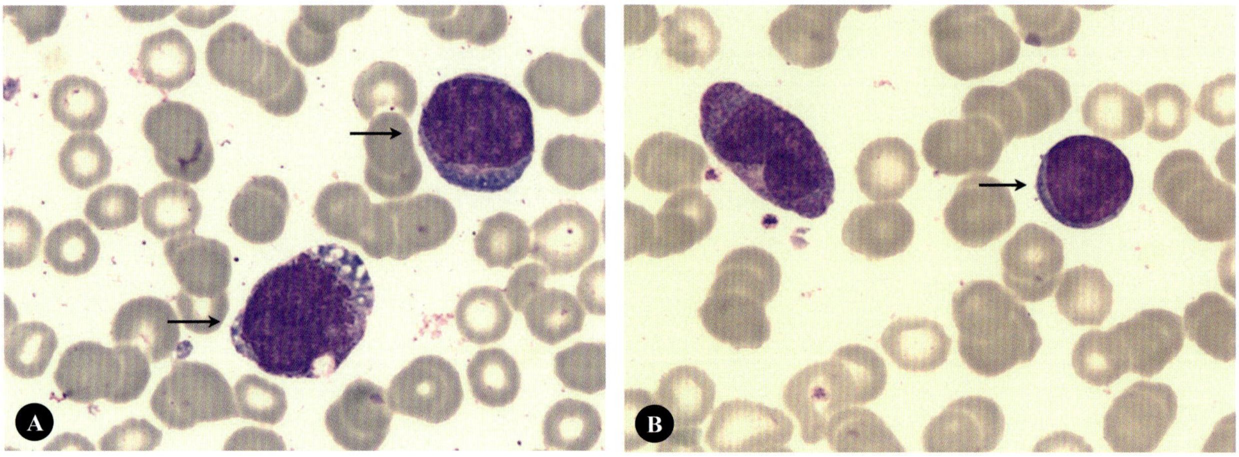

▲ 图 39–2 外周血细胞形态，可见原始细胞（箭）

EDTA 抗凝血镜检，分类 100 个白细胞，原始细胞 5%、中性中幼粒细胞 2%、晚幼粒细胞 4%、杆状核粒细胞 5%、分叶核粒细胞 12%、淋巴细胞 51%、单核细胞 21%；红细胞形态尚可，偶见有核红细胞，白细胞：有核红细胞＝100：1；血小板可见，散在分布，未见聚集

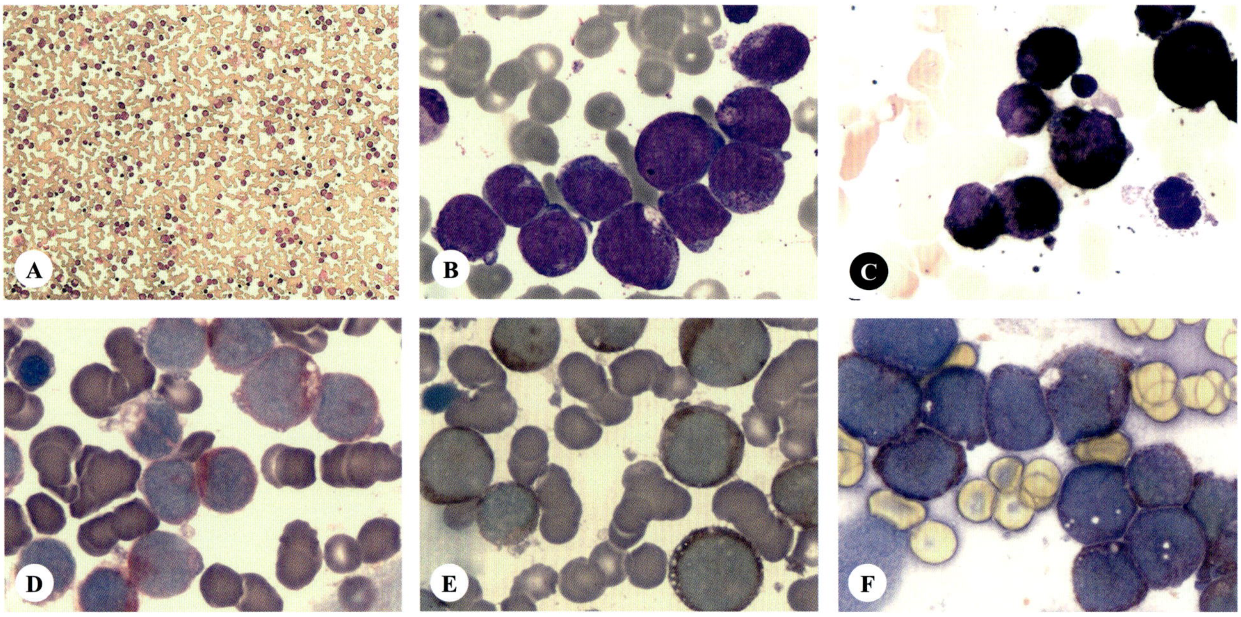

▲ 图 39–3 骨髓细胞形态学检查，可见大量原始细胞（A. 低倍镜；B. 油镜；C. AS-DCE 染色；D. PAS 染色；E. ANAE 染色；F. α-NBE 染色）

细胞形态学检查：

(1) 骨髓取材良好，涂片染色满意。

(2) 骨髓有核细胞增生极度活跃。

(3) 可见髓系原始细胞占 53.5%，胞体中等，圆形或类圆形，有的可见突起；胞核类圆形，染色质颗粒状，核仁隐显不一；胞质蓝色，量中等，部分细胞可见数目不等的颗粒，有的可见空泡。

(4) 粒系早幼粒以下阶段细胞占 24.0%。

(5) 红系增生尚可，占 15.0%。晚幼红细胞偶见核畸形及嗜碱性点彩。成熟红细胞形态及染色尚可。

(6) 淋巴系占 6.5%。

(7) 巨核系增生受抑，全片共数巨核细胞 18 个，其中颗粒型巨核细胞 11 个、产板型巨核细胞 5 个、裸核型巨核细胞 2 个。血小板可见，散在分布。

(8) 未见寄生虫。

(9) 细胞化学染色：MPO（+），PAS（弥漫或颗粒状+），AS-DCE（+），ANAE（+），加 NaF（抑制），α-NBE（+）

必要对所有初诊的 M4/M5 患者进行 MLL 基因重排的筛查。此外，还需注意伴 KMT2A :: MLLT3 和 KMT2A :: MLLT10 的儿童 AML 患者骨髓涂片可表现为原始巨核细胞分化和（或）低原始细胞计数。

最近研究表明，伴 11q23/MLL 的白血病预后因伙伴基因、白血病干细胞谱系、受者年龄和治疗方法不同而有很大差异，成人 AML 中 MLL :: AF6 和 ELL 预后较差、AF9 预后存在争议、儿童中 MLL :: AF4、MLL :: AF6 较差、MLL :: ENL 和 MLL :: ELL 预后中等。伴有 MLL 预后不良基因者，接受化学药物治疗的 2 年总存活（OS）率为 20.0%，具有缓解率低、容易复发、预后差的特点。目前联合化疗和异基因造血干细胞移植使这类患者的生存率有所提高，但总体治疗效果仍不理想，新的靶向药物和细胞免疫治疗有望改善 MLL 阳性白血病患儿的预后。

病例 40　AML 伴 DEK::NUP214 继发冷凝集

【病例概况】

1. 一般情况：女，9 岁。

2. 主诉：发热、乏力 10 余天。

3. 现病史：患儿 10 余天前无明显诱因出现发热，热峰 38℃左右，发热间隔不详，伴乏力，无懒动，热时伴头痛，偶头晕，偶咳嗽，无喘憋，无胸闷、胸痛，无鼻衄，无牙龈出血，无腹痛、腹泻，无肉眼血尿及黑便，至当地诊所就诊，予静脉滴注抗病毒药物治疗 3 天（具体药物及剂量不详），仍低热，偶诉头疼、头晕。今于本院门诊查血常规结果提示，白细胞 226.8×10^9/L、红细胞计数 1.34×10^{12}/L、血红蛋白 45g/L、血小板 112×10^9/L，外周血复检可见 15% 原始细胞，门诊以“血常规结果异常原因待查”收入院。患儿自发病以来精神可，近 2 日诉左侧肢体疼痛，可耐受，活动无受限，饮食一般，大小便未见异常，近期体重无明显减轻。

4. 体格检查：T38.0°C，P122 次 / 分，R24 次 / 分，BP116/72mmHg。体重 51kg。疼痛评分：0 分。发育良好，营养中等，贫血貌，神志清醒，自主体位，查体配合。皮肤弹性良好，皮肤及黏膜未见黄染，无皮疹。颈部可触及 3cm×1cm 大小的淋巴结，触痛、质韧，活动度欠佳，局部皮肤无红肿。胸廓对称，胸骨无压痛。心前区无隆起，心音有力，律齐，各瓣膜区未闻及病理性杂音。腹软无压痛，未触及包块，肝脏右肋下 5cm，质地韧，表面光滑，边缘钝，脾脏肋下 4cm，质地韧，表面光滑，边缘钝。

5. 实验室检查

(1) 血常规（表 40–1，图 40–1）。

表 40–1　入院当天血常规结果

项目名称	结　果	单　位	参考区间	项目名称	结　果	单　位	参考区间
白细胞计数	226.8	10^9/L	4.6～11.9	嗜酸性粒细胞绝对值	0.2	10^9/L	0.04～0.74
红细胞计数	1.34	10^{12}/L	4.3～5.7	嗜碱性粒细胞绝对值	—	10^9/L	0～0.1
血红蛋白浓度	45	g/L	121～158	红细胞压积	15.2	%	37～47
血小板计数	112	10^9/L	177～446	平均红细胞体积	113.4	fl	77～92
中性粒细胞百分比	—	%	32～71	平均红细胞血红蛋白含量	33.6	pg	26～34
淋巴细胞百分比	—	%	22～57	平均红细胞血红蛋白浓度	296	g/L	309～359
单核细胞百分比	2.5	%	2～11	红细胞体积分布宽度标准差（RDW-CV）	15.4	%	11～16.5
嗜酸性粒细胞百分比	0.1	%	0.5～9	红细胞体积分布宽度变异系数（RDW-SD）	57.9	fl	35～54
嗜碱性粒细胞百分比	—	%	0～1	血小板平均体积	11.3	fl	5～10
中性粒细胞绝对值	—	10^9/L	1.7～7.4	血小板压积	0.13	%	0.06～0.3
淋巴细胞绝对值	—	10^9/L	1.7～4.7	大血小板比值	38.5	%	15～30
单核细胞绝对值	5.61	10^9/L	0.15～0.86	血小板体积分布宽度	15.5	%	9～17

(2) 外周血涂片镜检（图 40–2）。

(3) 其他实验室检查：总胆红素 16.85μmol/L、直接胆红素 3.64μmol/L、间接胆红素 13.21μmol/L、丙氨酸氨基转移酶 6.73U/L↓、天冬氨酸氨基转移酶 12.56U/L↓、乳酸脱氢酶 838.84U/L↑，不规则抗体筛查未检出，肺炎支原体抗体阴性。

(4) 骨髓细胞学检查（图 40–3）。

(5) 流式、基因、染色体相关检查

① 免疫分型：可见异常髓系原始细胞，占有核细胞 29.6%，符合 AML 表型，非 M3 型。

② EVI1 定量为 0.1%。43 种融合基因筛查示 DEK :: NUP214 融合基因阳性，其他融合基因阴性或者低于检测灵敏度；FISH 组合：MYC、PDGFRB、TEL/ANL1、iAMP21、MLL、BCR/ABL、ASS1 未见异常突变；血液系统疾病基因突变筛查示 NRAS（c.38G＞A）突变率 8.4%、NRAS（c35G＞A）突变率 35.2%、FLT3 突变率 17.9%、NOTCH2 突变率 7.4%，PTPN11 突变率 1.6%、FOXO1 突变率 25.9%。

③ 染色体核型：可见克隆性异常 t（6；9），+15。

入院 48 天后，血常规出现 MCV、MCH、MCHC 明显升高，RDW 未出结果，红细胞直方图上红细胞主峰右侧出现一低矮峰。推片复检发现红细胞成堆聚集，怀疑冷凝集可能（表 40–2，图 40–4）。后将血常规标本经 37°C 温育后 MCV 90.1fl、MCH 31.4pg、MCHC 349g/L、RDW-CV12.0%。因此，确定标本存在冷凝集现象（图 40–5）。检验医生联系临床医生后，获悉患儿口唇见疱疹，存在疱疹病毒感染可能。后患儿家属要求出院，未行相关检查。

此外，直接抗人球蛋白试验阳性，总胆红素 27.97μmol/L↑、直接胆红素 9.51μmol/L、间接胆红素 18.46μmol/L↑、乳酸脱氢酶 219.76U/L。

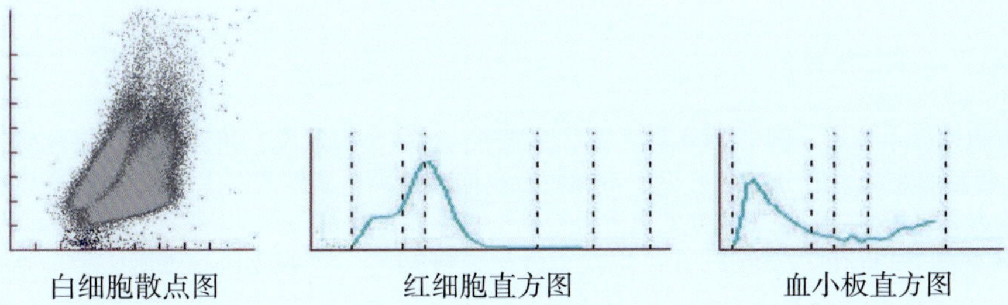

◀ 图 40–1 白细胞散点图、红细胞直方图、血小板直方图

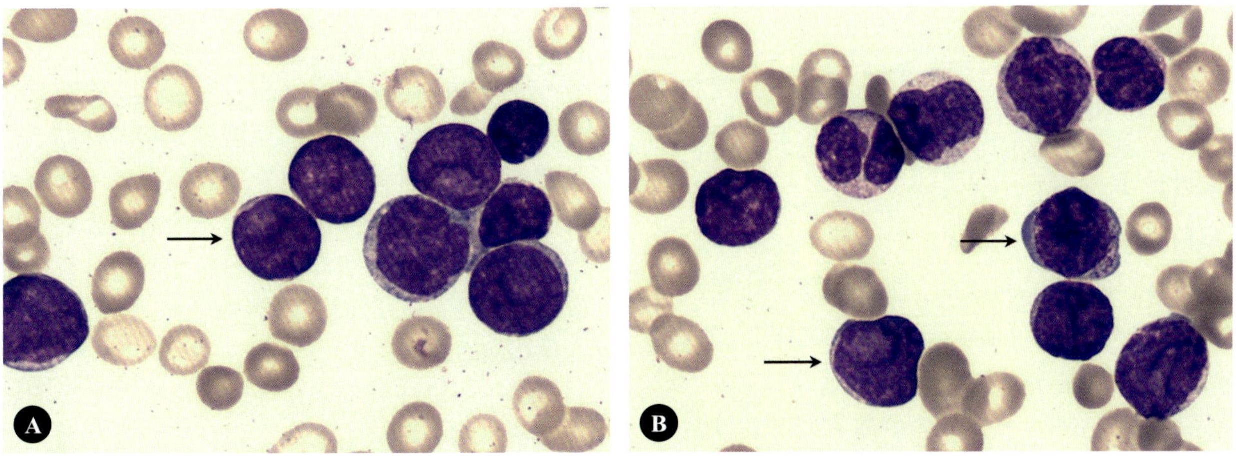

▲ 图 40–2 外周血细胞形态，可见大量原始细胞（箭）

EDTA 抗凝血镜检，分类 100 个白细胞，原始细胞 15%、早幼粒细胞 2%、中性中幼粒细胞 12%、晚幼粒细胞 4%、杆状核粒细胞 11%、分叶核粒细胞 24%、淋巴细胞 14%、单核细胞 16%、嗜碱性粒细胞 2%；红细胞大小不均，染色尚可，偶见晚幼红细胞，白细胞：有核红细胞 =100：2；血小板易见，散在分布

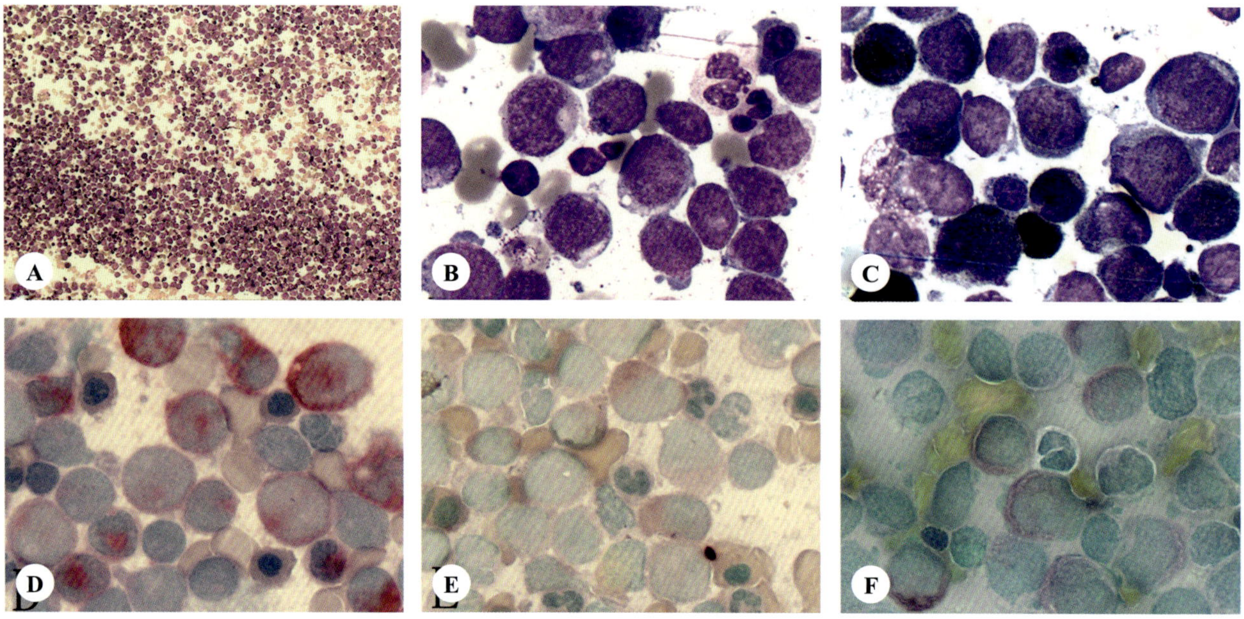

▲ 图 40-3　骨髓细胞形态学检查，可见大量原始细胞（A. 低倍镜；B. 油镜；C. MPO 染色；D. AS-DCE 染色；E. ANAE 染色；F. α-NBE 染色）

细胞形态学检查：

(1) 骨髓取材良好，涂片染色满意。

(2) 骨髓有核细胞增生极度活跃。

(3) 红系占 13.5%。成熟红细胞大小不均，染色尚可。

(4) 淋巴系占 4.0%。

(5) 原粒单细胞占 46.0%，该类细胞胞体大小不一，圆形、类圆形或不规则形；胞核类圆形或有扭曲折叠，染色质疏松，核仁明显；胞质灰蓝色，可见伪足及突起，部分细胞可见少量颗粒及空泡。幼稚单核细胞占 1.0%，成熟单核细胞占 2.0%。早幼粒以下阶段粒细胞占 33.5%。中性粒细胞可见胞质颗粒减少及核发育异常。

(6) 巨核系增生活跃，全片共数巨核细胞＞150 个，分类 25 个，颗粒型巨核细胞 24 个、产板型巨核细胞 1 个。血小板可见，散在分布。

(7) 未见寄生虫。

(8) 细胞化学染色：MPO（+），PAS（弥漫 ±），AS-DCE（+），ANAE（±），加 NaF（部分抑制），α-NBE（+）

【诊断】

AML 伴 DEK :: NUP214。

【讨论】

AML 伴 DEK :: NUP214 见于 0.7%～1.8% 的 AML 患者，儿童和成人均可发病，儿童发病中位年龄是 13 岁，成人为 35 岁。通常有贫血和血小板减少，常为全血细胞减少。成人初诊时外周血白细胞数一般低于其他类型 AML，中位白细胞数为 12×10^9/L。本型 AML 可见于除 M3 和 M7 外的其他任何 FAB 亚型，约 1/3 的病例可见到 Auer 小体，44%～62% 的病例骨髓和外周血嗜碱性粒细胞增多（＞2%）。另外，大多数患者有粒系和红系发育异常，而巨核系发育异常可能较少见，还有一部分患者可见环形铁粒幼细胞。

冷凝集素主要是 IgM 型自身抗体，在温度较低时可通过与红细胞表面的血型抗原特异性结合，引起红细胞可逆性聚集。这种冷凝集现象不仅可见于血常规标本中，亦可见于患者体内，当患者血液中的冷凝集素在通过寒冷的周围循环时结合红细胞导致红细胞聚集，进而引起溶血性贫血或血栓形成，产生相应的临床症状。

临床上由冷凝集素介导的溶血性贫血及周围循环症状，称为冷凝集素病，包括原发性冷凝集素病（cold agglutinindisease，CAD）和继发性冷凝集素综合征（cold agglutinin symdrome，CAS）。既往一些文献将 CAD 和 CAS 混淆使用，而实际上两者有所不同。如产生冷凝集素的细胞在 CAD 和继发于淋巴瘤的 CAS 中是单克隆的，在继发于感染的 CAS 中

表 40-2　入院 48d 血常规结果

项目名称	结　果	单　位	参考区间	项目名称	结　果	单　位	参考区间
白细胞计数	1.15	10^9/L	4.6～11.9	嗜酸性粒细胞绝对值	0.03	10^9/L	0.04～0.74
红细胞计数	0.68	10^{12}/L	4.3～5.7	嗜碱性粒细胞绝对值	0.05	10^9/L	0～0.1
血红蛋白浓度	62	g/L	121～158	红细胞压积	7.4	%	37～47
血小板计数	58	10^9/L	177～446	平均红细胞体积	108.8	fl	77～92
中性粒细胞百分比	59.2	%	32～71	平均红细胞血红蛋白含量	91.2	pg	26～34
淋巴细胞百分比	31.3	%	22～57	平均红细胞血红蛋白浓度	838	g/L	309～359
单核细胞百分比	2.6	%	2～11	红细胞体积分布宽度标准差（RDW-CV）	—	%	11～16.5
嗜酸性粒细胞百分比	2.6	%	0.5～9	红细胞体积分布宽度变异系数（RDW-SD）	—	fl	35～54
嗜碱性粒细胞百分比	4.3	%	0～1	血小板平均体积	11	fl	5～10
中性粒细胞绝对值	0.68	10^9/L	1.7～7.4	血小板压积	0.06	%	0.06～0.3
淋巴细胞绝对值	0.36	10^9/L	1.7～4.7	大血小板比值	32.2	%	15～30
单核细胞绝对值	0.03	10^9/L	0.15～0.86	血小板体积分布宽度	12.3	%	9～17

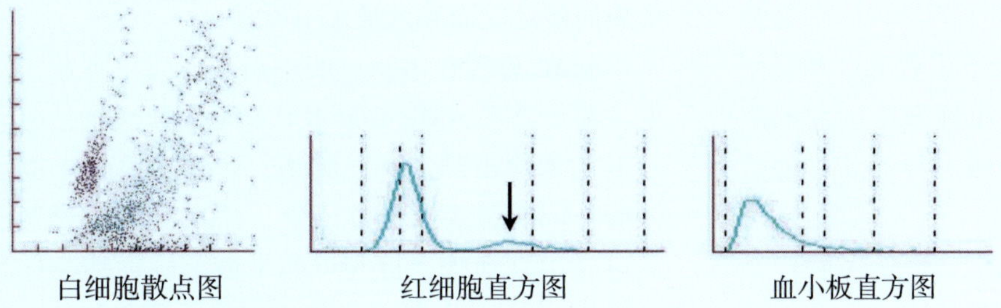

◀ **图 40-4　白细胞散点图、红细胞直方图、血小板直方图，红细胞主峰右侧出现一低矮峰（箭）**

是多克隆的。90% 以上 CAD 患者的冷凝集素是对红细胞表面 I/i 血型抗原特异的单克隆 IgMκ，偶有对 Pr 抗原特异的；而 CAS 的冷凝集素是对 I/i 特异的 IgG 或 IgM，轻链表型可以是 λ 或 κ。CAD 年发病率约为 1/100 万，占所有自身免疫性溶血性贫血的 13%～15%，是一种具有独特病理和遗传特征的淋巴增殖性疾病，疾病状态常表现为慢性持续性。由于 CAD 是一种惰性疾病，不会发展为全身性淋巴组织增殖性疾病，与继发于淋巴瘤的 CAS 相区别。临床上还有少数病例存在单克隆 IgM 介导的临床症状但没有骨髓淋巴增殖性疾病证据的 CAD，有专家建议诊断为 IgM 相关疾病。在 CAD 患者中发现最早的细胞遗传学异常是完全或部分 3 号染色体三体（+3 或 +3q）。在最近一个包含了 12 位 CAD 患者的研究中发现，所有样本都有 +3 或 +3q，大多数患者显示出 12 号或 18 号染色体三体，而 18 号染色体三体的患者治疗反应更差，猜测可能与抗凋亡基因 *BCL2* 的上调有关。CAS 较少见，常继发于肺炎支原体、EB 病毒、水痘 – 带状疱疹病毒等感染性疾病、实体瘤、侵袭性淋巴瘤及自身免疫性疾病等，临床表现取决于原发病，可为一过性或持续性溶血。CAS 引起的溶血常在原发病控制后明显改善，这一点也明显不同于 CAD。

此外，还有一种特殊类型的自身免疫性溶血性

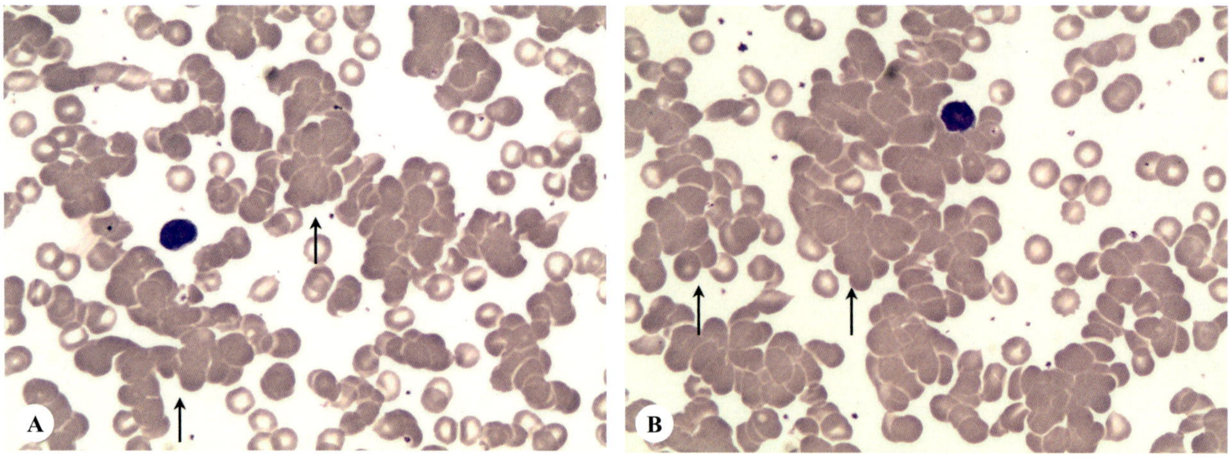

▲ 图 40-5 外周血细胞形态，红细胞成堆聚集（箭）

EDTA 抗凝血镜检，血小板散在少见，未见聚集。红细胞成堆聚集

贫血叫温冷抗体混合型 AIHA（mAIHA），因为也存在冷凝集素介导的溶血，有时可与冷凝集素疾病混淆。mAIHA 可原发或继发于其他疾病，患者冷凝集素的作用温度通常＞30℃，直接抗人球蛋白实验对 IgG 和 C3 均呈阳性，溶血通常更严重，较少出现冷凝集素疾病常见的微循环症状，初始治疗的 mAIHA 患者对糖皮质激素反应良好，但极易复发，并常发展为难治性 AIHA。冷凝集素疾病患者的冷凝集素作用温度大多≤30℃，直接抗人球蛋白实验对 C3 呈强阳性，IgG 通常呈阴性，也有极少数患者 IgG 呈弱阳性，90% 以上的患者除溶血外可出现寒冷引起的肢端发绀、网状青斑、雷诺现象等微循环症状，通常对糖皮质激素反应差。

本病例中，患者因白细胞高、贫血入院，经骨髓细胞学、流式、基因等检查确诊为 AML 伴 DEK∷NUP214。然而，在治疗过程中检测血常规时发现红细胞计数假性减低，MCV、MCH、MCHC 假性升高，RDW 不出结果，经推片复检发现红细胞成堆聚集，后经 37°C 温育 30min 快速上机检测，红细胞各项参数得以校正，证实存在冷凝集。通常在血常规检验过程中遇到冷凝集时可采用预稀释模式、网织红细胞通道光学法、37°C 温育 30min 后快速上机检测等方法纠正红细胞参数，但有时候还会遇到一些难解聚的情况，可采用 40°C 温育 15min 或更高的温度（如 41°C、45°C）来温育，也可取得较好的效果。需注意的是，随着温度的升高，红细胞会因受热而破坏反而导致结果不可靠。

AML 患者在治疗过程中出现冷凝集现象实属罕见。鉴于其在 AML 诊断及化疗后第 1 次评估时免疫分型均未检出异常淋巴细胞、影像学检查未提示实体瘤、同时肺炎支原体阴性，而在出现冷凝集前患儿口唇出现疱疹，推测可能是疱疹病毒感染导致了冷凝集。在 AML 治疗过程中发现冷凝集需及时联系临床，嘱患儿注意保暖，避免发生溶血性贫血或血栓而使 AML 的病情复杂化。

病例 41　急性巨核细胞白血病

【病例概况】

1. 一般情况：男，约 12 月龄。

2. 主诉：发热 11 天，血常规结果异常 9 天。

3. 现病史：患儿 11 天前无明显诱因出现发热，热峰 38.7 ℃，无畏寒、抽搐，约 1 次 / 天，予口服退热药治疗 2 天，效果欠佳。9 天前患儿仍有发热，遂于当地医院就诊，查血常规结果提示，白细胞 11.94×10^9/L、血红蛋白 87g/L、血小板 18×10^9/L、原始及幼稚细胞 18%。考虑“血常规结果异常”住院治疗，完善胸部 CT 提示肺炎，骨髓涂片示原始细胞比例明显增高，予抗感染、营养及对症支持治疗（具体不详）9 天，效果欠佳。外送骨髓免疫分型提示符合急性髓系白血病，急性巨核细胞白血病可能性大。

4. 体格检查：T36.8℃，P94 次 / 分，R23 次 / 分。体重 10kg，疼痛评分：0 分。神志清，精神反应尚可。颈部可触及数枚黄豆大小淋巴结。双肺呼吸音粗，未闻及干湿啰音。心音有力，律齐，各瓣膜听诊区未闻及杂音。腹部隆起，腹软，无压痛，肝脏右肋下 2cm，质软边缘钝，无触痛，脾肋下 1cm，质软，肠鸣音正常。

5. 实验室检查

(1) 血常规（表 41–1，图 41–1）。

(2) 外周血涂片镜检（图 41–2）。

(3) 其他实验室检查：丙氨酸氨基转移酶 8.08U/L、天冬氨酸氨基转移酶 26.97U/L、尿素 2.88mmol/L、肌酐 19.12μmol/L；抗 EBV 核抗原 IgG 抗体 8.17AU/ml、抗 EBV 衣壳抗原 IgM 抗体 14.89AU/ml，风疹病毒抗体 IgG 阳性，巨细胞病毒抗体 IgM 阳性。

表 41–1　入院当天血常规结果

项目名称	结　果	单　位	参考区间	项目名称	结　果	单　位	参考区间
白细胞计数	22.1	10^9/L	5.0～14.2	嗜酸性粒细胞绝对值	0.15	10^9/L	0.06～1.22
红细胞计数	2.94	10^{12}/L	4.1～5.5	嗜碱性粒细胞绝对值	0.03	10^9/L	0～0.14
血红蛋白浓度	75	g/L	103～138	红细胞压积	23.9	%	32～45
血小板计数	18	10^9/L	172～601	平均红细胞体积	81.3	fl	71～86
中性粒细胞百分比	18.3	%	9～53	平均红细胞血红蛋白含量	25.5	pg	24～30
淋巴细胞百分比	47.6	%	37～82	平均红细胞血红蛋白浓度	314	g/L	309～359
单核细胞百分比	33.3	%	2～14	红细胞体积分布宽度标准差（RDW-CV）	17.6	%	11～16.5
嗜酸性粒细胞百分比	0.7	%	0.8～11	红细胞体积分布宽度变异系数（RDW-SD）	50.6	fl	35～54
嗜碱性粒细胞百分比	0.1	%	0～1	血小板平均体积	8.5	fl	5～10
中性粒细胞绝对值	4.06	10^9/L	0.8～6.1	血小板压积	0.02	%	0.06～0.3
淋巴细胞绝对值	10.51	10^9/L	2.8～10.0	大血小板比值	9.7	%	15～30
单核细胞绝对值	7.35	10^9/L	0.15～1.24	血小板体积分布宽度	9.3	%	9～17

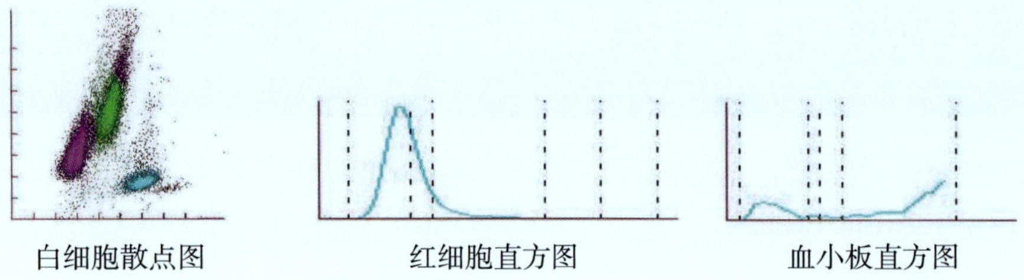

◀ 图 41-1　白细胞散点图、红细胞直方图、血小板直方图

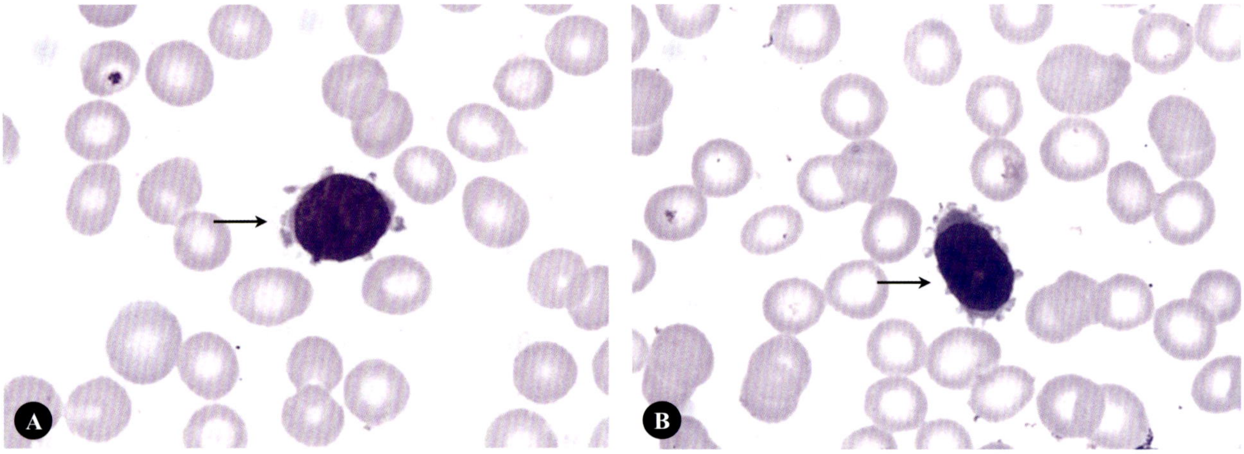

▲ 图 41-2　外周血细胞形态，可见原始细胞（箭）

EDTA 抗凝血镜检：可见 29% 原始细胞，红细胞轻度大小不均，血小板散在少见，未见聚集

(4) 影像学检查：头颅 CT 扫描提示，双侧额部、左侧颞极前部脑外间隙略宽；双侧侧脑室前角、左侧侧脑室后角饱满；双侧顶骨板障局部增厚，密度欠均匀，左侧著。

腹部 CT 扫描提示，肠管部分充气扩张，肠系膜周围多发淋巴结影。

(5) 骨髓细胞学检查（图 41-3）。

(6) 流式、基因、染色体检查。

① 免疫分型，可见异常髓系原始细胞，占有核细胞 20.07%，符合 AML 表型；该群细胞表达 CD41、CD61、CD42b，不除外 AML-M7。

② EVI1 融合基因定量检测 1.19%，FISH 组合检测基因均阴性，112 种突变基因示未检测到与疾病相关的热点突变位点。

③ 染色体分析示 53，XY，+2，+6，+7，+8，+10，+19。

④ 巨核酶标结果提示，计数 100 个有核细胞，阳性率为 69%，考虑 AML-M7。

【诊断】

急性巨核细胞白血病。

【讨论】

急性巨核细胞白血病（acute megakaryocytic leukemia，AMKL）是一类以原始巨核细胞克隆性增殖为特征的血液肿瘤，是 AML 中的一个少见亚型，FAB 分型为 AML-M7。儿童和成人均可发病，占成人 AML 的 0.6%～2%，占儿童 AML 的 4%～15%，儿童发病率高于成人，且多见于<3 岁的儿童。

临床上 AMKL 以发热、贫血、出血为主要表现，初诊时多不伴肝大、脾大及淋巴结肿大。外周血检查通常有贫血和血小板减少，但一些病例血小板也可升高。白细胞计数在疾病开始的时候可能降低，但在终末期原始细胞经常会出现在外周血中并使白细胞数急剧增加。原始巨核细胞胞体通常呈中等至偏大，胞核圆形或稍不规则或有切迹，染色质纤细网状，1～3 个核仁，胞质嗜碱性常无颗粒，可有泡状突起或伪足形成。有些病例主要为小原始细胞，核质比高，类似原始淋巴细胞。大、小原始细胞可存在于同一病例中。偶尔，原始细胞呈小簇存在。外周血可有微小巨核细胞、巨核细胞碎片、发育异常的大血小板和颗粒少的中性粒细胞。AMKL

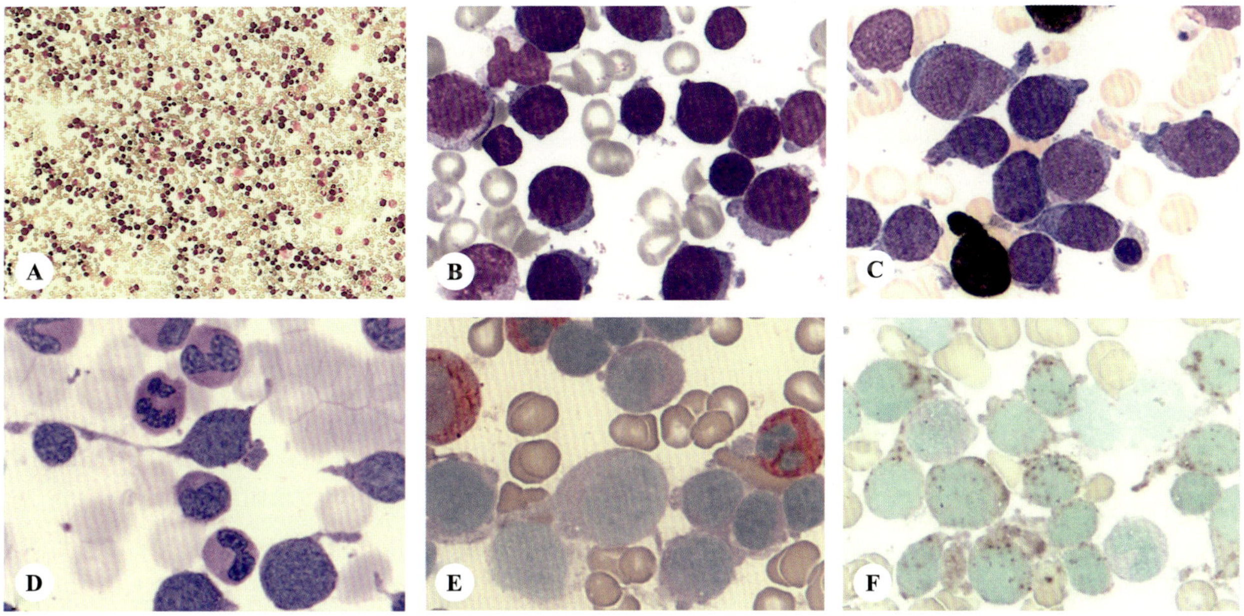

▲ 图 41–3　骨髓细胞形态学检查，可见大量原始细胞（A. 低倍镜；B. 油镜；C. MPO 染色；D. PAS 染色；E. AS-DCE 染色；F. ANAE 染色）

细胞形态学检查：

(1) 骨髓取材良好，涂片及染色满意。

(2) 骨髓有核细胞增生明显活跃。

(3) 粒系增生受抑，占 17.0%。

(4) 红系增生尚可，占 9.5%。成熟红细胞轻度大小不均，中心淡染区轻度扩大。

(5) 淋巴系占 10.0%。

(6) 全片可见颗粒型巨核细胞以下阶段巨核细胞 62 个，分类 25 个，颗粒型巨核细胞 24 个、产板型巨核细胞 1 个。血小板少见，散在分布。

(7) 可见原始细胞占 62.0%，该类细胞胞体大小不一，类圆形或不规则形，部分细胞见突起；胞核圆形或类圆形，染色质较细，部分细胞可见核仁；胞质量不定，灰蓝至深蓝色，未见颗粒。

(8) 未见寄生虫。

(9) 细胞化学染色：MPO（−），PAS（±），AS-DCE（−），ANAE（±），加 NaF（部分抑制），α-NBE（−）

中原始巨核细胞分化差，在辨别上有一定困难，其鉴别诊断常包括微分化型 AML、AML-MRC、ALL、PEL 等。此外，部分病例可伴有骨髓纤维化，导致骨髓干抽，使骨髓涂片中原始细胞比例不足 20%，且 AMKL 的细胞化学染色无特异性，故全面的 MICM 分型诊断标准及骨髓活检对 AMKL 的诊断至关重要。CD41a、CD42b、CD61 是诊断 AMKL 的 3 种特异性抗血小板单克隆抗体，CD41a（GPⅡb/Ⅲa）与 CD61（GPⅢa）在幼稚和分化较差的巨核细胞多见，CD42b（GPⅠb）则多见于较成熟的巨核细胞，通过免疫分型和巨核酶标可有效辅助 AMKL 的诊断。

根据临床特征可将 AMKL 患者分为 3 组，即患唐氏综合征儿童组、未患唐氏综合征儿童组及成人组。三组各有一些独特的基因突变，并且预后也各不相同。唐氏综合征患儿发生白血病的风险明显升高，其中患 AMKL 的风险是非 DS 患儿的 500 倍，其特征是都存在 21 三体和 *GATA1* 突变，可伴有染色质调节因子（如内聚蛋白亚基和 EZH2 等）及 JAK/STAT 和 RAS 通路信号分子的突变。未患唐氏综合征儿童组其白血病干细胞不携带 *GATA1* 突变，但通常有染色体易位，相比之下该组预后比患唐氏综合征儿童组差。成人组 AMKL 的预后往往比儿童组差得多，总生存期少于 1 年。导致成人 AMKL 发生的原发因素尚不清楚，但有一些病例与内聚蛋白亚基和剪接因子基因及 *TP53* 和 *DNMT3A* 基因突变有关。

目前化疗依然为 AMKL 的一线治疗方案，随着方案改进和优化，造血干细胞移植的开展，以及高质量护理工作的支持，AMKL 的预后有了显著改善。

病例 42　伴 B 系表达的急性髓系白血病

【病例概况】

1. 一般情况：男，约 10 岁。

2. 主诉：发热 4 天，血常规结果异常 1 天。

3. 现病史：患儿 4 天前无明显诱因出现发热，体温最高达 39.0℃，无畏寒、寒战，无抽搐。自服"尼美舒利、布洛芬"后体温可降至正常。热峰 1 次 / 天，夜间为著，无咳嗽，无恶心、呕吐等腹部症状，无关节痛，无皮疹。于我院门诊就诊，外周血涂片复检可见 29% 原始及幼稚细胞。

4. 体格检查：T 36.8℃，P 107 次 / 分，R 20 次 / 分，BP 106/56mmHg。体重 32kg。疼痛评分 0 分。神志清，精神反应可，浅表淋巴结未触及肿大，双肺呼吸音粗，未闻及啰音。心音有力，律齐。腹软，无压痛。四肢无异常。

5. 实验室检查

(1) 血常规（表 42–1，图 42–1）。

(2) 外周血涂片镜检（图 42–2）。

(3) 其他实验室检查：红细胞沉降率 32mm/h ↑，总胆红素 4.63μmol/L、直接胆红素 1.95μmol/L、间接胆红素 2.68μmol/L、丙氨酸氨基转移酶 16.79U/L、天冬氨酸氨基转移酶 22.12U/L、乳酸脱氢酶 470.47U/L ↑，血清铁蛋白 504.72ng/ml ↑。

(4) 影像学检查：下腹部 CT 扫描提示，腹腔多发小淋巴结。上腹部 CT 扫描提示，腹腔内及腹膜后多发小淋巴结。

(5) 骨髓细胞学检查（图 42–3）。

(6) 流式、基因、染色体相关检查：① FCM 提示，异常原始细胞占 46.64%，主要表达髓系相关抗

表 42–1　入院当天血常规结果

项目名称	结　果	单　位	参考区间	项目名称	结　果	单　位	参考区间
白细胞计数	5.19	10^9/L	4.6～11.9	嗜酸性粒细胞绝对值	0.13	10^9/L	0.04～0.74
红细胞计数	3.82	10^{12}/L	4.3～5.7	嗜碱性粒细胞绝对值	0.02	10^9/L	0～0.1
血红蛋白浓度	120	g/L	121～158	红细胞压积	36	%	37～47
血小板计数	180	10^9/L	177～446	平均红细胞体积	94.4	fl	77～92
中性粒细胞百分比	27.3	%	32～71	平均红细胞血红蛋白含量	31.6	pg	26～34
淋巴细胞百分比	49.9	%	22～57	平均红细胞血红蛋白浓度	334	g/L	309～359
单核细胞百分比	20	%	2～11	红细胞体积分布宽度标准差（RDW-CV）	12.7	%	11～16.5
嗜酸性粒细胞百分比	2.4	%	0.5～9	红细胞体积分布宽度变异系数（RDW-SD）	45.4	fl	35～54
嗜碱性粒细胞百分比	0.4	%	0～1	血小板平均体积	9.8	fl	5～10
中性粒细胞绝对值	1.42	10^9/L	1.7～7.4	血小板压积	0.18	%	0.06～0.3
淋巴细胞绝对值	2.58	10^9/L	1.7～4.7	大血小板比值	22.7	%	15～30
单核细胞绝对值	1.04	10^9/L	0.15～0.86	血小板体积分布宽度	16.6	%	9～17

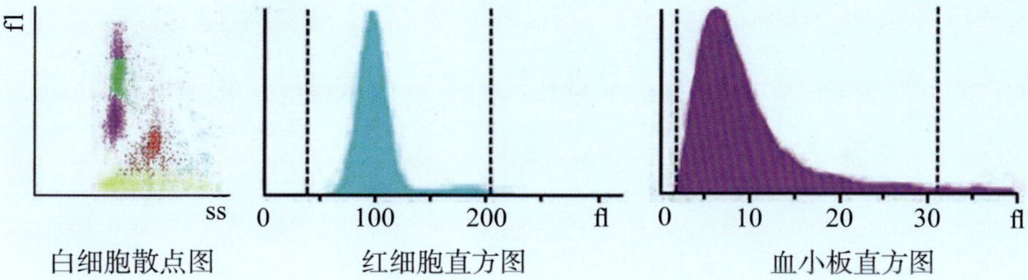

◀ 图 42-1　白细胞散点图、红细胞直方图、血小板直方图

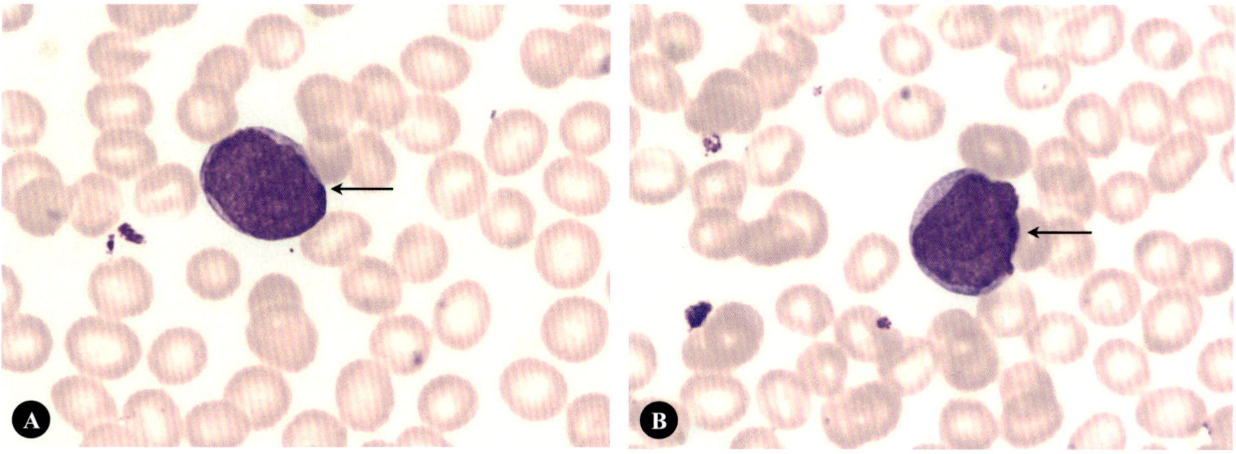

▲ 图 42-2　外周血细胞形态，可见原始幼稚细胞（箭）

EDTA 抗凝血镜检，分类 100 个白细胞，原始幼稚细胞 29%、中性中幼粒细胞 3%、中性晚幼粒细胞 3%、中性杆状核粒细胞 5%、中性分叶核粒细胞 8%、淋巴细胞 52%；红细胞形态尚可；血小板易见，散在分布

原，伴 CD19 和 CD56 表达，其中少部分异常原始细胞（2.63%）同时表达 B 系标记（$CD22^+$、$CD10^+$、$Ccd79a^+$），根据《WHO 造血与淋巴组织肿瘤分类》标准该群细胞符合 B/My 混合细胞表型，但此类情况可见于 AML 伴 t（8; 21）易位，请结合染色体核型、融合基因等相关检查。②染色体核型分析提示，未见中期分裂象。③白血病融合基因结果显示，AML-ETO 阳性（RUNX1 :: RUNX1T1 阳性）。EVI1 定量：0.53%。④血液系统疾病突变筛查全套结果提示，ASXL1（p.R965X）、DHX15（pR222G）突变。

【诊断】

AML 伴 RUNX1 :: RUNX1T1。

【讨论】

AML 伴 RUNX1 :: RUNX1T1 是 AML 中的一种特殊亚型，伴有特征性的 t（8; 21）（q22; q22）及其染色体易位形成的 RUNX1 :: RUNX1T1 融合基因，约占 AML 的 5%。患者以年轻人居多，在初诊时可有髓系肉瘤的表现，此类病例最初的骨髓涂片可有原始细胞数<20% 的情况，根据《WHO 造血与淋巴组织肿瘤分类》标准也应诊断为 AML。

AML 伴 RUNX1 :: RUNX1T1 通常有沿中性粒细胞成熟分化的特征，其细胞形态学特征类似于 FAB 分型中的 M2b 及个别 M2a。此外，M1、M4 和 M5 也可见 t（8; 21）（q22; q22）易位和 RUNX1 :: RUNX1T1 融合基因。外周血白细胞减少亦可升高，分类可见各阶段粒细胞，红细胞计数和血红蛋白常轻度至中度减低，血小板计数减低。绝大多数病例有核细胞增生明显活跃或极度活跃。原始细胞胞体大，胞质丰富嗜碱性常含有大量嗜天青颗粒，有核周淡染区或核凹陷。一些病例中少数原始细胞可见粗大的假性 Chediak-Higashi 颗粒。常见单根细长呈一端削尖棒状的 Auer 小体。除大原始细胞外，还可见小一些的原始细胞（主要见于外周血）。粒系各阶段可见不同程度发育异常，包括假性 Pelger-Hüet 畸形、核浆发育失衡等，红系和巨核系细胞形态正常。单核细胞少见或缺如。幼稚嗜酸性粒细胞常增多，但无 AML 伴 CBFB :: MYH11 中异常嗜酸性粒细胞的形态或细胞化学染色特征，萘酚 ASD 氯乙酸酯酶染色

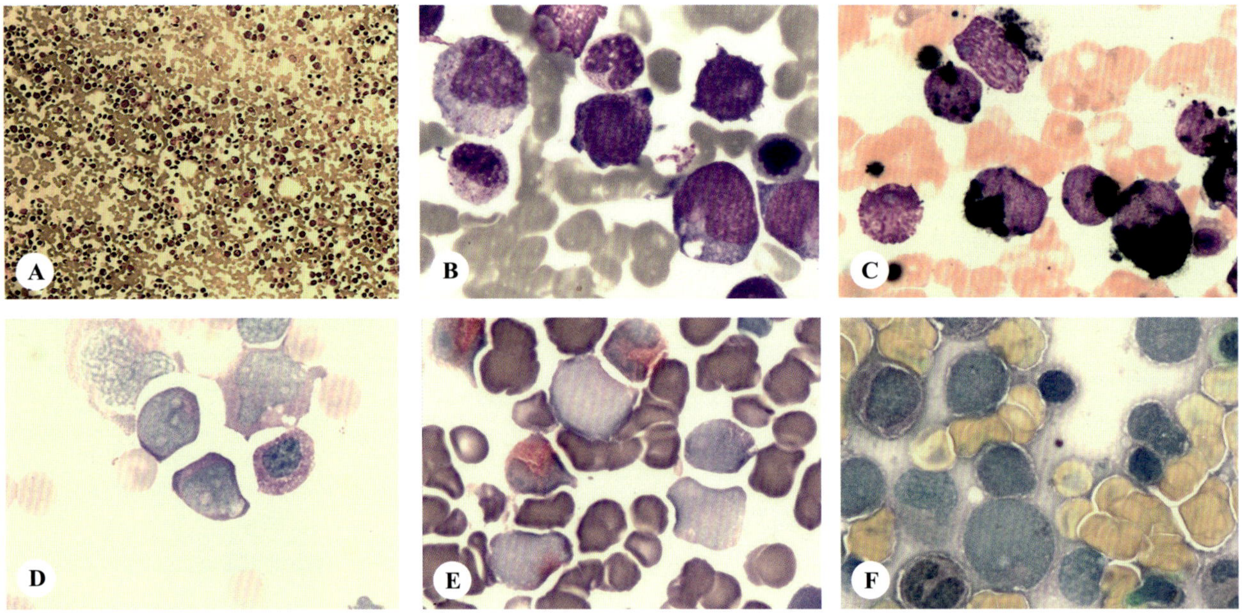

▲ 图 42-3　骨髓细胞形态学检查，可见大量原始细胞（A. 低倍镜；B. 油镜；C. MPO 染色；D.PAS 染色；E. AS-DCE 染色；F. α-NBE 染色）

细胞形态学检查：

(1) 骨髓取材涂片尚可，染色满意。

(2) 骨髓有核细胞增生明显活跃。

(3) 可见原始细胞占 24.5%，其胞体中等，圆形、类圆形；胞核圆形或类圆形，核染色质细致，核仁可见；胞质染蓝色，量中等，部分细胞可见少量紫红色颗粒。早幼粒及中性粒细胞可见发育异常。

(4) 红系增生活跃，占 13.5%。幼红细胞形态尚可，成熟红细胞形态及染色尚可。

(5) 淋巴系占 15.5%。

(6) 巨核系增生活跃，全片共数巨核细胞＞150 个，分类 25 个，颗粒型巨核细胞 10 个、产板型巨核细胞 15 个。血小板易见，散在或成堆分布。

(7) 未见寄生虫。

(8) 细胞化学染色：MPO（+），PAS（±），AS-DCE（部分细胞 +），ANAE（±），加 NaF（-），α-NBE（-）

阴性。国内有专家认为，AML 伴 RUNX1∷RUNX1T1 按粒系分化程度通常可分为 2 种类型：①分化不好的类型以原始粒细胞增多为主，原始粒细胞易见明显核凹陷，凹陷处淡染，常含有嗜天青颗粒，MPO 染色凹陷区域可呈团块状反应；②分化好的类型是以异常中幼粒细胞增多为主，也就是经典的 AML-M2b，异常中幼粒细胞主要特征为核浆发育不平衡、胞质染色异常呈"黄沙样"改变（即黄沙厚土出朝阳）。

大多数 AML 伴 RUNX1∷RUNX1T1 的免疫表型特征为一部分原始细胞高表达 CD34、HLA-DR、MPO 和 CD13，相对弱表达 CD33，通常有粒细胞分化的标记，表现为部分细胞表达 CD15 和或 CD65。有时原始细胞可显示成熟不同步的现象，如共表达 CD34 和 CD15。一少部分病例表达 CD56。该组 AML 常表达淋系标志如 CD19 和 PAX5，还可表达胞质 CD79a，某些病例 TdT 弱阳性。当白血病干细胞出现弱 $CD19^+$ 伴 $CD56^+$ 弱 $CD33^+$ 时，多提示存在 RUNX1∷RUN X1T1。由于此类白血病常常表达多个 B 细胞标志，有时可达 B 淋系 / 髓系混合表型急性白血病（mixed-phenotype acute leukemia，MPAL）标准，但需注意在《WHO 造血与淋巴组织肿瘤分类》中明确提出诊断 MPAL 时，需排除能根据遗传学或临床特点分类为另一类型的病例，包括有重现性 t(8; 21)、t（15; 17）或 inv（16）的 AML 病例。

在本病例中，患者骨髓原始细胞主要表达髓系相关抗原，伴 CD19 和 CD56 表达，少部分原始细胞同时表达 B 系标记（$CD22^+$、$CD10^+$、$Ccd79a^+$），根据《WHO 造血与淋巴组织肿瘤分类》标准该群细胞符合 B 淋系 / 髓系混合表型急性白血病的免疫表型，但融合基因显示 RUNX1∷RUNX1T1 阳性，因此最终断为 AML 伴 RUNX1∷RUNX1T1 而非 B 淋系 / 髓系混合表型急性白血病。

病例 43　混合表型急性白血病

【病例概况】

1. 一般情况：男，4.5 岁。

2. 主诉：发热 4 天。

3. 现病史：患儿 4 天前无明显诱因出现发热，热峰 40℃，2～3 次 / 天，偶有咳嗽，偶诉脐周疼痛，具体性质不详，可自行缓解，期间伴鼻衄 1 次，按压不易止血，持续时间约 0.5h，自行口服“阿奇霉素、头孢类抗菌药（具体不详）”治疗 4 天，仍反复发热。遂来本院就诊，查血常规提示，白细胞 80.5×10^9/L、红细胞 2.36×10^{12}/L、血红蛋白 68g/L、血小板 37×10^9/L，外周血涂片复检可见 50% 幼稚细胞。为进一步诊治收入院。

4. 体格检查：T38.8℃，P115 次 / 分，R25 次 / 分，BP 100/60mmHg。身高 110cm，体重 17.5kg，疼痛评分：0 分。神志清醒，反应可。贫血貌，皮肤弹性良好，面颊、颈部可见散在暗红色皮疹，压之不褪色，不高出皮面。颈部可触及数枚肿大淋巴结，较大者 1cm × 1cm，活动度可，质韧。扁桃体Ⅱ度肿大，咽部有充血。双肺呼吸音粗，未闻及干、湿啰音。心音有力，律齐，各瓣膜区未闻及杂音。腹部未触及包块，肝脾触诊不配合，腹部叩诊呈鼓音，听诊肠鸣音正常。

5. 实验室检查

(1) 血常规（表 43–1，图 43–1）。

(2) 外周血涂片镜检（图 43–2）。

(3) 其他实验室检查：总胆红素 5.95μmol/L、直接胆红素 2.25μmol/L、间接胆红素 3.70μmol/L、丙氨酸氨基转移酶 31.86U/L ↑、天冬氨酸氨基转移酶

表 43–1　入院当天血常规结果

项目名称	结　果	单　位	参考区间	项目名称	结　果	单　位	参考区间
白细胞计数	80.5	10^9/L	4.9～12.7	嗜酸性粒细胞绝对值	0.2	10^9/L	0.04～0.74
红细胞计数	2.36	10^{12}/L	4.1～5.5	嗜碱性粒细胞绝对值	0.02	10^9/L	0～0.1
血红蛋白浓度	68	g/L	115～150	红细胞压积	20	%	35～45
血小板计数	37	10^9/L	187～475	平均红细胞体积	84.5	fl	76～88
中性粒细胞百分比	—	%	23～64	平均红细胞血红蛋白含量	28.7	pg	24～30
淋巴细胞百分比	—	%	26～67	平均红细胞血红蛋白浓度	340	g/L	309～359
单核细胞百分比	—	%	2～11	红细胞体积分布宽度标准差（RDW-CV）	18.9	%	11～16.5
嗜酸性粒细胞百分比	0.2	%	0.5～9	红细胞体积分布宽度变异系数（RDW-SD）	59.5	fl	35～54
嗜碱性粒细胞百分比	0	%	0～1	血小板平均体积	7.5	fl	5～10
中性粒细胞绝对值	—	10^9/L	1.3～6.7	血小板压积	0.02	%	0.06～0.3
淋巴细胞绝对值	—	10^9/L	2.0～6.5	大血小板比值	15.9	%	15～30
单核细胞绝对值	—	10^9/L	0.16～0.92	血小板体积分布宽度	16.2	%	9～17

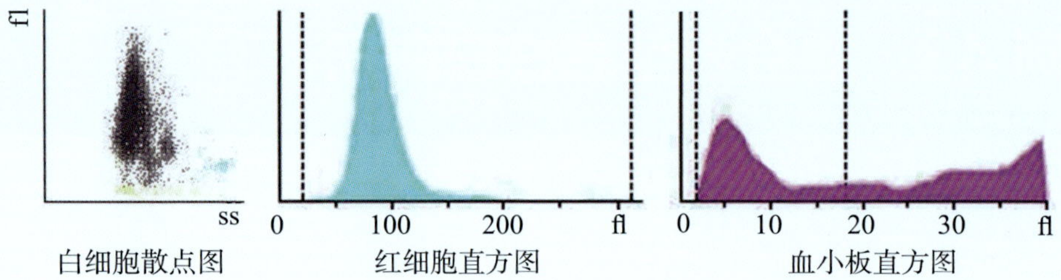

◀ 图 43-1 白细胞散点图、红细胞直方图、血小板直方图

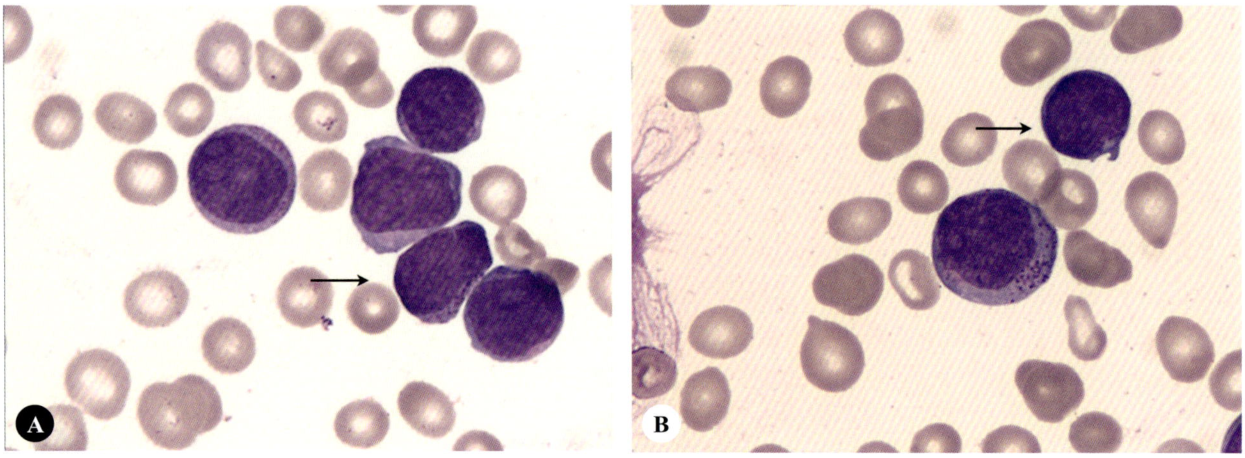

▲ 图 43-2 外周血细胞形态，可见大量原始幼稚细胞（箭）

EDTA 抗凝血镜检：可见 50% 原始幼稚细胞；红细胞大小不均，偶见嗜多色性红细胞；血小板少见，散在分布

60.25U/L↑、乳酸脱氢酶 870.66U/L↑、尿酸 445.89μmol/L↑、血清铁 19.86μmol/L、转铁蛋白 2.37g/L、总铁结合力 58.18μmol/L、铁蛋白 449ng/ml↑、叶酸 14.7ng/ml、维生素 B_{12} 1176pg/ml↑。

(4) 影像学检查：胸部 CT 扫描提示，双肺支气管血管束增粗，双侧腋下多发淋巴结影，部分肿大。上腹部 CT 扫描提示，肝脏增大，脾脏形态饱满。下腹部 CT 扫描提示：①肠系膜周围多发小淋巴结，回盲部部分略肿大；②腹膜后多发淋巴结；③部分小肠积液积气扩张。

(5) 骨髓细胞学检查（图 43-3）。

(6) 流式、基因、染色体相关检查

① 免疫分型：可见一群异常 B 淋巴母细胞（占 77.57%），表达 CD34、HLA-DR、CD38、CD123、CD19、cCD79a、CD22、CD33，部分表达 TDT，不表达 CD117、MPO、cCD3、CD10、CD20、NG2、sIgM、cIgM 及其他髓系、淋系标志。一群异常髓系幼稚细胞（占 13.59%），表达 CD33、CD38、CD123、CD64、MPO，部分表达 CD11b，不表达 CD34、CD117、HLA-DR、CD13、CD19、CD10、cCD3、cCD79a、CD22、TDT、CD85k、CD66c 及其他髓系、淋系标志。根据 WHO 诊断标准考虑 MPAL（B/My）表型，请结合形态、细胞化学及遗传学检查。

② 56 种血液病融合基因提示，WT1 阳性，EVI1 定量 0.21%。

③ FISH 检测提示，*CDKN2A/CEP9* 基因缺失阳性，*ZNF384* 基因重排阳性，*BCR::ABL1* 融合基因、*ETV6::RUNX1* 融合基因、*MLL* 基因重排、*MYC* 基因重排、*TCF3::PBX1* 融合基因均阴性，部分细胞可见 3 个 MYC 基因信号。

④ 染色体分析提示，46,XY,i（8）（q10）[6]/46，XY [9]。

【诊断】

急性混合表型白血病（B/My）。

【讨论】

混合表型急性白血病（MPAL）是指表达两类或两类以上造血系列抗原的白血病，属于急性白血病中的一种高危亚型。儿童和成人均可发病，中位年

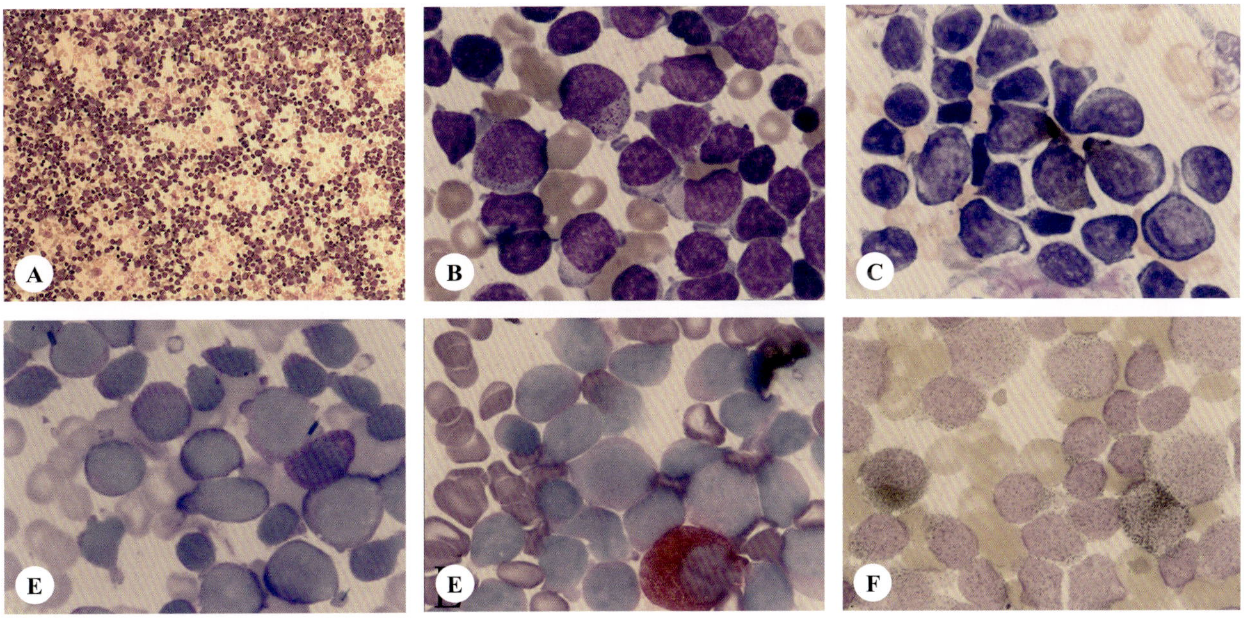

▲ 图 43-3 骨髓细胞形态学检查，可见大量原始细胞（A. 低倍镜；B. 油镜；C. MPO 染色；D. PAS 染色；E. AS-DCE 染色；F.ANAE 染色）

细胞形态学检查：

(1) 骨髓取材良好，涂片及染色满意。

(2) 骨髓有核细胞增生极度活跃。

(3) 早幼粒以下阶段粒细胞占 5.5%。部分中性粒细胞可见核浆发育不平衡及颗粒减少。

(4) 红系增生明显受抑，占 2.0%。成熟红细胞大小不均，染色尚可，偶见嗜多色性及嗜碱性点彩红细胞。

(5) 成熟淋巴细胞占 27.0%。

(6) 可见原始细胞占 64.5%，其胞体大小不一，类圆形或不规则形；胞核类圆形，染色质较粗，少部分细胞可见核仁；胞质蓝色，量不定，部分胞体较大者可见数目不等的紫红色颗粒。

(7) 巨核系增生活跃，全片共数巨核细胞 137 个，分类 25 个，颗粒型巨核细胞 21 个、产板型巨核细胞 2 个、裸核型巨核细胞 2 个。血小板少见，散在分布。

(8) 未见寄生虫。

(9) 细胞化学染色：MPO（+5%，-95%），PAS（偶见颗粒状 +），AS-DCE（-），ANAE（±），加 NaF（部分抑制），α-NBE（-）

龄 35 岁，男女比例为（1.2～1.5）：1。临床上较少见，占所有急性白血病的 2%～5%。患者发病时白细胞数多升高，同时伴有不同程度的贫血及血小板减少，可出现疲劳、感染及出血等症状，还可出现肝大、脾大、淋巴结肿大、骨痛、皮疹、胸腔积液等表现。

MPAL 的原始细胞可以是一群，即原始细胞同时表达两类或两类以上造血系列的抗原，又称为急性双表型白血病（acute biphenotypic leukemia）；也可以是两群，两群原始细胞分别来源于不同的造血系列，也称为急性双系列型白血病（acute bilineage leukemia）。既往诊断急性双表型白血病或急性双系列型白血病，主要参考的是 Catovsky 积分系统或者欧洲的 EGIL 积分系统，都要求每个系列积分>2 分才能诊断。2008 年 WHO 在将这类疾病统一命名为 MPAL 的同时提出了新的诊断标准，并结合流式细胞术、免疫组织化学、细胞化学等多种手段界定白血病干细胞的分化特征，将 MPAL 分为 B/My-MPAL，T/My-MPAL，B/T-MPAL，MPAL 伴（9；22）(q34；q11)；BCR-ABL1 及 MPAL 伴（v；11q23）；MLL 重排等。该标准依赖更少的标志物及简单算法，逐渐替代了 EGIL 系统。《WHO 造血与淋巴组织肿瘤分类》2016 年的修订版及 2022 年的第 5 版都继续沿用了 2008 年标准（表 43-2），但在第 5 版中也作了部分修订：鉴于谱系不明急性白血病（acute leukemia of ambiguous lineage，ALAL）和 MPAL 的临床和免疫表型特征有重叠，且具有共同的分子致病机制，因此将 ALAL 和 MPAL 归为一类，并将伴特定遗

表 43-2　WHO 混合表型急性白血病的谱系确定标准

WHO 混合表型急性白血病的谱系确定标准	
B 系	
CD19 强表达时[a]	且≥1 个强表达 CD10、CD22 或 CD79a[c]
CD19 弱表达时[b]	且≥2 个强表达 CD10、CD22 或 CD79a[c]
T 系	
CD3（胞质或胞膜）[d]	流式细胞检测：强度超过成熟 T 细胞的 50%；或者免疫组织化学染色：非 zeta 链抗体阳性
髓系	
髓过氧化氢酶（MPO）	强度超过成熟中性粒细胞的 50%
单核细胞分化	≥2 个标记表达 非特异性酯酶、CD11c、CD14、CD64 或溶菌酶

注：a. 经流式细胞仪检测 CD19 强度超过正常 B 祖细胞的 50%；b. 经流式细胞仪检测 CD19 强度低于正常 B 祖细胞的 50%；c. 如果不考虑 T 系，则可不使用 CD79a；d. 使用抗 CD3ε 链抗体

传学异常的 ALAL/MPAL 与仅基于免疫表型定义的 ALAL/MPAL 分开呈现（表 43-3）。

表 43-3　谱系不明急性白血病的分类

具有明确遗传学异常的谱系不明的急性白血病

- MPAL 伴 *BCR*∷*ABL1* 融合基因
- MPAL 伴 KMT2A 重排

具有其他特定遗传学异常的谱系不明的急性白血病

- MPAL 伴 ZNF384 重排
- ALAL 伴 BCL11B 重排

谱系不明的急性白血病，免疫表型定义

- MPAL，B/My
- MPAL，T/My
- MPAL，罕见类型
- ALAL，NOS
- 急性未分化白血病

诊断 MPAL 还需注意 4 点。

(1) 部分 AML 伴 RUNX1∷RUNX1T1、AML 伴 CBFB∷MYH11、APL、FGFR1 重排、CML 急变期、AML-MRC 和治疗相关 AML 可显示出双表型或双系列急性白血病的免疫表型，但不能诊断为 MPAL。

(2) ETP-ALL 可表达一个或多个髓系 / 干细胞标记，包括 CD34、CD117、HLA-DR、CD13、CD33、CD11b 和 CD65，应注意鉴别。ETP-ALL 表达 CD7，还可表达 cCD3、CD2 和（或）CD4，极少数病例表达 sCD3，不表达 CD8 和 CD1a。CD5 常为阴性，若为阳性，阳性率不超过 75%。MPO 阴性，因为 MPO 阳性同时又符合 ETP-ALL 免疫表型的白血病可能更符合 T/ 髓系混合表型急性白血病的标准。

(3)《WHO 造血与淋巴组织肿瘤分类》未明确流式细胞术显著表达 MPO 的阈值。EGIL 作者提出的阈值和 FAB 分类中 3% 的 MPO 阈值，都不是从实验生物学中定义的，而是从专家基于当时使用的技术排除非特异性染色安全阈值意见中定义的。由于流式细胞术实验室检测方法灵敏度和特异性可能不同，因此各个实验室必须根据其选择的试剂和对照组开发解释真正阳性表达的经验。

(4) 尽管 MPO 在确定髓系表达方面具有较高的特异性，但《WHO 造血与淋巴组织肿瘤分类》将其单独作为一条标准是有问题的。可能是由于检测技术的原因，有几种抗 MPO 抗体在流式细胞术或免疫组化中都显示出与 B 淋巴细胞白血病 / 淋巴瘤的反应性，流式细胞术显示 MPO 呈阳性但实际上应该是非特异性染色。少数典型的 B-ALL 病例流式免疫分型显示 MPO 阳性，其临床意义尚不明确。因此，当原始细胞为具有典型前体 B 淋巴细胞表型的单一细胞群，同时流式 MPO 弱阳性为髓系分化的唯一证据时，不应考虑 MPAL。需增加其他检测，如细胞化学

MPO 阳性、CD117 表达及 CD13 和 CD33 强表达时，才可诊断 MPAL。

目前，MPAL 尚无标准治疗方案，St.Jude 儿童医院曾定义：长春新碱 + 柔红霉素 + 门冬酰胺酶 + 泼尼松为 ALL 方案、阿糖胞苷 + 柔红霉素 + 依托泊苷为 AML 方案。中国医学科学院北京协和医学院血液病医院将 VDLP 定义为 ALL 方案，MAE 定义为 AML 方案，VDALP、IOAP、MAEVP 定义为联合方案。近年来有规模的 Meta 分析及多中心回顾性临床资料显示 MPAL 患者更能从 ALL 方案或联合方案中获益，ALL 方案与联合方案 CR 率（73.9%、75%）相近，均高于 AML 方案（53.5%）。

本病例中，患者因白细胞高、贫血、血小板减少入院，骨髓涂片检查显示存在两群原始细胞，流式免疫分型证实存在一群异常 B 淋巴母细胞和一群异常髓系幼稚细胞。然后，结合其染色体、融合基因等结果，最终确诊为 MPAL，B/My。

病例44　慢性粒细胞白血病

【病例概况】

1. 一般情况：女，12岁。

2. 主诉：乏力2个月。

3. 现病史：患儿2个月前出现乏力、懒动，时有运动后憋气，磕碰处可见结节形成，较难消退，未予特殊处理，患儿乏力感渐增。今为求进一步诊治就诊于本院门诊。查血常规结果提示，白细胞数 $636.11\times10^9/L$、血红蛋白 87g/L、血小板 $1049\times10^9/L$，白细胞不分类，建议住院治疗。

4. 体格检查：T 38.4°C，P 114次/分，R 25次/分，BP 120/79mmHg。身高152cm，体重36kg，疼痛评分：0分。神志清，精神可，咽稍红。全身散在多处皮下结节，质韧，无粘连，无压痛。腹部外形平坦，触感较硬，肝脾触诊不清。

5. 实验室检查

(1) 血常规（表44-1，图44-1）。

(2) 外周血涂片镜检（图44-2）。

(3) 其他实验室检查：总胆红素 8.12μmol/L、直接胆红素 4.82μmol/L、间接胆红素 3.3μmol/L、丙氨酸氨基转移酶 7.34U/L、天冬氨酸氨基转移酶 29.67U/L、尿素 6.31mmol/L、肌酐 54.35μmol/L、尿酸 609.63μmol/L↑、乳酸脱氢酶 1265.15U/L↑。

(4) 影像学检查：上腹部CT显示，巨脾。

(5) 骨髓细胞学检查（图44-3）。

【诊断】

慢性粒细胞白血病（chronic myelogenous leukemia，CML）。

表44-1　入院当天血常规结果

项目名称	结　果	单　位	参考区间	项目名称	结　果	单　位	参考区间
白细胞计数	636	$10^9/L$	4.6～11.9	嗜酸性粒细胞绝对值	19.52	$10^9/L$	0.04～0.74
红细胞计数	2.52	$10^{12}/L$	4.3～5.7	嗜碱性粒细胞绝对值	1.88	$10^9/L$	0～0.1
血红蛋白浓度	87	g/L	121～158	红细胞压积	21.4	%	37～47
血小板计数	1049	$10^9/L$	177～446	平均红细胞体积	84.9	fl	77～92
中性粒细胞百分比	—	%	32～71	平均红细胞血红蛋白含量	34.4	pg	26～34
淋巴细胞百分比	—	%	22～57	平均红细胞血红蛋白浓度	405	g/L	309～359
单核细胞百分比	—	%	2～11	红细胞体积分布宽度标准差（RDW-CV）	14.4	%	11～16.5
嗜酸性粒细胞百分比	3.1	%	0.5～9	红细胞体积分布宽度变异系数（RDW-SD）	47.5	fl	35～54
嗜碱性粒细胞百分比	0.3	%	0～1	血小板平均体积	11.4	fl	5～10
中性粒细胞绝对值	—	$10^9/L$	1.7～7.4	血小板压积	1.19	%	0.06～0.3
淋巴细胞绝对值	—	$10^9/L$	1.7～4.7	大血小板比值	35.5	%	15～30
单核细胞绝对值	—	$10^9/L$	0.15～0.86	血小板体积分布宽度	17	%	9～17

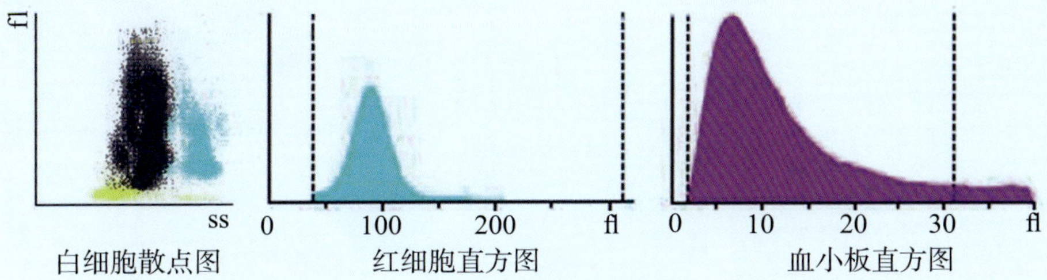

◀ 图 44-1　白细胞散点图、红细胞直方图、血小板直方图

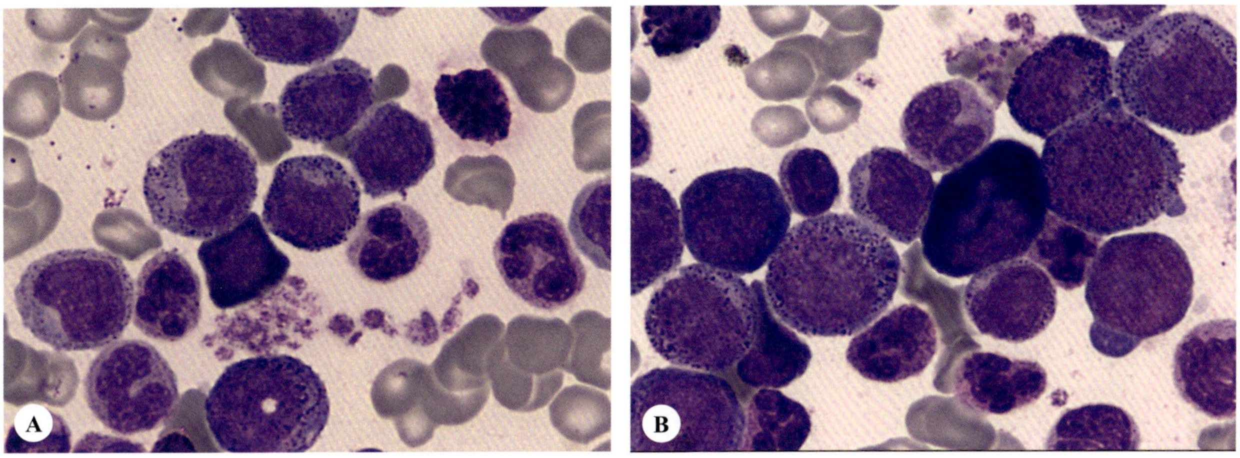

▲ 图 44-2　外周血细胞形态，可见大量中性中、晚幼粒细胞及嗜碱性粒细胞

EDTA 抗凝血镜检：白细胞数量明显增多，分类 100 个白细胞，原始粒细胞 1%、早幼粒细胞 2%、中性中幼粒细胞 18%、中性晚幼粒细胞 17%、中性杆状核粒细胞 27%、中性分叶核粒细胞 25%、淋巴细胞 1%、嗜酸性粒细胞 4%、嗜碱性粒细胞 5%；红细胞形态尚可；血小板数量明显增多，散在或成堆分布

【讨论】

慢性粒细胞白血病是一类起源于造血干细胞，以中性粒细胞增殖为主的骨髓增殖性肿瘤。发病率为（1～2）/10 万，男性稍多见。该病任何年龄均可发病，诊断时的中位年龄为 50—70 岁，在成人中约占新诊断白血病的 15%。儿童发病率极低，美国流行病监测与最终治疗结果数据显示 CML 在小于 15 岁白血病患者中仅占 2%，在 15—19 岁白血病患者中占 9%，CML 在这 2 个年龄段中的年发病率分别为（0.6～1.0）/100 万和 2.1/100 万。

CML 具有特征性的 t（9；22）（q34；q11.2）染色体易位，可形成费城染色体和 *BCR*∷*ABL1* 融合基因。由于 BCR 基因断裂点位置的不同可形成不同的 BCR∷ABL1 编码蛋白，最常见的融合蛋白为 P190、P210、P230，不同类型的融合蛋白具有不同的临床表型。P190 CML 可表现为单核细胞增多，从而类似于 CMML；P210 CML 为经典型 CML；而 P230 CML 可表现为显著的中性粒细胞成熟和（或）明显的血小板增多。

未治疗的 CML 自然病程为 2 个或 3 个阶段，即初始为惰性慢性期（CP）随后为加速期（AP）、急变期（BP）或为其中的 2 个。大多数患者在慢性期确诊，20%～40% 在诊断时无症状，仅在常规体检时发现白细胞数增高。常见症状包括乏力、体重减轻、盗汗、脾大和贫血。少数患者以急变为首发表现，一般状况较差，有重度贫血、血小板减少和巨脾等。

CP 期时外周血白细胞增多［（12～1000）×10^9/L，中位数为 100×10^9/L］，主要是各成熟阶段的中性粒细胞，其中以中幼粒至杆状核粒细胞的百分比最高，原始细胞通常占白细胞的 2% 以下，各阶段没有明显的发育异常。总是有绝对性嗜碱性粒细胞增多，常见嗜酸性粒细胞增多。单核细胞可有绝对性增多，但单核细胞的比例通常<3%（P190 BCR∷ABL1 亚型的病例除外）。血小板计数正常或升高至≥1000×10^9/L，血小板减少不常见。骨髓有核细胞增多，主要为粒系增生，成熟状况与外周血类似。

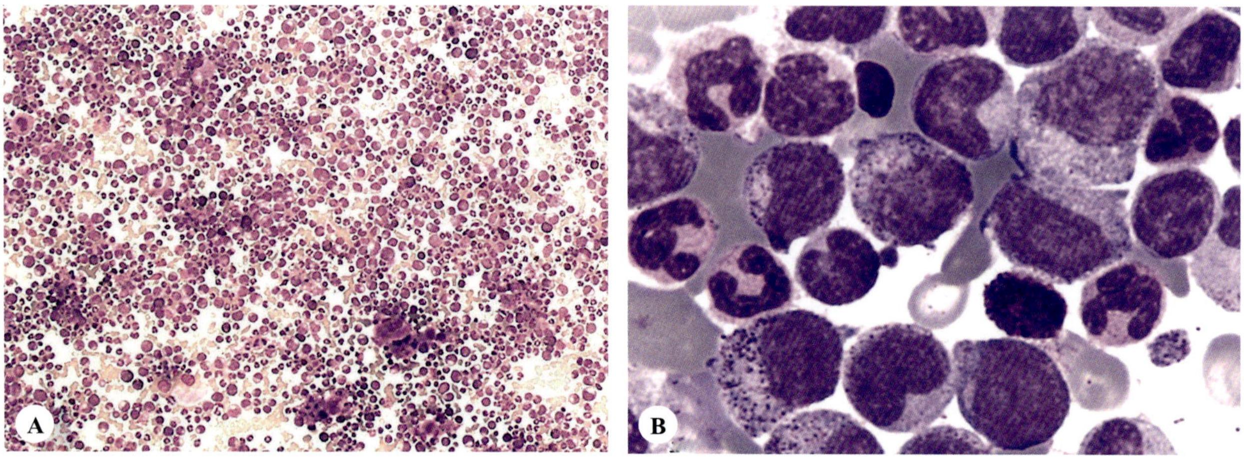

▲ 图 44-3　骨髓细胞形态学检查，骨髓粒系增生极度活跃，未见病态发育

细胞形态学检查：

(1) 骨髓取材良好，涂片染色满意。

(2) 骨髓有核细胞增生极度活跃，粒：红 = 97.00：1，比例明显升高。

(3) 粒系增生极度活跃，占 97.0%，比例明显升高。可见原始粒细胞占 2.5%，早幼粒以下阶段粒细胞占 94.5%，其中中性粒细胞占 80.5%，嗜酸性粒细胞占 4.5%，嗜碱性粒细胞占 3.0%。

(4) 红系增生受抑，占 1.0%，比例偏低。成熟红细胞大小不均，染色尚可。

(5) 淋巴系占 0.5%。

(6) 巨核系增生明显活跃，全片共数巨核细胞＞150 个，分类 25 个，颗粒型巨核细胞 1 个、产板型巨核细胞 24 个。血小板明显多见，散在或成堆分布。

(7) 未见寄生虫。

(8) 碱性磷酸酶染色（血片）：阳性率 4%，积分 4 分

原始细胞通常占骨髓有核细胞的 5% 以下，≥10% 提示疾病进展。红系细胞多少不定，但红系细胞岛的数目和大小通常减少。巨核细胞数量可正常或略有减少，但 40%～50% 的病例表现出中度至显著的巨核细胞增殖。巨核细胞较正常巨核胞体小、胞核分叶少，称为“侏儒型巨核细胞”，但不同于真正的微小巨核细胞。嗜酸性粒细胞和嗜碱性粒细胞通常增多。假戈谢细胞及海蓝组织细胞常见。

1. 诊断标准

典型的临床表现，合并 Ph 染色体和（或）BCR :: ABL 融合基因阳性即可确定诊断。

2. CML 的分期

(1) 慢性期：①外周血或骨髓中原始细胞＜10%；②没有达到诊断加速期或急变期的标准。

(2) 加速期：①治疗无效的白细胞持续性或进行性增多（$>10\times10^9/L$）和（或）脾脏持续性或进行性增大；②治疗不能控制的持续性血小板增多（$>1000\times10^9/L$）③与治疗无关的持续血小板减少（$<100\times10^9/L$）；④治疗过程中出现 Ph 染色体基础上的克隆性细胞遗传学演变；⑤外周血中嗜碱性粒细胞≥20%；⑥外周血或骨髓中原始细胞占 10%～19%。其中 1～4 项与慢性期向加速期转变相关，5、6 项更常提示加速期向急变期的转变。

(3) 急变期：①外周血或骨髓中原始细胞≥20%；②髓外原始细胞浸润；③骨髓中大片区域的原始细胞灶性聚集。

通过 TKI 治疗和精细的疾病监测，CML 进展到晚期的发生率明显降低，患者 10 年总生存率为 80%～90%。因此，AP 这一定义变得不再重要，ABL1 突变和（或）额外的细胞遗传学异常引起的耐药及进展为 BP 是本病的关键属性。因此，在第 5 版 WHO 分类中，AP 被去掉以强调与 CP 进展和 TKI 耐药相关的高风险特征。新版 BP 的标准：①外周血或骨髓中髓系原始细胞≥20%；②存在原始细胞髓外增殖；③外周血或骨髓中原始淋巴细胞增多。原始淋巴细胞的最佳临界值和低水平 B 淋巴母细胞的意义尚不清楚，有待进一步的研究。

与成人 CML 相比，儿童 CML 具有一些不同之处，如更具侵袭性，包括初诊时白细胞计数更高、脾大更明显，更多患儿在初诊时已经进入进展期

（10%）；初发 CML-BP 患儿更多为淋巴细胞系免疫表型，且髓外白血病发生频率也更高（35%）；60% 的患儿具有 *ASXL1* 基因突变而在成人中只有 15% 有此突变；儿童 CML 出现肿瘤突变驱动基因的比例也更大。

尽管儿童 CML 具有更多侵袭性特征，但研究表明，儿童患者接受伊马替尼作为一线治疗的 5 年总生存率（OS）及 5 年无进展生存率（PFS）分别为 94% 和 92%，在年轻成人患者中 8 年 PFS 为 92%，两个群体生存率数据具有一致性。

病例 45　恶性肿瘤骨髓转移

【病例概况】

1. 一般情况：女，1 月龄。

2. 主诉：咳嗽 4～5 天。

3. 现病史：患儿 4～5 天前出现咳嗽，日咳嗽 4～5 次，2～5 声 / 次，略憋气，吃奶明显减少，病程中最高体温 37.1°C，1 天前就诊于当地医院，完善血常规检查提示，血红蛋白示 89g/L、血小板 86×10^9/L，建议上级医院就诊。遂于我院就诊，完善胸部 CT 扫描提示“支气管肺炎”。为求进一步治疗，收入院。

4. 体格检查：T 37.0°C，P 150 次 / 分，R 40 次 / 分，BP 88/61mmHg。身长 60cm，体重 5.8kg，疼痛评分：0 分。神志清，精神反应可，三凹征阳性，鼻通气阻塞，有分泌物，咽部略充血，双肺呼吸音粗，可闻及散在痰鸣音。心音有力，律齐，未及杂音。腹略胀，无胃肠型及蠕动波。肝肋下 2cm，质地软，表面光滑，边缘钝，脾肋下未触及。四肢活动可，肢端暖。诊疗过程中出现腹部瘀斑，逐步加重，并伴会阴部水肿。

5. 实验室检查

(1) 血常规（表 45–1，图 45–1）。

(2) 外周血涂片镜检（图 45–2）。

(3) 其他实验室检查：C 反应蛋白 7.61mg/L、降钙素原 0.32ng/ml↑，丙氨酸氨基转移酶 13.03U/L、天冬氨酸氨基转移酶 78.57U/L↑、乳酸脱氢酶 2500.97U/L↑，神经元特异性烯醇化酶 158.6ng/ml↑、人绒毛膜促性腺激素 0.31mU/ml、甲胎蛋白 169.2ng/ml↑、癌胚抗原 0.86ng/ml、铁蛋白 531ng/ml

表 45–1　入院当天血常规结果

项目名称	结　果	单　位	参考区间	项目名称	结　果	单　位	参考区间
白细胞计数	11.97	10^9/L	5.6～14.5	嗜酸性粒细胞绝对值	0.41	10^9/L	0.06～1.22
红细胞计数	2.37	10^{12}/L	3.5～5.6	嗜碱性粒细胞绝对值	0.01	10^9/L	0～0.14
血红蛋白浓度	74	g/L	99～196	红细胞压积	23.3	%	29～57
血小板计数	92	10^9/L	203～653	平均红细胞体积	98.1	fl	73～105
中性粒细胞百分比	30.4	%	7～51	平均红细胞血红蛋白含量	31.4	pg	24～37
淋巴细胞百分比	50.5	%	34～81	平均红细胞血红蛋白浓度	320	g/L	305～361
单核细胞百分比	15.6	%	3～18	红细胞体积分布宽度标准差（RDW-CV）	16.5	%	11～16.5
嗜酸性粒细胞百分比	3.4	%	0.8～11	红细胞体积分布宽度变异系数（RDW-SD）	60.9	fl	35～54
嗜碱性粒细胞百分比	0.1	%	0～1	血小板平均体积	12	fl	5～10
中性粒细胞绝对值	3.64	10^9/L	0.6～7.1	血小板压积	0.11	%	0.06～0.3
淋巴细胞绝对值	6.04	10^9/L	3.2～10.7	大血小板比值	39.8	%	15～30
单核细胞绝对值	1.87	10^9/L	0.25～1.89	血小板体积分布宽度	16.8	%	9～17

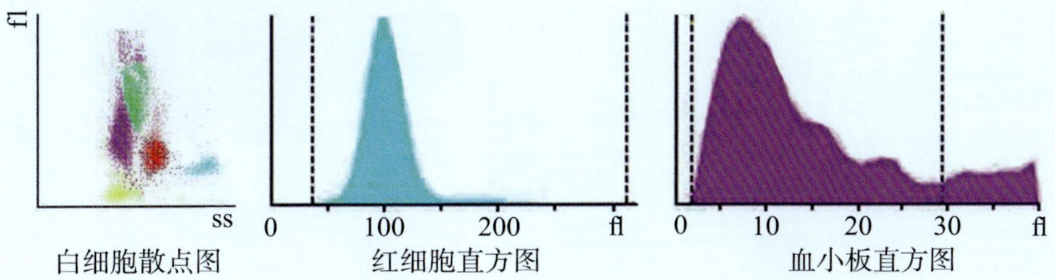

◀ 图 45-1　白细胞散点图、红细胞直方图、血小板直方图

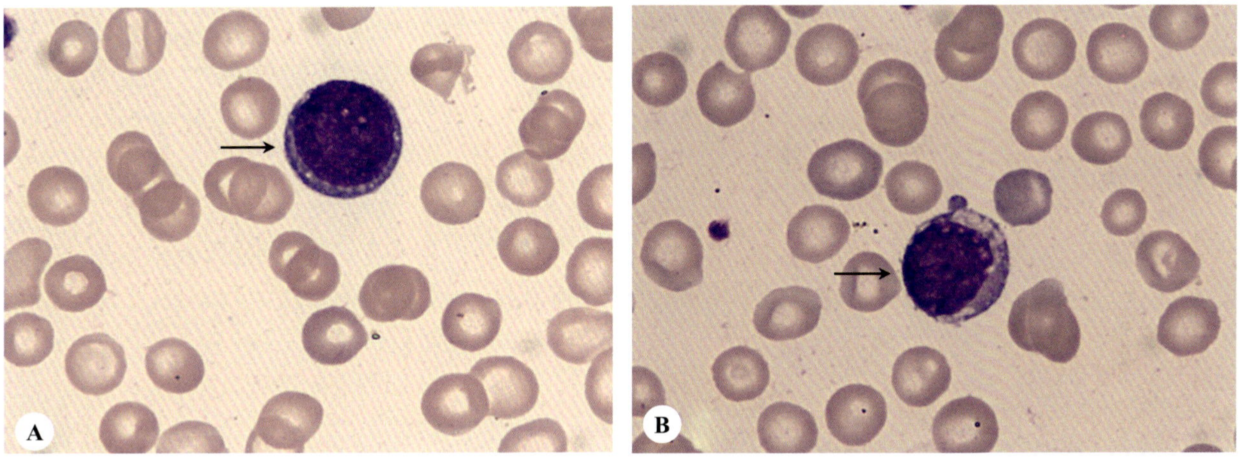

▲ 图 45-2　外周血细胞形态，可见分类不明细胞（箭）

EDTA 抗凝血镜检，分类 100 个白细胞，中性中幼粒细胞 4%、中性晚幼粒细胞 1%、中性杆状核粒细胞 11%、中性分叶核粒细胞 13%、淋巴细胞 49%、单核细胞 10%、嗜酸性粒细胞 4%、嗜碱性粒细胞 1%，另见 7% 分类不明细胞，此类细胞胞体大，呈圆形，核染色质细致，胞质量中等，部分可见空泡；红细胞大小不均，可见嗜多色性红细胞和有核红细胞，白细胞：有核红细胞 =100 ∶ 1；血小板散在可见，未见聚集

↑，呼吸道病原体核酸 13 项检测：金黄色葡萄球菌阳性、耐甲氧西林葡萄球菌阳性。

(4) 骨髓细胞学检查（图 45-3）。

(5) 影像学检查：腹部超声提示，腹膜后弥漫肿大淋巴结，聚集成团，建议进一步检查。腹部 CT 提示：①上下腹部腹膜后多发团块状、结节状软组织密度影，考虑恶性可能性大；②腹腔及腹膜后多发肿大淋巴结，部分融合；③腹盆部、腹壁及腰背部广泛水肿，多发结节，不除外合并神经纤维瘤；④胸椎骨质改变；⑤肝脏体积增大，内异常强化结节影，考虑转移可能；⑥脾大；⑦双肾及输尿管改变，考虑转移可能。

胸部 CT 提示：①肺内渗出性改变，间质为主；②胸背部皮下见多发结节状软组织影；③双侧肩胛骨、胸椎及双侧肋骨多发骨质改变；④双侧锁骨上窝及双侧腋下见多发肿大淋巴结影。

(6) 流式、基因、染色体相关检查

①免疫分型示：异常细胞群占有核细胞的 81%，强表达 CD9，表达 CD71，部分表达 CD56、CD7 及 CD81，不表达 CD45 及其他血液细胞相关抗原，不除外转移瘤。

②其余检查项目未做。

【诊断】

恶性肿瘤骨髓转移。

【讨论】

许多恶性肿瘤都可以发生骨髓转移，当发生骨髓转移时，骨髓穿刺干抽较多见，涂片有核细胞多少不一，以少（可几乎不见骨髓细胞）和一般细胞量居多，在涂片尾部可见成团或成簇状（造血细胞肿瘤几乎不黏附成团）的肿瘤细胞，同时可见少量散在肿瘤细胞。肿瘤细胞的数量多少不一，有些病例肿瘤细胞极少，甚至在仔细检查近十张涂片后仅检出一两簇肿瘤细胞；还有部分患者肿瘤骨髓转移时，骨髓细胞呈坏死象。准确的识别恶性肿瘤细胞，不

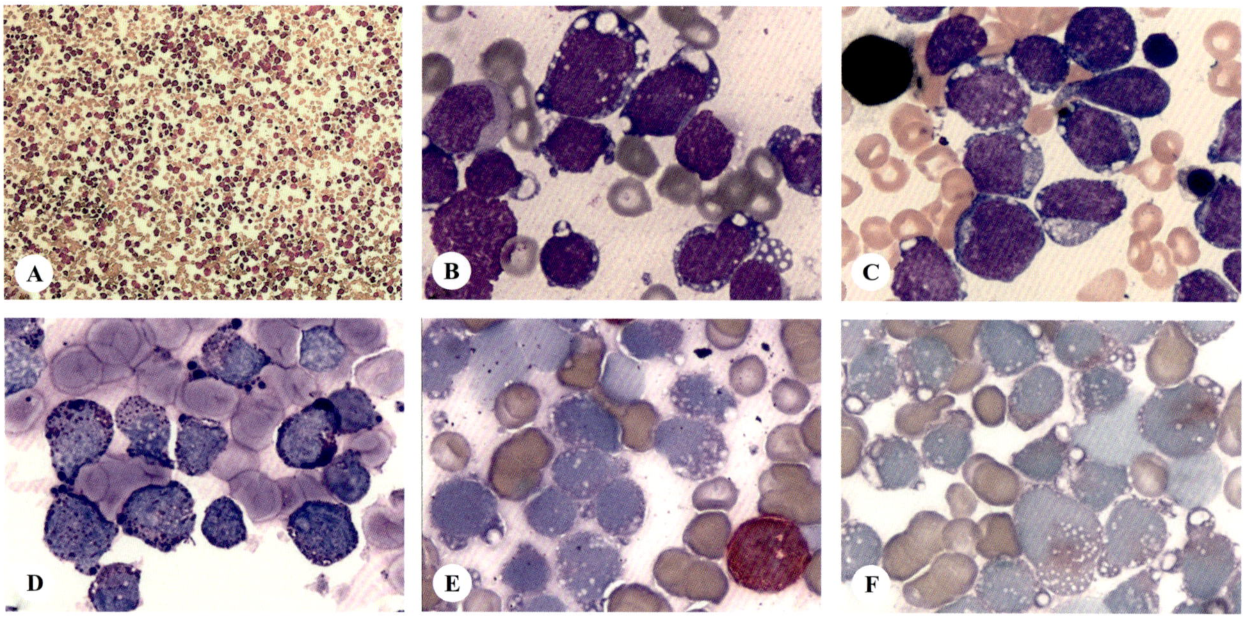

▲ 图 45-3　骨髓细胞形态学检查，可见大量异常细胞（A. 低倍镜；B. 油镜；C. MPO 染色；D. PAS 染色；E. AS-DCE 染色；F. ANAE 染色）

细胞形态学检查：

(1) 骨髓取材良好，涂片及染色满意。

(2) 骨髓有核细胞增生明显活跃。退化细胞易见。

(3) 早幼粒以下阶段粒细胞占 6.0%。

(4) 中晚幼红细胞占 2.0%。成熟红细胞轻度大小不均，染色尚可。

(5) 可见一类异常细胞，占 85.5%，其胞体较大，类圆形或不规则形；胞核类圆形或不规则形，可见凹陷折叠切迹及双核，染色质较细，部分细胞可见核仁；胞质蓝色，量中等，可见较多空泡。

(6) 全片共数巨核细胞 27 个，其中颗粒型巨核细胞 26 个，产板型巨核细胞 1 个。血小板可见，散在分布。

(7) 未见寄生虫。

(8) 细胞化学染色：MPO（-），PAS（+++），AS-DCE（-），ANAE（偶见 ±），加 NaF（部分抑制），α-NBE（-）

仅可以辅助临床诊断，亦可协助临床对肿瘤进行分期和预后判断。

儿童恶性实体瘤主要包括中枢神经系统肿瘤、神经母细胞瘤（neuroblastoma，NB）、视网膜母细胞瘤、肾母细胞瘤、横纹肌肉瘤、生殖细胞瘤、骨肉瘤等，发病率不高，却是儿童死亡的主要原因，约占所有儿童恶性肿瘤的 60%。部分病例中，肿瘤细胞可转移至骨髓，进而引起骨髓结构破坏和造血功能紊乱。最常见的可侵犯骨髓的儿童实体瘤是神经母细胞瘤，其次是横纹肌肉瘤、尤因肉瘤，在骨髓涂片上，这三种肿瘤细胞的形态各有特点。

1. 神经母细胞瘤细胞直径为 12～35μm，细胞圆形、类圆形或不规则形；细胞核大，约占细胞体积的 2/3，呈圆或类圆形，可见折叠或凹陷，少数可见双核及多核，呈“人、八、品”字形排列；染色质呈紫红色粗颗粒状，部分细胞可见一至数个核仁；胞质量多少不一，浅紫蓝色或淡紫红色，少数可有空泡及细小颗粒；细胞质相互融合、界限不清，呈站队样、砌墙样及“菊花团”样排列。瘤细胞间可有红色纤维丝连接。

2. 横纹肌肉瘤细胞直径为 10～28μm，以圆形、椭圆形为主，染色质呈粗颗粒状，核仁 0～4 个，细胞核可见双核、三核及多核，胞质量中等呈薄纱状，染灰蓝色或浅粉色，细胞核可见空泡，胞质边缘可见空泡呈串珠样排列。国际病理协作组织将横纹肌肉瘤分为 4 种组织学类型，即胚胎型、腺泡型、混合型和多形型。骨髓涂片中胚胎型横纹肌肉瘤细胞间多数融合，而腺泡型横纹肌肉瘤细胞间多数不融合。

3. 尤因肉瘤细胞大小显著不一，呈内皮细胞样、网状细胞样、粒单细胞样；胞核（椭）圆形，无明显凹陷，染色质浓集不一，可见位于胞核中间的多为单个的核仁；胞质量少或中等，呈多色性或嗜碱性。

在本病例中，骨髓可见一类异常细胞，其胞体较大，类圆形或不规则形，胞核类圆形或不规则形，可见凹陷折叠及双核，染色质较细致，部分细胞可见核仁，胞质蓝色量中等，可见较多空泡，形态学不排除横纹肌肉瘤可能。除横纹肌肉瘤外，骨髓涂片中细胞胞质带空泡的疾病还有 BPDCN、DLBCL、Burkitt、MM、浆母细胞淋巴瘤、ALL、AML-M0、AML-M1、AML-M2b、AML-M5、纯红细胞白血病、AML 伴 CEBPA 双等位基因突变、MDS、肥大细胞增生症、尼曼 – 匹克病、铜缺乏性贫血、Pearson 综合征、VEXAS 综合征、转移癌、尤因肉瘤、神经母细胞瘤等。因此，骨髓涂片中发现带空泡的异常细胞时，需仔细观察形态特征，除考虑血液系统疾病外，还需排除恶性实体瘤骨髓转移的可能。

病例 46　神经母细胞瘤

【病例概况】

1. 一般情况：男，10 月龄。

2. 主诉：发现哭闹、运动减少 10 天。

3. 现病史：10 天前患儿玩闹时，扭伤左大腿，当即哭闹，正常活动减少，后至当地医院就诊，患儿一般情况可，未予特殊处理。近来患儿哭闹加重，站立行走减少，遂来我院就诊，行 X 线检查，诊断为“左侧股骨颈骨折，下肢骨质破坏”，建议住院进一步治疗，遂以“左股骨颈骨折、下肢骨质破坏”收入院。

4. 体格检查：T 36.5℃，P 112 次 / 分，R 23 次 / 分。身长 78cm，体重 11.5kg，疼痛评分：0 分。左大腿外观正常，髋关节压痛阳性，骨擦音、骨擦感未查，左髋部主动活动减少，被动屈伸活动范围无明显受限。左足诸趾感觉、运动、末梢血供正常。

5. 实验室检查

(1) 血常规（表 46–1，图 46–1）。

(2) 外周血细胞形态学检查（图 46–2）。

(3) 其他实验室检查：糖类抗原 CA724 0.53U/ml、神经元特异烯醇化酶 60.59ng/ml ↑、糖类抗原 CA199 15.55U/ml、糖类抗原 CA125 13.50U/ml、甲胎蛋白 18ng/ml ↑、癌胚抗原 0.57ng/ml。

(4) 影像学检查

盆腔 CT 扫描提示：①左侧股骨颈骨质欠规整 – 骨折；②骶骨、双侧髂骨、坐骨、耻骨及股骨上段密度欠均匀。

下腹部 CT 扫描提示：①左侧输尿管腹段稍扩张；②左侧肾上腺结节。

表 46–1　入院当天血常规结果

项目名称	结　果	单　位	参考区间	项目名称	结　果	单　位	参考区间
白细胞计数	7.42	10^9/L	5.0～14.2	嗜酸性粒细胞绝对值	0.68	10^9/L	0.06～1.22
红细胞计数	3.96	10^{12}/L	4.1～5.5	嗜碱性粒细胞绝对值	0.01	10^9/L	0～0.14
血红蛋白浓度	97	g/L	103～138	红细胞压积	29.3	%	32～45
血小板计数	288	10^9/L	172～601	平均红细胞体积	74	fl	71～86
中性粒细胞百分比	14.1	%	9～53	平均红细胞血红蛋白含量	24.5	pg	24～30
淋巴细胞百分比	71.9	%	37～82	平均红细胞血红蛋白浓度	331	g/L	309～359
单核细胞百分比	4.7	%	2～14	红细胞体积分布宽度标准差（RDW-CV）	15.2	%	11～16.5
嗜酸性粒细胞百分比	9.1	%	0.8～11	红细胞体积分布宽度变异系数（RDW-SD）	40.4	fl	35～54
嗜碱性粒细胞百分比	0.2	%	0～1	血小板平均体积	9	fl	5～10
中性粒细胞绝对值	1.05	10^9/L	0.8～6.1	血小板压积	0.26	%	0.06～0.3
淋巴细胞绝对值	5.33	10^9/L	2.8～10.0	大血小板比值	19.5	%	15～30
单核细胞绝对值	0.35	10^9/L	0.15～1.24	血小板体积分布宽度	15.7	%	9～17

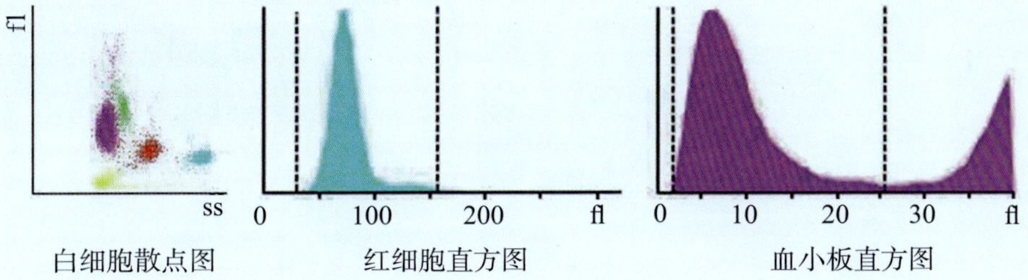

◀ 图 46–1　白细胞散点图、红细胞直方图、血小板直方图

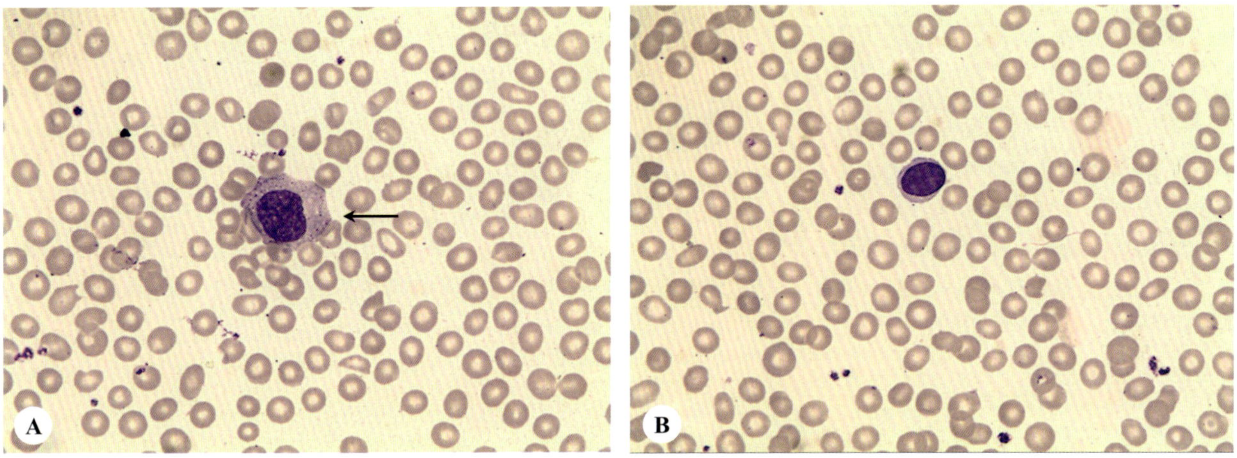

▲ 图 46–2　外周血细胞形态，偶见中幼粒细胞（箭）

EDTA 抗凝血镜检，分类 100 个白细胞，中性中幼粒细胞 1%、中性杆状核粒细胞 4%、中性分叶核粒细胞 9%、淋巴细胞 72%、单核细胞 6%、嗜酸性粒细胞 8%；红细胞形态尚可；血小板易见，散在分布

上腹部 CT 扫描提示：①胃内容物较多；②胆囊显示欠佳；③腰椎椎体密度欠均匀。

胸部 CT 扫描提示：①双肺多发结节；②双肺上叶条状影；③左侧胸腔少量积液；④部分胸椎椎体密度欠均匀。

盆腔及双下肢磁共振检查结果提示①左侧股骨病理性骨折可能性大；②扫及双侧髂骨、坐骨、耻骨、双侧股骨、胫腓骨、椎体多发异常信号并右胫骨内侧软组织异常信号，不除外骨与软组织血管瘤病。

(5) 骨髓细胞学检查

① 胸骨骨髓涂片检查（图 46–3）。

② 左股骨骨髓涂片检查（图 46–4）。

(6) 其他相关检查：外送神经母细胞瘤微小残留病灶相关抗原检测结果提示，CD45dim、CD56st 的异常细胞约占有核细胞的 0.52%，表达 CD9、CD81、GD2，符合神经母细胞瘤的免疫表型。

【诊断】

神经母细胞瘤。

【讨论】

神经母细胞瘤起源于肾上腺髓质或椎旁交感神经系统，是儿童期最常见的颅外实体恶性肿瘤，占儿童恶性肿瘤的 8%～10%，病死率达 15%。肿瘤好发部位为肾上腺髓质和腹膜后（占 50%～80%），其次为后纵隔脊椎旁、盆腔、颈部和下腹部交感神经链，偶尔可见于颅后窝或其他部位。患者可出现特征性的眼睑瘀斑（熊猫眼），男性稍多于女性。绝大多数患者血清神经元特异烯醇化酶及尿中儿茶酚胺含量升高。

神经母细胞瘤是异质性非常强的肿瘤，一些肿瘤可不经治疗自发消退，但大部分肿瘤发病隐匿，诊断时已出现全身转移（主要累及骨髓、骨骼、淋

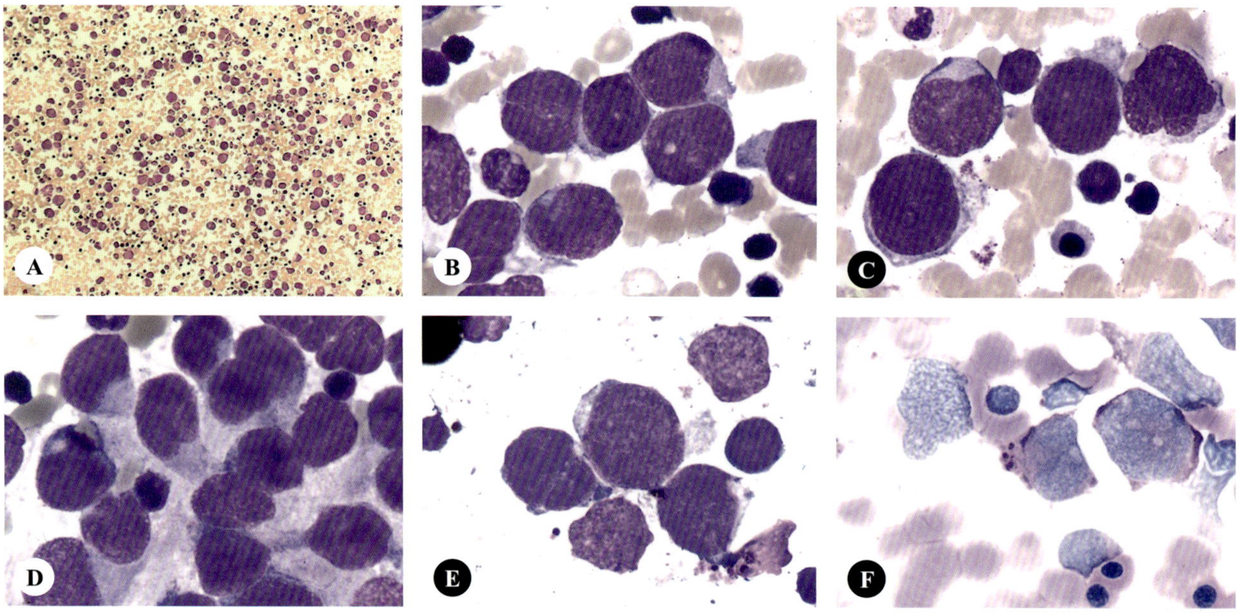

▲ 图 46–3　骨髓细胞形态学检查（胸骨），可见大量异常细胞，部分细胞胞质可见不规则状拖尾（A～D. 瑞特染色；E. MPO 染色；F. PAS 染色）

细胞形态学检查：

(1) 骨髓取材及涂片良好，染色满意。

(2) 骨髓有核细胞增生明显活跃。破碎细胞易见。

(3) 粒系增生活跃，占 31.5%，比例偏低。各阶段粒细胞形态尚可。

(4) 红系增生活跃，占 15.5%，比例尚可。幼红细胞形态尚可。成熟红细胞形态及染色尚可。

(5) 淋巴系增生活跃，占 30.0%，形态尚可。

(6) 巨核系增生活跃，全片共数巨核细胞＞150 个，分类 25 个，颗粒型巨核细胞 8 个、产板型巨核细胞 16 个、裸核型巨核细胞 1 个。血小板易见，散在或成堆分布。

(7) 另可见一类分类不明细胞，占 22.5%，其胞体巨大，类圆形或不规则形；胞核类圆形或不规则形，染色质细致，可见核仁。胞质量中等、灰蓝色，部分细胞可见不规则状拖尾。少量细胞呈小团分布。

(8) 未见寄生虫。

(9) 细胞化学染色：MPO（－），PAS（偶见颗粒状＋），AS-DCE（－），ANAE（－），加 NaF（－），α-NBE（－）

巴结和肝脏）并可快速进展以致最终致命。早发现、早诊断、早治疗有利于该病的预后。

NB 的诊断标准（符合以下 2 项中的 1 项即可）。

• 肿瘤组织在光学显微镜下获得肯定的病理诊断。

• 骨髓活检或穿刺发现特征性 NB 细胞，为小圆细胞，呈巢状或菊花团状排列或抗 GD2 抗体染色阳性，并且伴有尿香草扁桃酸升高，血神经元特异烯醇化酶升高。

病理组织学上 NB 分为 3 个亚型。①未分化型：神经母细胞团状、巢状排列被纤细和常不完整的间质分隔，未见神经节细胞样分化和神经纤维丝。②分化差型：＜5% 瘤细胞出现分化的神经母细胞或节细胞样分化，神经纤维丝背景，无或极少施万基质。③分化型：＞5% 瘤细胞出现分化（节细胞样，甚至成熟节细胞样），神经纤维丝常更丰富，施万基质可形成明显，但少于肿瘤的 50%。

绝大多数病例的神经母细胞瘤细胞在骨髓涂片上都有较典型的形态特征，如瘤细胞呈站队样、砌墙样及“菊花团”样排列；少数细胞可见双核或多核，呈“人、八、品”字形排列；细胞间可有红色纤维丝连接；片尾破碎细胞多见。

本病例中，患者第 1 次骨髓穿刺涂片中，仅见少量细胞团，极个别细胞带有较长的、浅蓝色带状拖尾，未见红色纤维丝。第 2 次送检骨髓涂片中，可见到少量细胞团，其中仅有几团细胞见到了红色纤维丝。这种不典型的形态学特征应该与肿瘤细胞分化较差有关。

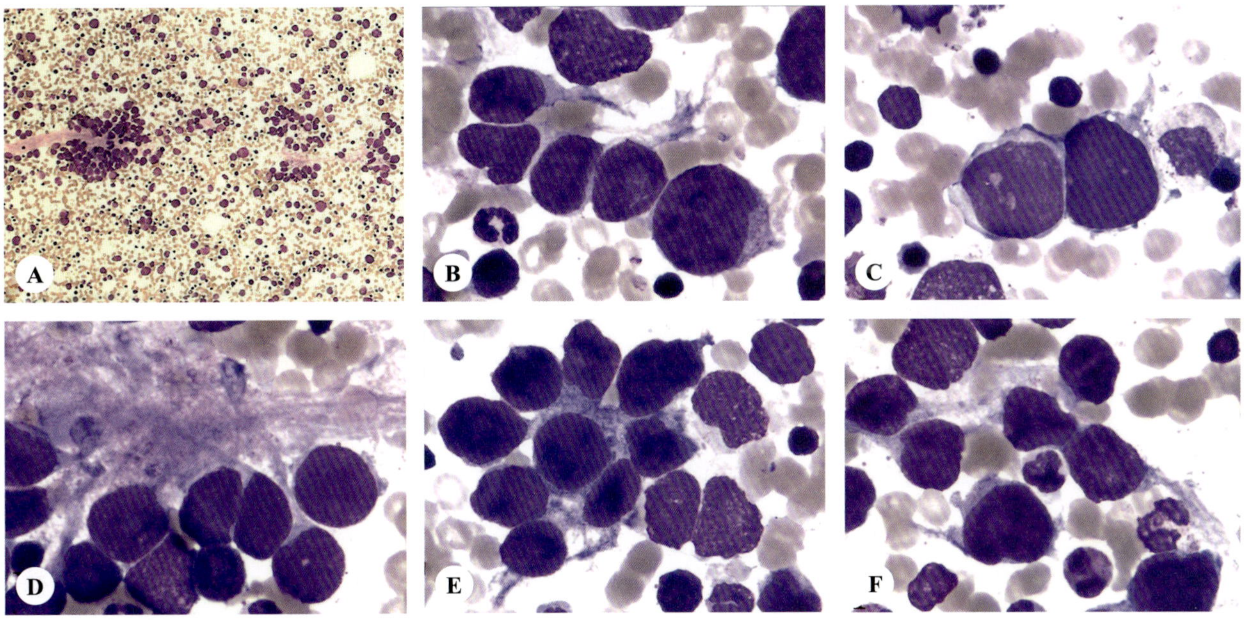

▲ 图 46-4　骨髓细胞形态学检查（左股骨），可见大量异常细胞，部分细胞胞质可见不规则状拖尾；少量细胞成团分布，细胞间可见红色纤维丝

细胞形态学检查：

(1) 骨髓取材及涂片良好，染色满意。

(2) 骨髓有核细胞增生明显活跃。破碎细胞易见。

(3) 粒系增生活跃，占 22.5%，比例偏低。各阶段粒细胞形态尚可。

(4) 红系增生活跃，占 9.0%，比例偏低。幼红细胞形态尚可。成熟红细胞形态及染色尚可。

(5) 淋巴系增生活跃，占 49.5%，形态尚可。

(6) 巨核系增生活跃，全片共数巨核细胞＞150 个，分类 25 个，颗粒型巨核细胞 14 个、产板型巨核细胞 11 个。血小板易见，散在或成堆分布。

(7) 可见一类异常细胞，占 18.5%，其胞体大小不一，类圆形或不规则形，可见胞体巨大者；胞质呈灰蓝色；胞核类圆形，可见扭曲变形，染色质颗粒状，核仁隐显不一。可见成团分布，细胞间可见红色纤维丝。形态学疑为神经母细胞瘤细胞骨髓转移？请结合病理及其他检查结果综合诊断。

(8) 未见寄生虫

病例 47　朗格汉斯细胞组织细胞增生症

【病例概况】

1. 一般情况：男，约 10 月龄。

2. 主诉：间断发热半个月，皮疹 5 天。

3. 现病史：患儿半月前无明显诱因出现发热，热峰为 38.3°C，频率 1 次 / 天，口服药物、静脉滴注，疗效不佳，5 天前出现皮疹，表现为颈部数枚针尖大小出血点，今日来我院门诊就诊，胸 CT 扫描提示：①支气管肺炎；②右侧少量胸腔积液；③右侧腋下数枚小淋巴结。诊断为“支气管肺炎”。

4. 体格检查：T 36.3°C，P 135 次 / 分，R 40 次 / 分。身长 77cm，体重 10kg，疼痛评分：0 分。神志清醒，反应可，面色苍白，面部、颈部、躯干部可见散在分布针尖至米粒大小出血点，双侧下颌部可扪及数个黄豆大小淋巴结，前囟容指尖；咽充血，双肺呼吸音粗，未闻及干湿啰音及胸膜摩擦音。腹软无压痛，无反跳痛，未触及包块，肝脏右肋下 4cm、剑突下 2cm、质韧、表面光滑边缘钝，脾肋下 5cm、质地软、表面光滑边缘钝，腹部叩诊呈鼓音，移动性浊音阴性，听诊肠鸣音正常。无下肢水肿，四肢肌力正常，肌张力正常。双侧 Babinski 征未引出，Kernig 征阴性。

5. 实验室检查

(1) 血常规（表 47–1，图 47–1）。

(2) 外周血涂片镜检（图 47–2）。

(3) 其他实验室检查：C 反应蛋白 14.85mg/L ↑、降钙素原 1.5ng/ml ↑。丙氨酸氨基转移酶 133.02U/L ↑、天冬氨酸氨基转移酶 108.47mmol/L ↑、乳酸脱氢

表 47–1　入院当天血常规结果

项目名称	结　果	单　位	参考区间	项目名称	结　果	单　位	参考区间
白细胞计数	10.51	10^9/L	5.0～14.2	嗜酸性粒细胞绝对值	0.01	10^9/L	0.06～1.22
红细胞计数	3.84	10^{12}/L	4.1～5.5	嗜碱性粒细胞绝对值	0	10^9/L	0～0.14
血红蛋白浓度	87	g/L	103～138	红细胞压积	26.4	%	32～45
血小板计数	76	10^9/L	172～601	平均红细胞体积	68.8	fl	71～86
中性粒细胞百分比	24.9	%	9～53	平均红细胞血红蛋白含量	22.7	pg	24～30
淋巴细胞百分比	70.6	%	37～82	平均红细胞血红蛋白浓度	330	g/L	309～359
单核细胞百分比	4.4	%	2～14	红细胞体积分布宽度标准差（RDW-CV）	17.3	%	11～16.5
嗜酸性粒细胞百分比	0.1	%	0.8～11	红细胞体积分布宽度变异系数（RDW-SD）	44.3	fl	35～54
嗜碱性粒细胞百分比	0	%	0～1	血小板平均体积	10.4	fl	5～10
中性粒细胞绝对值	2.62	10^9/L	0.8～6.1	血小板压积	0.07	%	0.06～0.3
淋巴细胞绝对值	7.41	10^9/L	2.8～10.0	大血小板比值	33.9	%	15～30
单核细胞绝对值	0.47	10^9/L	0.15～1.24	血小板体积分布宽度	16.3	%	9～17

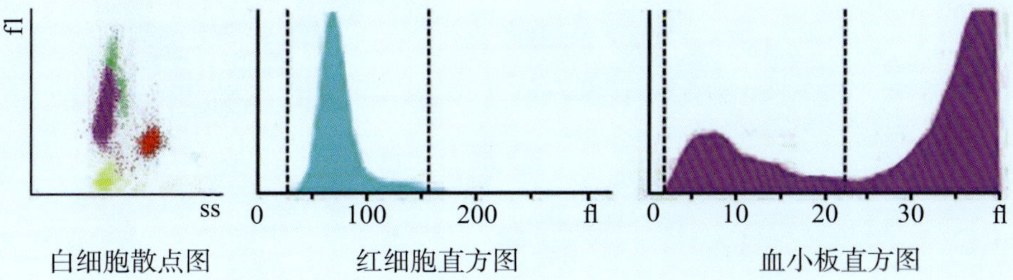

◀ 图 47-1　白细胞散点图、红细胞直方图、血小板直方图

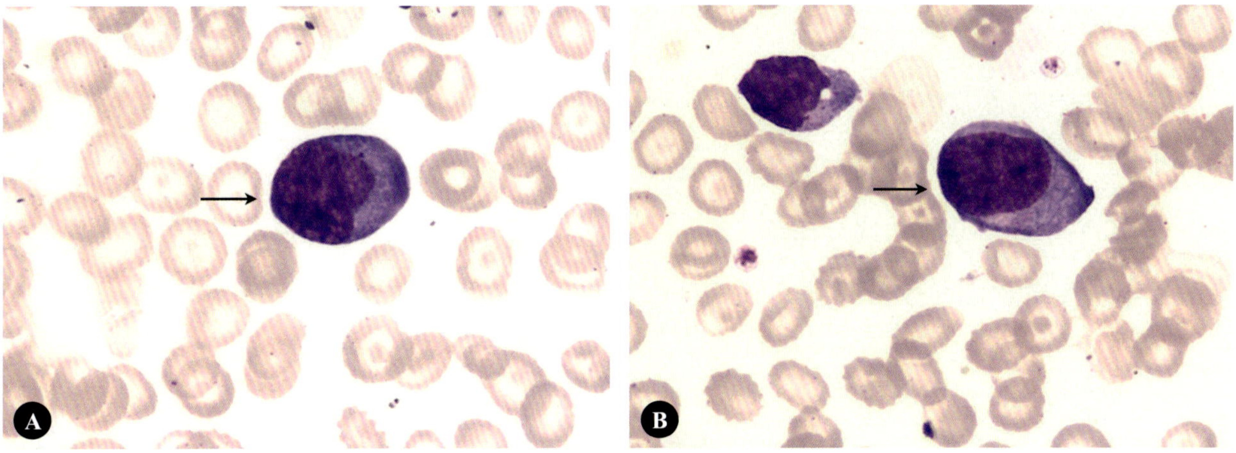

▲ 图 47-2　外周血细胞形态，可见较多异型淋巴细胞（箭）

EDTA 抗凝血镜检，分类 100 个白细胞，中性晚幼粒细胞 2%、杆状核粒细胞 5%、分叶核粒细胞 24%、淋巴细胞 64%、单核细胞 5%，其中异型淋巴细胞占 17%；红细胞大小不均；血小板散在可见，未见聚集

酶 735.28U/L ↑。凝血酶原时间 14.8s、活化部分凝血活酶时间 40.1s ↑、凝血酶时间 21.7s ↑、血浆纤维蛋白（原）降解产物 20.86μg/ml ↑、D– 二聚体 6.2mg/L ↑、纤维蛋白原 1.46g/L ↓。甘油三酯 2.96mmol/L ↑、铁蛋白 178.56ng/ml ↑，EB 病毒早期抗原 IgG 抗体＜5.0U/ml，EB 病毒核抗原 IgG 抗体 16.4U/ml，EB 病毒衣壳抗原 IgM 抗体 159U/ml ↑。

(4) 影像学检查：腹部超声结果提示，①肝大、脾大；②腹腔积液。

头颅及胸部 MRI 提示，肋骨、顶骨、枕骨多发骨质缺损。

(5) 骨髓细胞学检查（图 47–3）。

(6) 病理活检：皮疹病理活检提示，(腹壁皮肤左上、左中、左下）结合组织形态及免疫组化，符合朗格汉斯细胞组织细胞增生症。

【诊断】

朗格汉斯细胞组织细胞增生症（Langerhans cell histiocytosis，LCH），噬血细胞综合征。

【讨论】

朗格汉斯细胞组织细胞增生症是一种罕见的组织细胞肿瘤，以朗格汉斯细胞的克隆性异常增殖为特征。其发生主要涉及促分裂原活化蛋白激酶（mitogen-activated protein kinases，MAPK）信号通路的异常激活；可发生于任何年龄，以儿童为主，15 岁以下儿童的年发病率为（2～9）/100 万，男性略多于女性［男：女 =（1.2～1.4）：1.0］。

LCH 可局限于某单一部位，或者某一系统中的多个部位，甚至累及多个系统。好发部位依次是骨（80%）、皮肤（33%）、垂体（25%）、肝（15%）、脾（15%）、造血系统（15%）、肺（15%）、淋巴结（5%～10%）、中枢神经系统（2%～4%，不包括垂体），肾脏和性腺通常不受累。临床上基于受累器官和系统的不同，可将 LCH 按受累器官数分为单系统 LCH（SS-LCH）和多系统 LCH（MS-LCH）；按是否存在危险器官（肝脏、脾脏和骨髓）受累分为有危险器官受累组和无危险器官受累组。其中，骨髓受累是预后不良的指标。

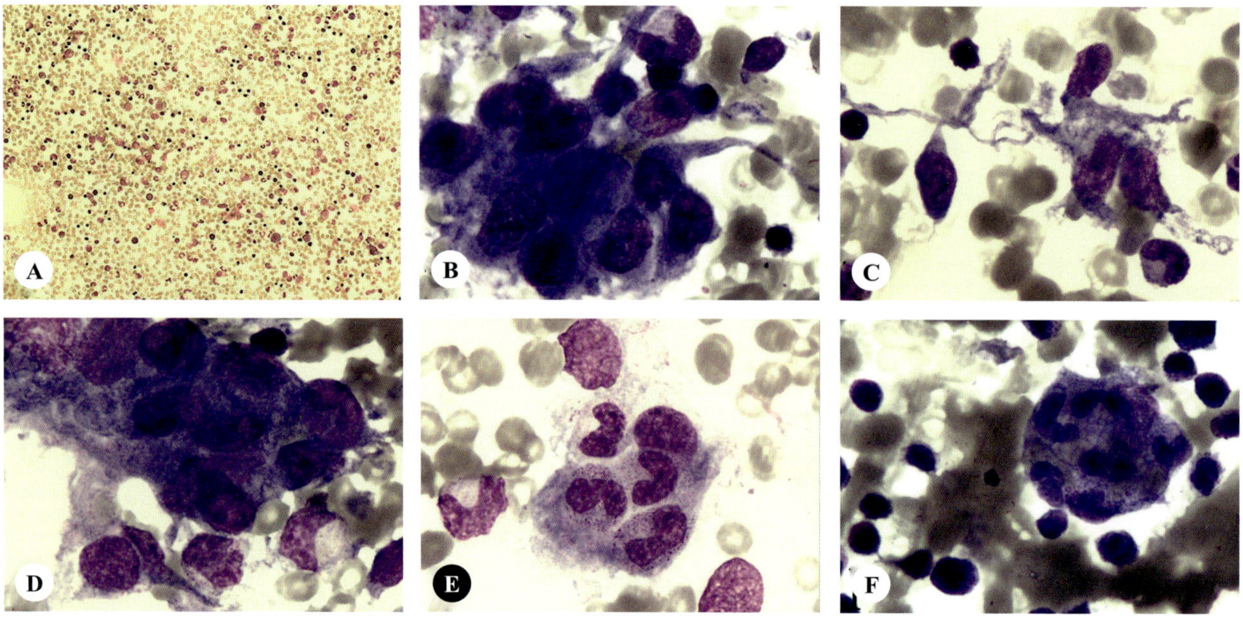

▲ 图 47-3　骨髓细胞形态学检查，组织细胞呈多形性，可见椭圆、梭形、树突状、长拖尾状或不规则形，可见噬血细胞

细胞形态学检查：
(1) 骨髓取材及涂片良好，染色满意。
(2) 骨髓有核细胞增生活跃，粒：红 =1.34：1，比例偏低。
(3) 粒系增生活跃，占 45.0%，比例尚可。中性中、晚幼粒细胞比例升高，成熟阶段粒细胞比例偏低。各阶段粒细胞形态尚可。
(4) 红系增生活跃，占 33.5%，比例偏高，以中、晚幼红细胞为主。幼红细胞形态尚可。成熟红细胞轻度大小不均，染色尚可。
(5) 淋巴系增生活跃，占 19.5%，比例及形态尚可。
(6) 巨核系增生活跃，全片共数巨核细胞>150 个，分类 25 个，幼巨核细胞 1 个、颗粒型巨核细胞 5 个、产板型巨核细胞 19 个。可见巨核细胞产板不良现象。血小板可见，散在或小堆分布。
(7) 组织细胞易见，散在或成团分布。该类细胞胞体大，呈多形性，可见椭圆、梭形、树突状、长拖尾状或不规则形；胞核圆形或椭圆形，染色质浓集深染，核仁不清楚；胞质丰富，灰蓝色，可见稀疏细小颗粒，偶见较大深染颗粒。部分组织细胞可见噬血现象，吞噬白细胞、红细胞及血小板。请结合病理活检结果及临床综合诊断。
(8) 未见寄生虫

临床表现因病变累及部位、范围和程度而异，可以从无症状的孤立性皮肤或骨病变，到急性、弥漫性、暴发性、危及生命的多系统病变，还可表现为发热、皮疹、贫血、血小板减少，以及淋巴结肿大、肝大、脾大等。

1. 骨

骨是最常受累的系统，单灶性比多灶性受累更为常见。最常受累的部位是颅骨，其次是脊柱、四肢、骨盆和肋骨，眼眶骨质病变所致突眼为儿童患者典型表现之一。扁骨的病灶为虫蚀样至巨大缺损，颅骨巨大缺损可呈地图样。脊柱多为椎体破坏，呈扁平椎，但椎间隙不变窄。长骨多为囊状缺损，无死骨形成。

2. 皮肤

典型皮疹为广泛、密集、小而半透明的淡褐色丘疹，直径 1～2mm，略隆起于皮肤，表面被覆鳞痂，常伴瘀点；也可表现为各种各样的皮肤病变。发生于婴幼儿时常被误诊为脂溢性皮炎和难治性尿布皮炎。

3. 垂体

侵犯下丘脑垂体轴引起尿崩症。

4. 肝脏和脾脏

肝脏和（或）脾脏受累可导致肝大和（或）脾大，肝功能障碍等。

5. 血液系统

血液系统受累可导致贫血、白细胞减少和（或）

血小板减少。骨髓活检可见到少量 $CD1a^+$ 的朗格汉斯细胞。噬血细胞综合征在多系统受累患儿中并不少见，尤其是伴有发热的患儿，是导致血细胞减少的机制之一。

6. 肺

孤立性肺朗格汉斯细胞组织细胞增生症（PLCH）儿童罕见，多与儿童 MS-LCH 相关，表现为呼吸急促、咳嗽和胸痛（56%）。胸部 CT 可见肺部弥漫性网状或点网状阴影，也可见局限或颗粒状阴影，类似于粟粒型肺结核，严重病例可见肺气肿或蜂窝状肺囊肿、纵隔气肿、气胸等。

7. 淋巴结

颈部淋巴结最常受累，腋窝、腹股沟、纵隔和腹膜后淋巴结也可受累，但病变皮肤或骨的引流淋巴结更容易受累。

8. 中枢神经系统

2%～4% 的 LCH 患者累及中枢神经系统，根据病变部位不同，可表现相应症状。

9. 其他部位

根据病变累及的部位而有相应的临床表现，如甲状腺、胸腺、消化道、耳道等。

典型的瘤细胞呈片、巢状分布，胞质丰富、淡染，细胞核呈肾形、咖啡豆样、有核沟，背景常伴有淋巴细胞、嗜酸性粒细胞、组织细胞、成纤维细胞及多核巨细胞。在 LCH 累及的骨髓中可见成堆或散在分布的数量不等的朗格汉斯细胞。朗格汉斯细胞在骨髓涂片中呈多形性，可见椭圆形、梭形、树突状或不规则形、长拖尾状等；细胞核圆形或椭圆形，异形性少见，位于胞体中央或一侧，核染色质浓集深染，核仁欠清晰、核膜薄；胞质丰富呈灰蓝色，可有稀疏细小颗粒。LCH 细胞 CD1a、Langerin（CD207）、S-100 蛋白免疫组织化学染色阳性，其中 CD1a 和 Langerin 的灵敏度及特异度均较高，是确诊 LCH 所必需的。S-100 蛋白灵敏度较高，但特异度差，一般需要联合 CD1a 和 Langerin 使用。CD68 也可呈阳性表达。约 30% 的 LCH 病例有可检测到的克隆性 IGH、IGK 或 TR 重排，包括一些同时有 T 细胞和 B 细胞基因重排的病例，约 50% 的病例携带 BRAF V600E 突变。此外，约 25% 的病例与体细胞 MAP2K1 突变有关。

临床进程与就诊时的临床分期有关，99% 以上的孤立性病变患者可长期存活，而多系统受累的幼儿对治疗反应慢，66% 的患儿死亡。虽然年龄对预后判断的重要性低于病变累及的程度，但需要注意的是某些病例可从早期的局灶性病变进展为多系统病变，而这种情况在婴儿最为常见。

病例 48　甲基丙二酸血症

【病例概况】

1. 一般情况：男，约 5 月龄。

2. 主诉：面色发黄 2 个月余。

3. 现病史：患儿 2 个月余前出现面色发黄，无血尿、血便，无呕血、鼻衄，无出血点，无大便白陶土样，无反复发热，无长期呕吐、腹泻，无水肿，家属未予处理。1 个月余前患儿因发热 1 次，体温 37.7℃，无咳嗽、喘息，无吐泻，就诊当地医院，查血常规结果提示血红蛋白低（具体结果未见），家属予其口服“四维亚铁”治疗，患儿面色发黄渐加重，于我院就诊。

4. 体格检查：T 37.0℃，P 140 次 / 分，R 38 次 / 分。体重 6.5kg，疼痛评分：0 分。神志清，精神反应尚可，呼吸平稳，三凹征（–），营养中等，发育正常；全身皮肤黏膜黄染，面部为著，面部可见陈旧性皮疹，躯干及四肢不均匀色素沉着，未见出血点；全身浅表淋巴结未触及明显肿大；头颅无畸形，前囟未闭，约 1.5cm × 1.5cm，略凹陷，张力不高；双眼睑无水肿，结膜无充血，巩膜黄染，两侧瞳孔等大等圆，对光反射灵敏；口周欠红润，伸舌居中，咽无充血，口腔黏膜光滑完整，未见疱疹；颈对称，无颈静脉怒张及颈动脉异常搏动，颈软，无抵抗，气管居中，甲状腺未触及肿大；胸廓对称，无畸形，双侧呼吸动度一致；双肺呼吸音粗，未闻及干湿啰音；心前区无隆起，心尖冲动无弥散，心前区未及震颤，心音有力，律齐，各瓣膜听诊未闻及明显杂音；腹平软，未扪及异常包块，肝脾肋下未及；脊柱四肢无畸形，关节活动无受限，双下肢无水肿，肢端暖，甲床苍白，四肢肌力肌张力可，双侧膝腱反射均正常引出；双侧 Babinski 征阴性。

5. 实验室检查

(1) 血常规（表 48–1，图 48–1）。

(2) 外周血涂片镜检（图 48–2）。

(3) 其他实验室检查：血气分析：血液 pH 7.44、二氧化碳分压 28mmHg ↓、氧饱和度 100%、碳酸氢根 18.7mmol/L、实际碱剩余 –5.0mmol/L ↓、标准碱剩余 –5.5mmol/L ↓、乳酸 5.40mmol/L ↑。总胆红素 94.33μmol/L ↑、直接胆红素 11.07μmol/L ↑、间接胆红素 83.26μmol/L ↑、乳酸脱氢酶 441.84U/L ↑、葡萄糖 7.25mmol/ ↑L、钠 136mmol/L ↓、总二氧化碳 16.6mmol/L ↓、磷 1.86mmol/L ↑。凝血酶原时间 15.9s ↑、活动度 53.2% ↓、活化部分凝血活酶时间 41.4s ↑、凝血酶时间 24.5s ↑、纤维蛋白原 0.54g/L ↓、抗凝血酶Ⅲ 55.4% ↓。转铁蛋白 2.1g/L、血清铁 23.17μmol/L、不饱和铁 27.23μmol/L ↓、铁蛋白 177.5ng/ml、叶酸＞20ng/ml、维生素 B_{12} 939.9pg/ml ↑，同型半胱氨酸 190μmol/L ↑。

(4) 影像学检查：胸部 X 线片提示，双肺纹理增多，双肺透光度略高；腹部超声提示肝回声增强。

(5) 骨髓细胞学检查（图 48–3）。

(6) 外送检查：血遗传代谢筛查结果提示蛋氨酸 5.37（↓），尿遗传代谢筛查结果提示乳酸 –2：6.98（↑）、甲基丙二酸 –2：13.25（↑）、3– 羟基丙酸 –2：3.27（↑）、丙酮酸 –OX-2：65.06（↑）。

基因检测：MMACHC c.609G＞A 致病突变，来源于母亲；MMACHC c.80A＞G 可疑致病突变来源于父亲。

【诊断】

甲基丙二酸血症（methylmalonic acidemia，MMA）合并同型半胱氨酸血症，贫血（中度），血小板减少症，粒细胞减少症，发育迟缓。

【讨论】

甲基丙二酸血症又称甲基丙二酸尿症，是由于甲基丙二酰辅酶 A 代谢过程中的甲基丙二酰辅酶 A 变位酶（methylmalonic-CoA mutase，MCM）或其辅酶代谢缺陷而导致血及尿中甲基丙二酸异常增高引起的疾病，是我国最常见的有机酸代谢病之一。1967

表 48-1　入院当天血常规结果

项目名称	结　果	单　位	参考区间	项目名称	结　果	单　位	参考区间
白细胞计数	3.28	10^9/L	5.6～14.5	嗜酸性粒细胞绝对值	0.03	10^9/L	0.06～1.22
红细胞计数	1.63	10^{12}/L	3.5～5.6	嗜碱性粒细胞绝对值	0	10^9/L	0～0.14
血红蛋白浓度	51	g/L	99～196	红细胞压积	15.7	%	29～57
血小板计数	155	10^9/L	203～653	平均红细胞体积	96.3	fl	73～105
中性粒细胞百分比	34.1	%	7～51	平均红细胞血红蛋白含量	31.3	pg	24～37
淋巴细胞百分比	60.7	%	34～81	平均红细胞血红蛋白浓度	325	g/L	305～361
单核细胞百分比	4.3	%	3～18	红细胞体积分布宽度标准差（RDW-CV）	19.6	%	11～16.5
嗜酸性粒细胞百分比	0.9	%	0.8～11	红细胞体积分布宽度变异系数（RDW-SD）	59.9	fl	35～54
嗜碱性粒细胞百分比	0	%	0～1	血小板平均体积	9.2	fl	5～10
中性粒细胞绝对值	1.12	10^9/L	0.6～7.1	血小板压积	0.14	%	0.06～0.3
淋巴细胞绝对值	1.99	10^9/L	3.2～10.7	大血小板比值	19.6	%	15～30
单核细胞绝对值	0.14	10^9/L	0.25～1.89	血小板体积分布宽度	8.3	%	9～17

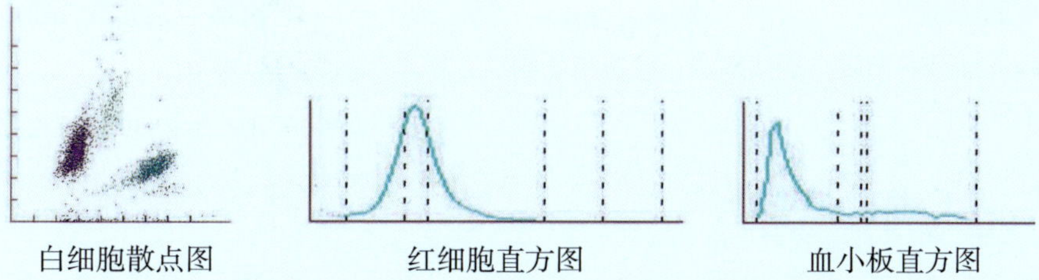

◀ 图 48-1　白细胞散点图、红细胞直方图、血小板直方图

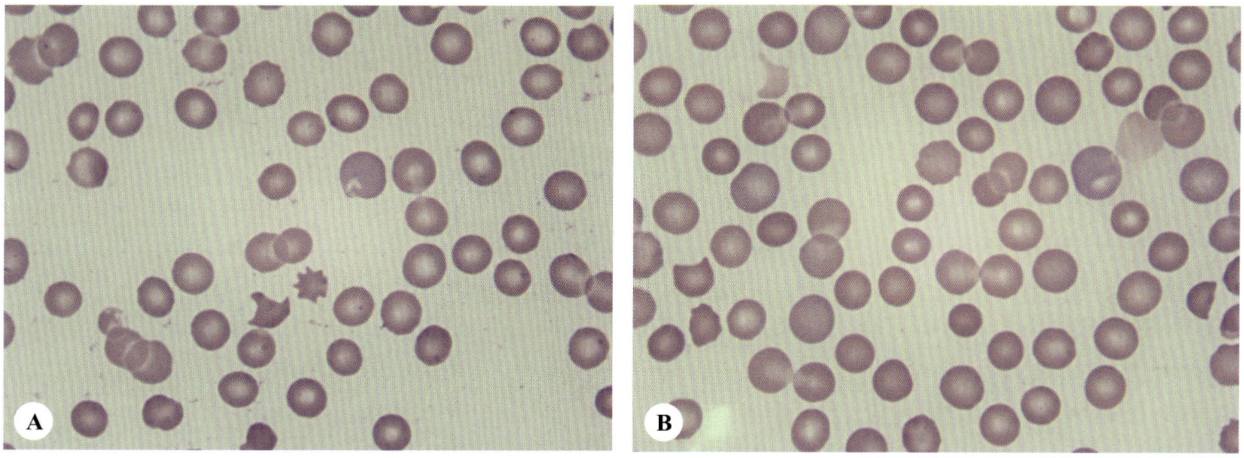

▲ 图 48-2　外周血细胞形态，偶见嗜多色性红细胞及红细胞碎片

EDTA 抗凝血镜检，分类 100 个白细胞，中性粒细胞 33%、淋巴细胞 59%、单核细胞 6%、嗜酸性粒细胞 2%；红细胞轻度大小不均，偶见嗜多色性红细胞及红细胞碎片；血小板易见，散在分布，未见聚集

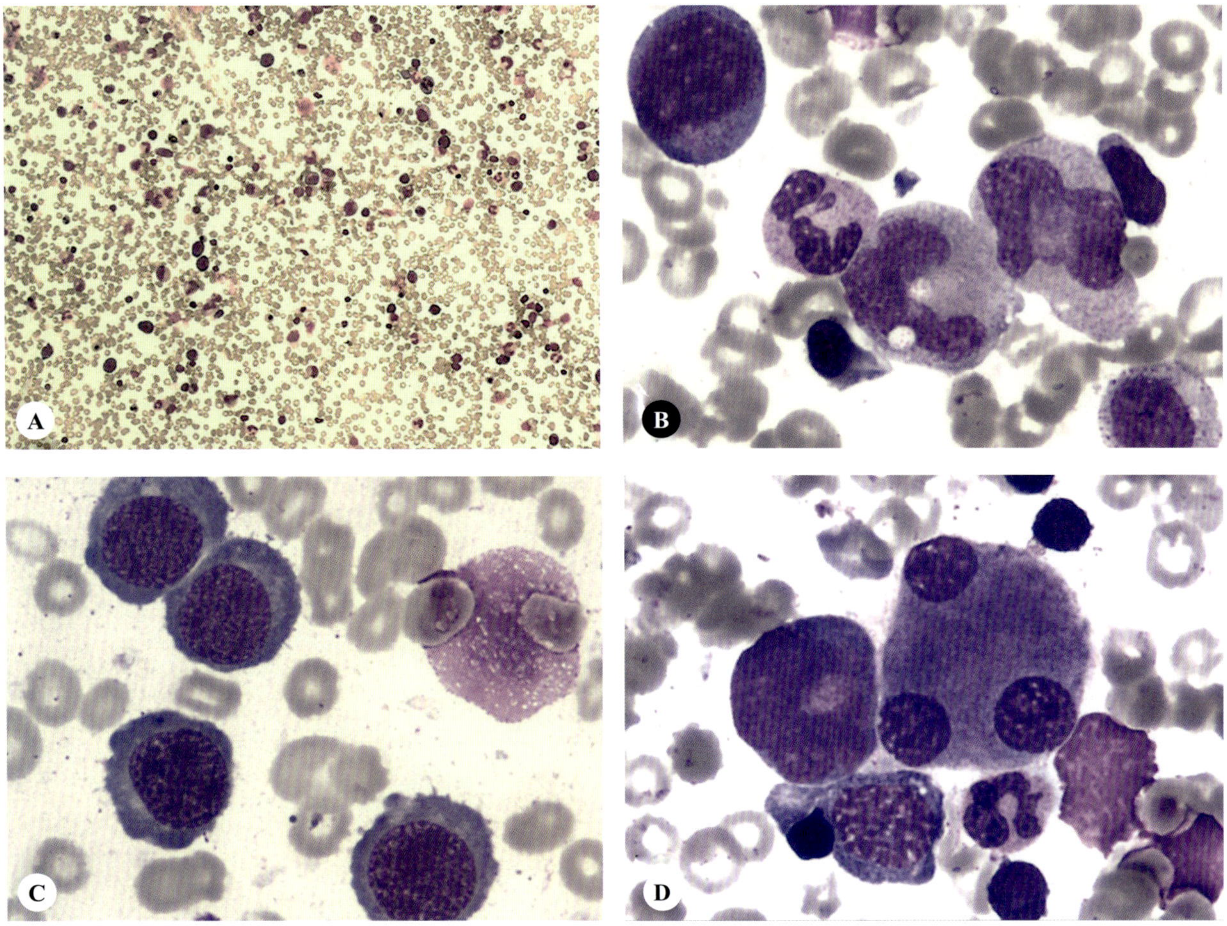

▲ 图 48–3 骨髓细胞形态学检查，部分粒系、红系呈巨幼变，偶见多圆核巨核细胞

细胞形态学检查：

(1) 骨髓取材及涂片良好，染色满意。

(2) 骨髓有核细胞增生明显活跃，粒：红 =1.45：1，比例降低。

(3) 粒系增生活跃，占 42.0%，比例尚可。中性粒细胞可见巨幼变。

(4) 红系增生活跃，占 29.0%，比例尚可，以中、晚幼红细胞为主。幼红细胞可见核畸形、巨幼变、豪焦小体。成熟红细胞大小不均，可见嗜多色性红细胞及红细胞碎片。

(5) 淋巴系增生活跃，占 28.5%，其中幼淋占 1.0%。

(6) 巨核系增生活跃，全片共数巨核细胞＞150 个，分类 25 个，颗粒型巨核细胞 17 个、产板型巨核细胞 8 个，偶见多圆核巨核细胞。血小板易见，散在或成堆分布。

(7) 未见特殊细胞。

(8) 未见寄生虫。

(9) 骨髓外铁染色：+。骨髓内铁染色：铁粒幼红细胞 90%，可见铁粒红细胞

年由 Oberholzer 等在全球首次报道，而到 2000 年中国才报道了首例 MMA。

正常机体的甲基丙二酸可转化为琥珀酸参与三羧酸循环，在这一过程中 MCM 及维生素 B_{12} 的参与不可缺少。若 MCM 缺陷或维生素 B_{12} 代谢障碍，甲基丙二酸、甲基枸橼酸等代谢产物异常蓄积，琥珀酸脱氢酶活性下降，线粒体能量合成障碍，引起神经、肝脏、肾脏、骨髓等多系统损伤。根据 MCM 缺陷及维生素 B_{12} 代谢障碍，MMA 可分为 4 类：① mut^0、mut-（MCM 缺陷）；② cblH（基因尚未定位）；③ cblA、cblB（线粒体腺苷钴铵素合成缺陷）；④ cblC、cblD、cblF（腺苷钴铵素、甲基钴胺素合成缺陷）。根据用维生素 B_{12} 试验治疗效果 MMA 又可分为维生素 B_{12} 有效型和无效型。通常 cblC、cblD、cblF 为维生素 B_{12} 治疗有效型，cblA、cblB 两型以线粒体病变为主，维生素 B_{12} 治疗部分有效，mut^0 维生

素 B_{12} 治疗无效。此外，根据是否合并同型半胱氨酸血症，还可分为单纯型 MMA 和 MMA 合并同型半胱氨酸血症（简称合并型 MMA）。我国合并型 MMA 约占 70%，包括 cblC、cblD 和 cblF。

MMA 临床表现复杂多样、缺乏特异性，常常被误诊为一般围产期脑损害、败血症、急慢性脑病等。最常见的症状和体征包括反复呕吐、呼吸急促、嗜睡、惊厥、肌张力异常、运动障碍、智力落后等，急性期可见昏迷、呼吸暂停、代谢性酸中毒、酮症、低血糖、高乳酸血症、高氨血症，严重时脑水肿、脑出血。肝脏常明显肿大，肝功能异常。骨质疏松较为常见，严重时可导致骨折。肾小管酸中毒、间质性肾炎、高尿酸血症、尿酸盐肾病、遗尿症等慢性肾损害也屡见报道。严重患者合并溶血尿毒综合征，表现为微血管性溶血性贫血、血小板减少、肾衰竭、高血压。患者血液系统异常多见巨幼细胞性贫血、粒细胞减少、血小板减少，严重时甚至出现骨髓抑制。少数患者合并口炎、舌炎、角膜溃疡、一过性糖尿病等异常。甲基丙二酸血症婴儿常表现为相似面容，如高前额、宽鼻梁、内眦赘皮、三角形嘴。脑 CT、MRI 扫描常见对称性基底节损害，以苍白球损害为主。患者生后第 1 个月脑影像学可正常或白质变薄，随病情进展出现弥漫性脑萎缩。典型患者可见弥漫性幕上白质水肿和髓鞘化不良，亦可因弥漫性的颅内血管硬化导致脑积水。

由于个体差异较大，临床误诊或漏诊率较高，对于不明原因的呕吐、惊厥、酸中毒、肌张力异常、发育落后等的患儿应及早进行相关检查，尿酮体、血常规、血气分析、血氨、血糖等检查均有助于诊断。MMA 患儿血液丙酰肉碱（propionyl carnitine，C3）正常或增高（>5μmol/L），游离肉碱（free carnitine，C0）正常或降低，C3/C0 比值增高（>0.25），C3/ 乙酰肉碱（acetyl carnitine，C2）比值增高（>0.25）。多数患儿氨基酸谱无特征性异常，部分合并型 MMA 患儿血蛋氨酸降低，C3/ 蛋氨酸比值增高（>0.25）。尿液甲基丙二酸、甲基枸橼酸显著增高，严重者尿乳酸、丙酮酸、3- 羟基丙酸、3- 羟基丁酸增高。确诊需要血串联质谱示血 C3 和 C3/C2 升高，尿气相色谱质谱示甲基丙二酸、甲基枸橼酸和 3- 羟基丙酸显著增加。根据血同型半胱氨酸检测区分单纯型及合并型，通过维生素 B_{12} 负荷试验确定维生素 B_{12} 反应型或无效型。MMA 的基因分型需要进行基因检测，见表 48-2。

MMA 需与继发性甲基丙二酸血症、丙酸血症等相鉴别。①继发性甲基丙二酸血症：多是由于母亲慢性胃肠和肝胆疾病、恶性贫血、营养障碍及长期素食，导致患儿自胎儿期即处于维生素 B_{12} 及叶酸缺乏的状态，临床表现与 MMA 类似。鉴别诊断首选检测母亲血液维生素 B_{12}、叶酸、同型半胱氨酸水平。该病预后良好，短期补充维生素 B_{12} 即可逆转代谢异常。②丙酸血症：是由于丙酰 CoA 羧化酶活性缺乏，导致体内丙酸及其代谢产物前体异常蓄积所致。其临床表现与 MMA 类似，亦无特异性。丙酸血症血 C_3 及 C_3/C_2 升高，常伴有甘氨酸升高，仅依据血结果与 MMA 难以区分，两者的鉴别诊断还需要依据尿有机酸的检测：MMA 为 3- 羟基丙酸、甲基枸橼酸增高，同时甲基丙二酸增高；丙酸血症为 3- 羟基丙酸、丙酰甘氨酸及甲基枸橼酸增高，可伴有甲基巴豆酰甘氨酸增高，而甲基丙二酸正常。

MMA 治疗原则为减少甲基丙二酸及其旁路代谢产物的生成和加速清除，包括使用左旋肉碱、维生素 B_{12}、甜菜碱等。预后主要取决于疾病类型、发病早晚及治疗的依从性。

表 48-2 MMA 的基因分型

基因类型	编码蛋白	CMIM	定 位	外显子	氨基酸
MUT	甲基丙二酰辅酶 A 变位酶	251000	6p21.1	13	750
MMAA	cblA	251100	4q31.1–q31.2	7	418
MMAB	cblB	251110	12q24	9	250
MMACHC	cblC	277400	1p34.1	5	282
MMADHC	cblD	277410	2q23.2	8	296
LMRD1	cblF	277380	6q13	16	467

病例 49　甲基丙二酸血症继发溶血尿毒综合征

【病例概况】

1. 一般情况：男，5.5 月龄。

2. 主诉：间断呕吐半个月余。

3. 现病史：半月余前患儿无明显诱因出现呕吐，为饭后 1～2h，约 1 次 / 天，为少量黄色黏液，伴有恶心感，大便呈绿色糊状，1～2 天 / 次，尿量及尿色可，吃奶可，体温正常。于本院门诊行血常规检查结果提示，白细胞 5.9×10^9/L、血红蛋白 71g/L、血小板 77×10^9/L，CRP＜0.8mg/L；胃肠道 B 超提示消化道积气，可探及处未见明显异常。为求进一步诊治收入院，患儿自发病来，吃奶可，睡眠可，体重增长略缓慢。

4. 体格检查：T 36.7℃、P 122 次 / 分、R 27 次 / 分，BP 113/69mmHg。体重 6kg，疼痛评分：0 分。发育正常，营养欠佳，神志清，精神反应好，呼吸平稳，皮肤黏膜无皮疹、黄染及出血点。浅表淋巴结未触及肿大。头颅无畸形，眼睑无水肿，结膜无充血，巩膜无黄染，口唇欠红润，咽部无充血；双肺呼吸音粗，未闻及干湿啰音；心音有力，律齐，各瓣膜听诊区未闻及杂音。腹软，肝脾肋下未触及，叩诊鼓音，肠鸣音正常。

5. 实验室检查

(1) 血常规（表 49–1，图 49–1）。

(2) 外周血涂片镜检（图 49– 2）。

(3) 其他实验室检查：血气分析：血液酸碱度 pH 7.45、二氧化碳分压 24mmHg↓、氧分压 75mmHg↓、氧饱和度 95.8%、碳酸氢根 16.4mmol/L↓、实际碱剩余 –6.9mmol/L↓、标准碱剩余 –6.8mmol/L↓，提示呼

表 49–1　入院当天血常规结果

项目名称	结　果	单　位	参考区间	项目名称	结　果	单　位	参考区间
白细胞计数	5.9	10^9/L	5.6～14.5	嗜酸性粒细胞绝对值	0.21	10^9/L	0.06～1.22
红细胞计数	2.32	10^{12}/L	3.5～5.6	嗜碱性粒细胞绝对值	0.06	10^9/L	0～0.14
血红蛋白浓度	71	g/L	99～196	红细胞压积	21.5	%	29～57
血小板计数	77	10^9/L	203～653	平均红细胞体积	92.7	fl	73～105
中性粒细胞百分比	45.1	%	7～51	平均红细胞血红蛋白含量	30.6	pg	24～37
淋巴细胞百分比	44.9	%	34～81	平均红细胞血红蛋白浓度	330	g/L	305～361
单核细胞百分比	5.4	%	3～18	红细胞体积分布宽度标准差（RDW-CV）	19.1	%	11～16.5
嗜酸性粒细胞百分比	3.6	%	0.8～11	红细胞体积分布宽度变异系数（RDW-SD）	58.2	fl	35～54
嗜碱性粒细胞百分比	1	%	0～1	血小板平均体积	8.5	fl	5～10
中性粒细胞绝对值	2.66	10^9/L	0.6～7.1	血小板压积	0.14	%	0.06～0.3
淋巴细胞绝对值	2.65	10^9/L	3.2～10.7	大血小板比值	16.1	%	15～30
单核细胞绝对值	0.32	10^9/L	0.25～1.89	血小板体积分布宽度	8.3	%	9～17

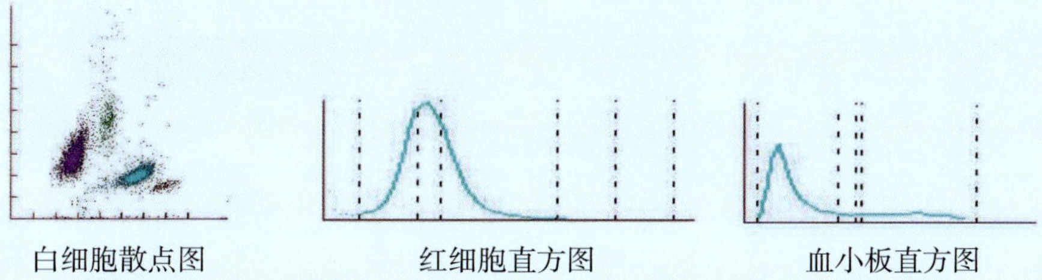

◀ **图 49-1　白细胞散点图、红细胞直方图、血小板直方图**

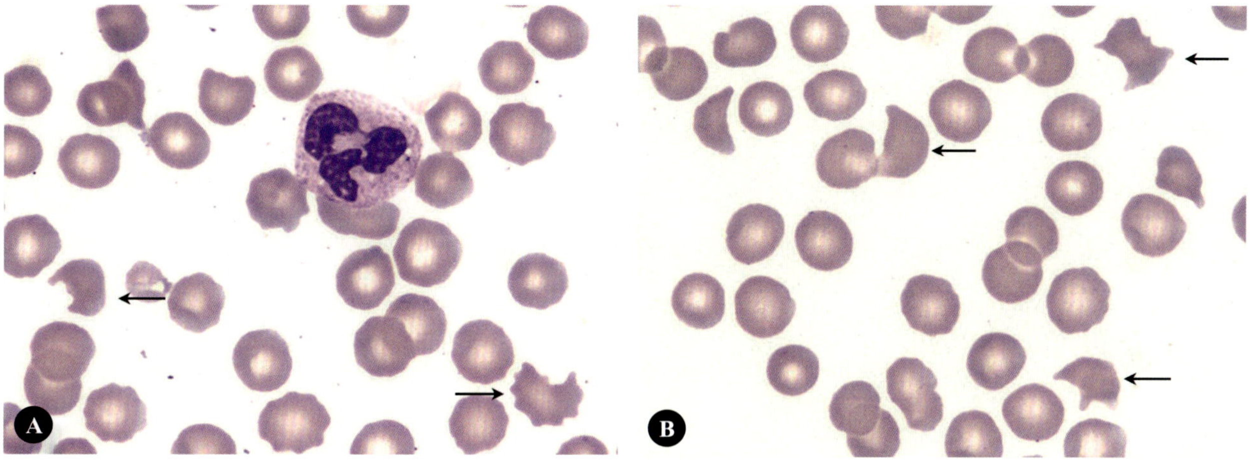

▲ **图 49-2　外周血细胞形态，血小板少见，易见红细胞碎片（箭）**

EDTA 抗凝血镜检，分类 100 个白细胞，中性粒细胞 43%、淋巴细胞 49%、单核细胞 5%、嗜酸性粒细胞 3%；红细胞轻度大小不均，易见红细胞碎片，约占 1.5%；血小板散在少见，未见聚集

吸性碱中毒合并代谢性酸中毒。

尿液分析：尿隐血 ++、尿蛋白 +++、葡萄糖：+/-、红细胞 256.5/μl ↑、白细胞 54.2/μl ↑、管型 11.9/μl ↑、上皮细胞 48.4/μl ↑。

血氨（干化学）53.7μmol/L ↑，乳酸 1.83mmol/L ↑，β- 羟丁酸 0.85mmol/L ↑。总蛋白 47g/L ↓、白蛋白 34g/L ↓、球蛋白 13g/L ↓、总胆红素 39.33μmol/L ↑、直接胆红素 5.76μmol/L、间接胆红素 33.57μmol/L ↑、谷草转氨酶 44.64U/L ↑、钠 132mmol/L ↓、总二氧化碳 14.98mmol/L、镁 0.56mmol/L、乳酸脱氢酶 610.52U/L ↑。转铁蛋白 2.01g/L、血清铁 8.8μmol/L ↓、不饱和铁 34.82μmol/L、铁蛋白 87.3ng/ml、叶酸＞20ng/ml、维生素 B_{12} 1237pg/ml ↑、同型半胱氨酸 190.3μmol/L ↑。

直接 Coombs 试验：阴性。

(4) 影像学检查：腹部站立正位 X 线片提示上腹肠管部分充气扩张。腹部 B 超检查未见异常。

(5) 骨髓细胞学检查（图 49-3）。

(6) 遗传代谢病检查：血串联质谱示丙酰肉碱（C3）15.22μmol/L、丙酰肉碱与乙酰肉碱比值增高（C3/C2）0.29，提示甲基丙二酸血症或丙酸血症。

尿液有机酸分析示甲基丙二酸 -2 为 85.4、甲基枸橼酸 -4（1）为 2.3、甲基枸橼酸 -4（1）为 2.3，甲基丙二酸及甲基枸橼酸增高，提示甲基丙二酸血症。

【诊断】

甲基丙二酸血症合并高同型半胱氨酸血症，溶血尿毒综合征。

【讨论】

甲基丙二酸血症（MMA）是我国最常见的有机酸代谢病，属于常染色体隐性遗传病。由于甲基丙二酰辅酶 A 变位酶自身的缺陷或其辅酶钴铵素（cobala-min，cbl）的代谢障碍，导致患儿体内甲基丙二酸等代谢物异常蓄积，进而引起代谢紊乱及多器官损害。

异常蓄积的甲基丙二酸及其中间代谢产物存在肾毒性，参与肾脏皮质的炎性反应，可导致肾小管

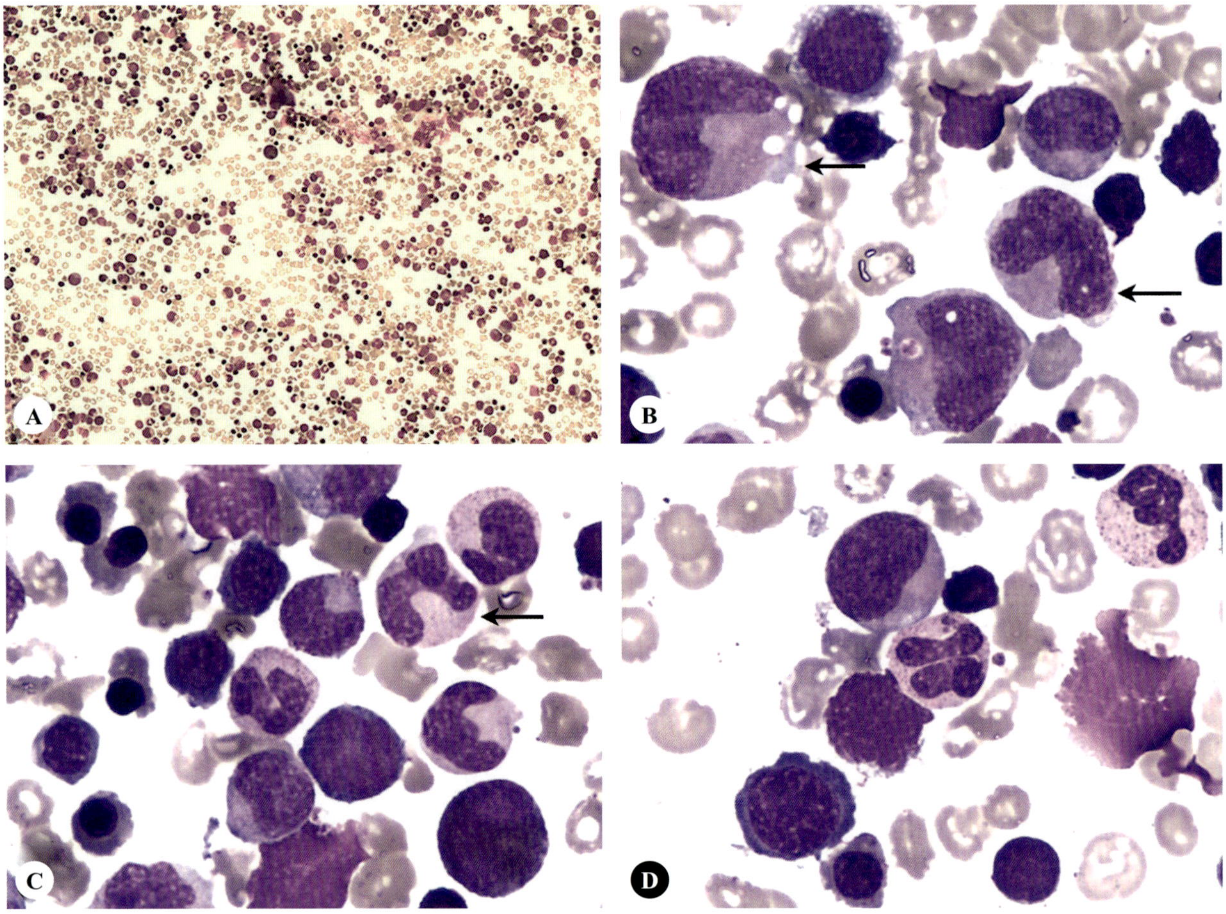

▲ 图 49–3　骨髓细胞形态学检查，可见巨晚幼粒细胞及巨杆状核粒细胞（箭）

细胞形态学检查：
(1) 骨髓取材及涂片良好，染色满意。
(2) 骨髓有核细胞增生活跃，粒：红 =1.15：1，比例偏低。
(3) 粒系增生活跃，占 41.0%，比例尚可。成熟阶段粒细胞比例偏低，可见巨晚幼粒细胞及巨杆状核粒细胞。
(4) 红系增生明显活跃，占 35.5%，比例偏高，以中、晚幼红细胞为主。幼红细胞形态尚可。成熟红细胞大小不均，易见红细胞碎片，可见嗜多色性红细胞。
(5) 淋巴系增生活跃，占 23.5%，比例及形态尚可。
(6) 巨核系增生活跃，全片共数巨核细胞＞150 个，分类 25 个，颗粒型巨核细胞 6 个、产板型巨核细胞 18 个、裸核型巨核细胞 1 个。血小板多见，散在或成堆分布。
(7) 未见寄生虫。
(8) 骨髓外铁染色：少量。骨髓内铁染色：铁粒幼红细胞 43%

间质性损害；合并型 MMA 病例中高同型半胱氨酸血症可影响肾脏内皮细胞和肾小球系膜细胞功能，使肾小球内压升高，肾小球滤过率降低。因此，MMA 可表现为肾小管功能异常、肾小管酸中毒或肾性高血压，少部分患者以肾小球的病变为主，表现为蛋白尿及血尿。严重者还可合并溶血尿毒综合征，表现为微血管病性溶血性贫血、血小板减少、肾衰竭、高血压。

MMA 肾脏损害的发生率国内外尚无确切的数据，一项来自首都医科大学附属北京儿童医院的报道称，在 296 例 MMA 患儿中有 28 例合并了肾脏损害，约占 9.5%。国外有研究报道在 82 例患慢性肾脏疾病的甲基丙二酸血症患者中，mut^0 占 61%、cblB 占 66%、cblA 占 21%，提示 mut^0、cblB 及 cblA 型 MMA 患者的肾脏损害多为慢性肾脏病。而 cblC 型 MMA 易造成急性肾损伤，严重者还可发生溶血尿毒综合征。MMA 继发溶血尿毒综合征临床上较少见，但因起病急、进展快、易漏诊、误诊，以致延误治疗，病死率高。首都医科大学附属北京儿童医院收治的 30 例 MMA 合并肾损害患者中，有 8 例继发溶血尿毒综合征，占 26.67%。确诊后虽均予维生素 B_{12} 等治疗，但仍有 4 例因病情重，经治疗无好转，最终放弃治疗。通过分析 8 例患儿均有以下共同特点：①临床表现为蛋白尿、血尿、少尿、无尿，泌尿系统超声提示双肾弥散性损害，肾组织病理检查显示血栓性微血管病，肾小球、肾小管均受累。②均存在血浆同型半胱氨酸升高、补体降低，多伴高氨血症、高乳酸血症。③以感染为诱因起病，MMA 患儿存在免疫系统功能紊乱，一旦合并感染，易迅速进展为溶血尿毒综合征，甚至发展为多脏器衰竭，预防感染很重要。④每例患儿均存在特发溶血尿毒综合征不能解释的临床特点，如相对主诉时间，患者的实际病史较长，一些非特异性特征易被忽略，如喂养困难、难以纠正的贫血病史、智力落后、生长发育迟缓、多脏器受累（血液、泌尿、神经系统、呼吸、消化）等。应重视微细征兆，详细询问病史及仔细查体。当考虑 MMA 时，应重视基因检查。

MMA-HUS 具体发病机制可能与以下几个方面有关：①同型半胱氨酸损伤内皮细胞，诱导血小板黏附性增加并释放生长因子，激活凝血因子，抑制细胞表面血栓调节素的表达，降低组织纤溶酶原催化剂活性，促进血管微血栓形成；影响肾小球系膜细胞功能，降低肾小球滤过率。②感染、补体系统异常为血栓性微血管病的诱因。③线粒体内能量代谢异常。④血甲基丙二酸及其代谢中间产物存在肾毒性，其水平与尿蛋白量呈正相关，与肾脏受累程度相关。

MMA-HUS 预后取决于疾病类型、诊断早晚与长期治疗的合理性 3 个方面，对于有家族史、病史迁延难治、发育异常、伴其他系统受损（如智力低下、贫血等）、高血压较难控制，尤其是合并神经系统症状、体征的不典型 HUS 患儿，当骨髓粒、红两系形态存在巨幼变时，应特别注意本病的可能，应尽早行遗传代谢病筛查及基因检测，以免延误诊断和治疗。对于 MMA 终末期肾病患者，肌酐清除率、血尿甲基丙二酸可作为监测指标，综合治疗、延缓肾小球硬化进展很重要，包括应用血管紧张素转化酶抑制剂控制血压、维持透析、酌情应用生长激素等。

病例 50　肝豆状核变性

【病例概况】

1. 一般情况：男，10 岁

2. 主诉：皮肤瘀斑 4 天。

3. 现病史：患者 4 天前无诱因双下肢膝关节周围出现皮肤瘀斑，呈暗紫色，无发热，曾有抠鼻后鼻衄 1 次，出血时间较长（具体不详），无自发鼻衄，无牙龈出血，无黑便，无血便、血尿，无疲乏无力，无面色苍黄，就诊于本院门诊，查血常规结果提示血小板 75×10^9/L，予观察。近 2 天瘀斑增多。今复查血小板 72×10^9/L，为进一步诊治收住院。患儿自发病来，精神反应可，饮食睡眠可。

4. 体格检查：T 36.4℃、P 92 次 / 分、R 23 次 / 分、BP 108/66mmHg。体重 32kg。发育正常，营养中等，神志清，精神可，呼吸平稳，自主体位，查体合作。肤色黑，面部可见白斑，双下肢膝关节周围可见暗紫色瘀斑，无出血点，无黄染。周身浅表淋巴结未及肿大。面色苍黄，口唇无发绀，扁桃体Ⅰ度肿大，无脓栓及疱疹。胸廓对称无畸形，胸骨无压痛。两肺呼吸音粗，未闻及干湿啰音。心脏各瓣膜听诊未闻及杂音。腹软，可见少许咖啡色斑，肝肋下 2cm，质韧，脾肋下未触及。脊柱四肢无畸形，双下肢无水肿。病理反射阴性。

5. 个人史：系 G2P2，足月顺产，否认出生时产伤及窒息史，生长发育同正常同龄儿，祖籍安徽，长期居住于青岛。

6. 既往史：既往体健，否认重大疾病史，否认肝炎、结核等传染性疾病接触史，否认食物及药物过敏史，否认输血史，疫苗按时接种。

7. 家族史：父母体健，非近亲婚配，有 1 姐姐，15 岁，体健。否认家族中有遗传性及传染性疾病史。

8. 实验室检查

(1) 血常规（表 50–1，图 50–1）。

(2) 外周血涂片镜检（图 50–2）。

(3) 其他实验室检查：总胆红素 11.73μmol/L、直接胆红素 4.48μmol/L、间接胆红素 7.25μmol/L、总蛋白 70.50g/L、白蛋白 39.20g/L↓、球蛋白 31.30g/L、丙氨酸氨基转移酶 46.00U/L、天冬氨酸氨基转移酶 47.00U/L↑、谷氨酰转肽酶 62.00U/L↑，尿隐血 3+↑、尿红细胞 401.9/μl↑；甲胎蛋白 4.46ng/ml，乙肝、丙肝、EB 病毒、抗核抗体阴性。粪便常规未见寄生虫虫卵。

(4) 影像学检查：肝胆胰脾彩超提示，肝回声增强，并多发片状强回声，肝内弥漫性血管瘤不除外；脾大，血窦轻度开放。

上下腹部 CT 扫描提示：①肝硬化？②脾大；③胆囊壁增厚请结合

上下腹部增强 CT 扫描提示：①结合病史考虑血吸虫性肝硬化；②脾大；③胆囊壁反应性增厚，肠系膜血管影增粗、纡曲，多个小淋巴结。考虑肝硬化改变。

(5) 骨髓细胞学检查（图 50–3）。

(6) 流式基因染色体检查：首次入院无相关检测。

【追踪随访】

后患儿就诊于外院，查体发现肝硬化、脾大、角膜存在 K-F 环，实验室检查发现铜蓝蛋白降低（0.07g/L），24 小时尿铜升高（188μg/24h），基因检测提示，*ATP7B* 基因双位点突变［c_2975C>T（p_P992L）/c.1745_1746delTA（p_I582RfsTer25）］，确诊为肝豆状核变性（hepatolenticular degeneration，HLD）。予“葡萄糖酸锌”口服、“二巯丙磺钠”静脉滴注 9 天，后予“二巯丁二酸、维生素 C、复方甘草酸苷片、葡萄糖酸锌”长期口服。

2017 年 11 月住院进一步去铜治疗。外送 24 小时尿铜检查结果为 1111.8μg/24h（仍高），入院后予二巯基丙磺酸钠去铜、还原型谷胱甘肽保肝等治疗。治疗期间无不良反应，出院后继续规律口服“葡萄糖酸锌”及“青霉胺”治疗，定期门诊复查。

2018—2019 年，患儿多次 B 超提示肝硬化、脾

表 50-1　入院当天血常规结果

项目名称	结　果	单　位	参考区间	项目名称	结　果	单　位	参考区间
白细胞计数	5.02	10^9/L	4.6～11.9	嗜酸性粒细胞绝对值	0.42	10^9/L	0.04～0.74
红细胞计数	4.41	10^{12}/L	4.3～5.7	嗜碱性粒细胞绝对值	0.04	10^9/L	0～0.1
血红蛋白浓度	121	g/L	121～158	红细胞压积	38	%	37～47
血小板计数	72	10^9/L	177～446	平均红细胞体积	86.2	fl	77～92
中性粒细胞百分比	46	%	32～71	平均红细胞血红蛋白含量	27.4	pg	26～34
淋巴细胞百分比	30.5	%	22～57	平均红细胞血红蛋白浓度	318	g/L	309～359
单核细胞百分比	14.3	%	2～11	红细胞体积分布宽度标准差（RDW-CV）	13.6	%	11～16.5
嗜酸性粒细胞百分比	8.4	%	0.5～9	红细胞体积分布宽度变异系数（RDW-SD）	42.6	fl	35～54
嗜碱性粒细胞百分比	0.8	%	0～1	血小板平均体积	11.4	fl	5～10
中性粒细胞绝对值	2.31	10^9/L	1.7～7.4	血小板压积	0.07	%	0.06～0.3
淋巴细胞绝对值	1.5.3	10^9/L	1.7～4.7	大血小板比值	38.4	%	15～30
单核细胞绝对值	0.72	10^9/L	0.15～0.86	血小板体积分布宽度	15.4	%	9～17

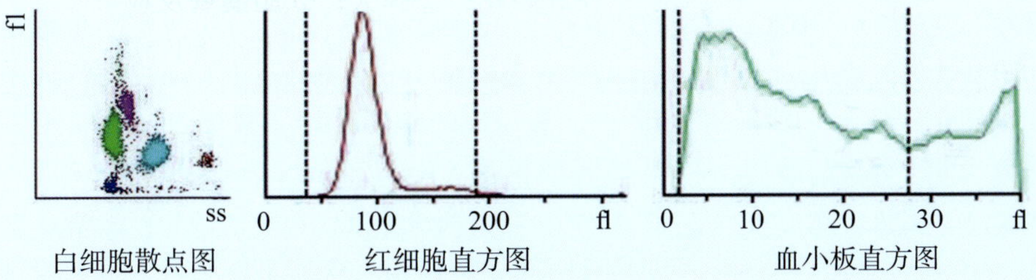

◀ **图 50-1**　白细胞散点图、红细胞直方图、血小板直方图

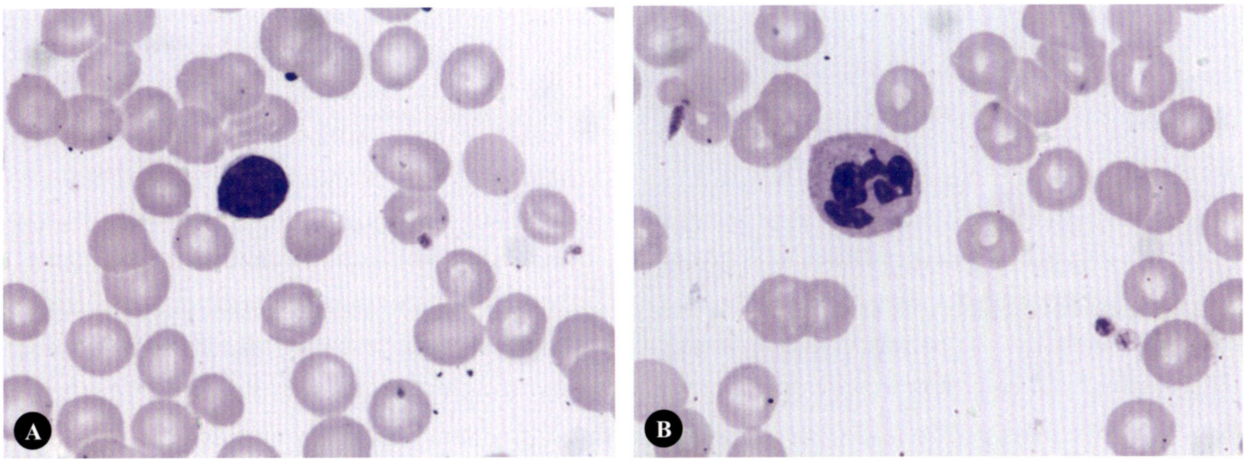

▲ **图 50-2**　外周血细胞形态，血小板散在未见聚集

EDTA 抗凝血镜检，分类 100 个白细胞，中性粒细胞 42%、淋巴细胞 37%、单核细胞 15%、嗜酸性粒细胞 5%、嗜碱性粒细胞 1%；红细胞形态尚可；血小板散在可见，未见聚集

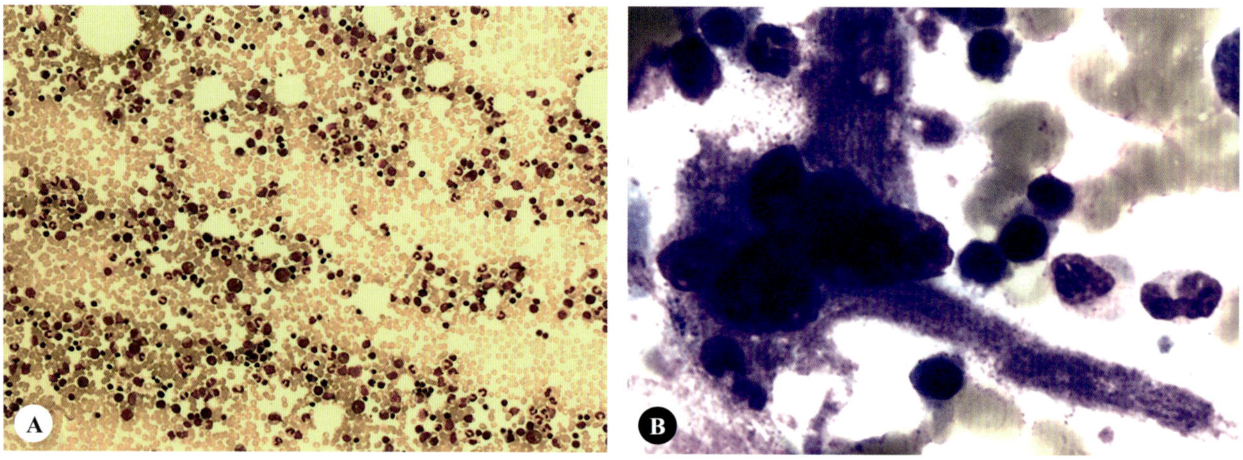

▲ 图 50-3　骨髓细胞形态学检查

细胞形态学检查：

(1) 骨髓取材及涂片良好，染色满意。

(2) 骨髓有核细胞增生活跃，粒：红 =1.59：1，比例偏低。

(3) 粒系增生活跃，占 43.0%，比例稍低。中性杆状核细胞比例偏低；各阶段粒细胞形态未见明显异常。

(4) 红系增生活跃，占 27.0%，比例稍高，形态尚可。成熟红细胞形态及染色尚可。

(5) 淋巴系增生活跃，占 26.5%，比例及形态尚可。

(6) 巨核系增生明显活跃，全片共数巨核细胞＞150 个，分类 25 个，幼巨核细胞 1 个、颗粒型巨核细胞 8 个、产板型巨核细胞 15 个、裸核型巨核细胞 1 个。可见巨核细胞产板不良现象。血小板可见，散在或小堆分布。

(7) 未见特殊细胞。

(8) 未见寄生虫

大，血常规提示血小板波动范围为（60～75）$\times 10^9$/L，期间持续低铜饮食去铜治疗。2020 年 1 月，患儿因支气管炎再次入院，相关检查提示肝硬化、脾大、血小板减少、粒细胞减少。2020 年 5 月患儿于外院行脾切除术，术后患儿血小板逐渐恢复正常，最近一次血常规检查提示，血小板 369 $\times 10^9$/L，无粒缺无贫血。

【诊断】

肝豆状核变性，血小板减少，肝硬化，脾大。

【讨论】

肝豆状核变性（HLD）又称 Wilson 病（Wilson disease，WD），是一种因铜转运 ATP 酶 β（ATPase copper transporting beta，ATP7B）基因突变而导致的铜代谢障碍性疾病。任何年龄都可以发病，但以 5—35 岁多见，发病率男、女比例相当。全球 *ATP7B* 突变基因携带者为 1/90，WD 患病率为（0.25～4）/ 万。目前，我国尚缺乏全国性流行病学调查资料，国内曾有学者在安徽省 3 个县连续进行两次调查，共调查 153 370 人，发现 WD 患者 9 例，推测患病率为 0.587/ 万。

WD 是一种常染色体隐性遗传病，其致病基因 *ATP7B* 位于 13 号染色体长臂（13q14.3）。生理情况下，*ATP7B* 基因编码一种铜转运 P 型 ATP 酶（ATP7B 蛋白），参与铜的跨膜转运。截至 2020 年 4 月，人类基因数据库（www.hgmd.cf.ac.uk）已公开了 877 个 *ATP7B* 基因突变位点，其中 794 个在 WD 发病中具有明确致病作用。欧洲 WD 患者人群中最常见的突变为 *p.His1069Gln*，突变频率为 13%～61%；亚洲人群的常见突变为 *p.Arg778Leu*，突变频率为 34%～38%。我国 WD 患者有 3 个高频致病突变 *p.Arg778Leu*、*p.Pro992Leu* 和 *p.Thr935Met*，占所有致病突变的 50%～60%；相对常见的致病突变还有 *p.Ala874Val*、*p.Ile1148Thr*、*p.Gly943Asp*、*p.Gln511X*、*p.Arg919Gly*、*p.Asn1270Ser*、*p.Arg778Gln* 等。该基因的致病变异可导致 ATP 酶的功能缺陷或丧失，导致胆道排铜障碍，进而使铜在肝脏中大量蓄积，引起肝细胞线粒体氧化应激反应并对脂质、蛋白质、DNA 和 RNA 等分子造成损伤，导致肝细胞损伤、肝脏脂肪变性；铜还可激活肝星状细胞，加速肝纤维化进程。当铜超过了肝脏储存容量，就会以游离铜的形式进入血液，并在脑、肾脏、角膜、关节及肠道等部位沉积，引起相应的临床表现。

细胞学改变 [J]. 中华检验医学杂志 , 2007, 30(4): 460–461.

[53] 中华医学会儿科学分会感染学组 , 全国儿童 EB 病毒感染协作组 . 儿童 EB 病毒感染相关疾病的诊断和治疗原则专家共识 [J]. 中华儿科杂志 , 2021, 59(11): 905–911.

[54] 郭睿 , 李奇玉 . 儿童传染性单核细胞增多症的诊断与治疗进展 [J]. 中国临床实用医学 , 2019, 10(2): 78–80.

[55] 中华医学会儿科学分会感染学组 ,《中华儿科杂志》编辑委员会 . 中国儿童百日咳诊断及治疗建议 [J]. 中华儿科杂志 , 2017, 55(8): 568–572.

[56] 伍金倩 , 黄道连 , 崔经和 , 等 . 外周血裂隙淋巴细胞计数对百日咳诊断价值的研究 [J]. 实验与检验医学 , 2020, 38(5): 872–875.

[57] 周纬 , 赖建铭 , 唐雪梅 , 等 . 全身型幼年特发性关节炎诊断与治疗中国专家共识 (2023 年版)[J]. 中国实用儿科杂志 , 2023, 38(5): 327–334.

[58] 中华医学会内分泌学分会 , 中国内分泌代谢病联盟 . 糖皮质激素类药物临床应用指导原则 (2023 版) [J]. 中华内分泌代谢杂志 , 2023, 39(4): 289–296.

[59] 中国医师协会血液科医师分会 , 中华医学会儿科学分会血液学组 , 噬血细胞综合征中国专家联盟 . 中国噬血细胞综合征诊断与治疗指南 (2022 年版)[J]. 中华医学杂志 , 2022, 102(20): 1492–99.

[60] Marsh RA. Epstein-Barr virus and hemophagocytic lymphohistiocytosis [J]. Front Immunol, 2017, 8: 1902.

[61] Roberts I, Fordham NJ, Rao A, Bain BJ. Neonatal leukaemia [J]. Br J Haematol.2018, 182(2): 170–184.

[62] van der Linden MH, Creemers S, Pieters R. Diagnosis and management of neonatal leukaemia [J]. Semin Fetal Neonatal Med, 2012, 17(4): 192–195.

[63] 管玉洁 , 韩金芬 , 李彦格 , 等 . 先天性白血病的临床特点与疗效分析 [J]. 中华实用儿科临床杂志 , 2020, 35(13): 1000–1003.

[64] Steven H.Swerdlow, Elias Campo, Nancy Lee Harris, et al.2017.WHO Classification of Tumors of Haematopoietic and Lymphoid Tissues [M]. Revised 4th Edition, Lyon: IARC.

[65] 巫娟 , 陈培松 , 等 . 儿童急性淋巴细胞白血病糖皮质激素反应性的危险预测因子研究 [J]. 中华临床实验室管理电子杂志 , 2021, 9(4): 211–216.

[66] 中国抗癌协会血液肿瘤专业委员会 , 中华医学会血液学分会白血病淋巴瘤学组 . 中国成人急性淋巴细胞白血病诊断与治疗指南 (2021 年版)[J]. 中华血液学杂志 , 2021, 42(9): 705–716.

[67] Alaggio R, Amador C, Anagnostopoulos I, *et al*. The 5th edition of the World Health Organization Classification of Haematolymphoid Tumours: Lymphoid Neoplasms. Leukemia. 2022; 36(7): 1720–1748.

[68] 王李慧 , 王真 , 王欢 , 等 . 儿童恶性肿瘤并发骨髓坏死 2 例报道及文献复习 [J]. 上海交通大学学报 (医学版), 2021, 41(10): 1401–1404.

[69] Yarali N, Isik M, Arman-Bilir O, et al.Bone marrow necrosis in a patient following blinatumomab therapy [J]. J Pediatr Hematol Oncol, 2020, 42(3): e167–e169.

[70] 刘旭 , 李园 , 赵馨 , 等 . 遗传性椭圆形红细胞增多症患者临床及基因突变特征 : 9 例报告及文献复习 [J]. 中华血液学杂志 , 2023; 44(4): 316–320.

[71] Peng Sun, Rong Wen, Xiangmao Bu, et al .Acute lymphoblastic leukaemia in a child with hereditary elliptocytosis[J].Int J Lab Hematol.2021; 43(1): 5–6.

[72] Pullarkat V, Bedell V, Kim Y, et al. Neoplastic mast cells in systemic mastocytosis associated with t(8; 21) acute myeloid leukemia are derived from the leukemic clone [J]. Leuk Res. 2007; 31(2): 261–5.

[73] 中国抗癌协会小儿肿瘤专业委员会 . 中国儿童急性早幼粒细胞白血病诊疗指南 [J]. 中华实用儿科临床杂志 , 2022, 37(2): 81–88.

[74] Khoury JD, Solary E, Abla O, *et al*. The 5th edition of the World Health Organization Classification of Haematolymphoid Tumours: Myeloid and Histiocytic/Dendritic Neoplasms [J]. Leukemia. 2022; 36(7): 1703–1719.

[75] Cai J, Ji P, Tomassetti S, Qing X. Abnormal eosinophils with immature eosinophilic granules in chronic myeloid leukemia in accelerated phase [J]. Clin Case Rep. 2021; 9(9): e04783.

[76] 焦扬 , 姜艳红 , 刘冰 , 等 . 血液肿瘤和实体瘤治疗相关急性髓系白血病的临床特点分析 [J]. 中华肿

瘤杂志 , 2024, 46(1): 86–95.
[77] 张永湛 , 尚倩雯 , 陆爱东 , 等 . 儿童 KMT2A 重排急性淋巴细胞白血病研究进展 [J]. 中华实用儿科临床杂志 , 2024, 39(2): 138–141.
[78] 刘京倩 , 张凤奎 . 冷凝集素疾病的诊疗进展 [J]. 中华血液学杂志 , 2022, 43(6): 524–528.
[79] Xie H, Lv S, Su W, Xu W. Effect of preheating at 40℃ for 15 minutes to high-titer cold agglutinins on complete blood count [J]. Int J Lab Hematol. 2021 Dec; 43(6): e271
[80] 刘宇晗 , 沈树红 . 儿童急性巨核细胞白血病研究进展 [J]. 中国小儿血液与肿瘤杂志 , 2022, 27(2): 129–134.
[81] Maureen McNulty, John D. Crispino. Acute Megakaryocytic Leukemia [J]. Cold Spring Harb Perspect Med. 2020, 10(2): a034884.
[82] 张贺洋 , 于锦香 , 李艳 . 混合表型急性白血病诊治进展 [J]. 中国实用内科杂志 , 2017, 37(8): 772–776.
[83] Charles NJ, Boyer DF. Mixed-Phenotype Acute Leukemia: Diagnostic Criteria and Pitfalls[J]. Arch Pathol Lab Med. 2017, 141(11): 1462–1468.
[84] 梁维如 , 杨文钰 . 儿童慢性粒细胞白血病研究现状及治疗进展 [J]. 中华儿科杂志 , 2020, 58(6): 516–519.
[85] 中国抗癌协会小儿肿瘤专业委员会 , 中华医学会小儿外科学分会肿瘤学组 . 儿童神经母细胞瘤诊疗专家共识 CCCG-NB-2021 方案 [J]. 中华小儿外科杂志 , 2022, 43(7): 588–598.
[86] 宋建明 , 陈卫坚 , 张文等 . 外周神经母细胞性肿瘤病理诊断共识 [J]. 中华病理学杂志 , 2017, 46(7): 459–464.
[87] 中华医学会病理学分会儿科病理学组 , 福棠儿童医学发展研究中心病理专业委员会 , 中国抗癌协会小儿肿瘤专业委员会病理学组 . 朗格汉斯细胞组织细胞增生症病理诊断专家共识 [J]. 中华病理学杂志 , 2022, 51(8): 696–700.
[88] 杨艳玲 , 莫若 , 陈哲晖 . 甲基丙二酸血症的多学科综合治疗与防控 [J]. 中华实用儿科临床杂志 , 2020, 35(9): 647–652.
[89] 顾学范 . 临床遗传代谢病 [M]. 北京 , 人民卫生出版社 , 2018.
[90] 孟群 , 刘小荣 , 樊剑锋 , 等 . 表现为溶血尿毒综合征的儿童甲基丙二酸血症临床分析 . 中华实用儿科临床杂志 , 2021, 36(5): 347–350.
[91] 中华医学会肝病学分会遗传代谢性肝病协作组 . 肝豆状核变性诊疗指南 (2022 年版)[J]. 中华肝脏病杂志 , 2022, 30(1): 9–20.
[92] WS/T 779–2021, 儿童血细胞分析参考区间 [S].